Abkürzungen

LIPOSOMEN — Darstellung — Eigenschaften — Anwendung

CEA	Carcinoembryonales Antigen
CF	Carboxyfluorescein
CH	Cholesterol
DCP	Dicetylphosphat
DNA	Desoxyribonucleinsäure
DPPC	Dipalmitoylphosphatidylcholin
HDL	High density lipoproteins
HPLC	High performance liquid chromatography
IgG	Immunglobulin G
IgM	Immunglobulin M
ILS	Increase in lifespan
i. m.	intramuskulär
i. p.	intraperitoneal
i. v.	intravenös
LDL	Low density lipoproteins
LUV	Large unilamellar vesicles
MAF	Makrophagen aktivierender Faktor
MDP	Muramyldipeptid
MLV	Multilamellar vesicles
NMR	Nuclear magnetic resonance
PA	Ei-phosphatidsäure
PC	Ei-phosphatidylcholin
PS	Phosphatidylserin aus Hirn

REV	Reverse phase evaporation vesicles
RHS	Retikulohistiozytäres System
RNA	Ribonucleinsäure
SA	Stearylamin (l-Octadecylamin)
s. c.	subcutan
SM	Sphingomyelin aus Hirn
SRBC	Sheep red blood cells
SUV	Small unilamellar vesicles
$t\,^1/_2$	Eliminationhalbwertszeit
VLDL	Very low density lipoproteins

Fortschritte der Onkologie · Band 13

Dietrich Arndt · Iduna Fichtner

Liposomen

Darstellung — Eigenschaften — Anwendung

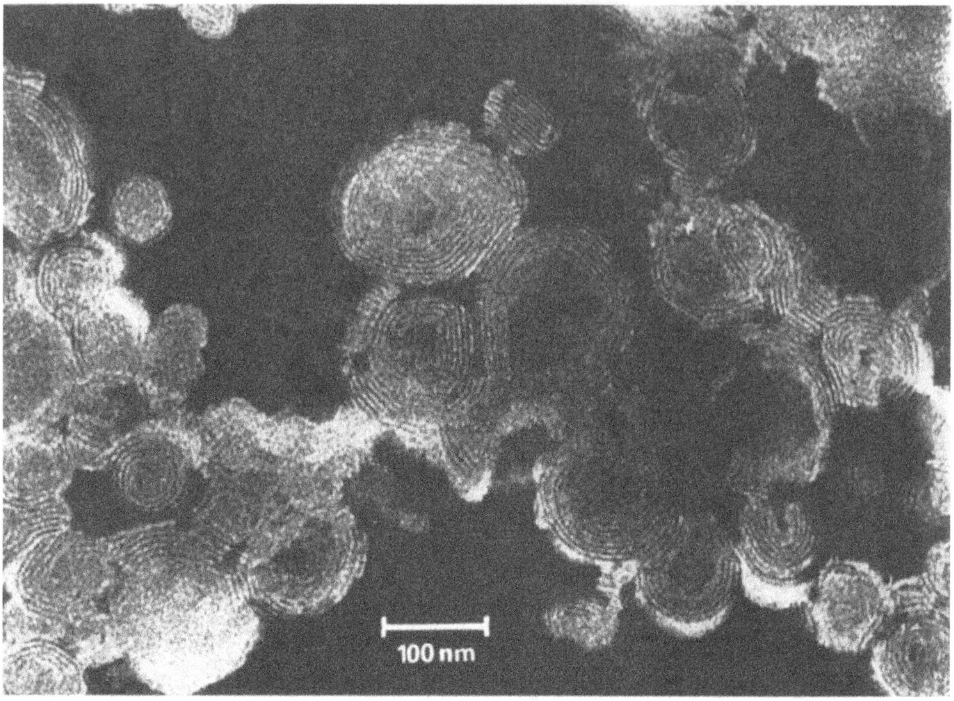

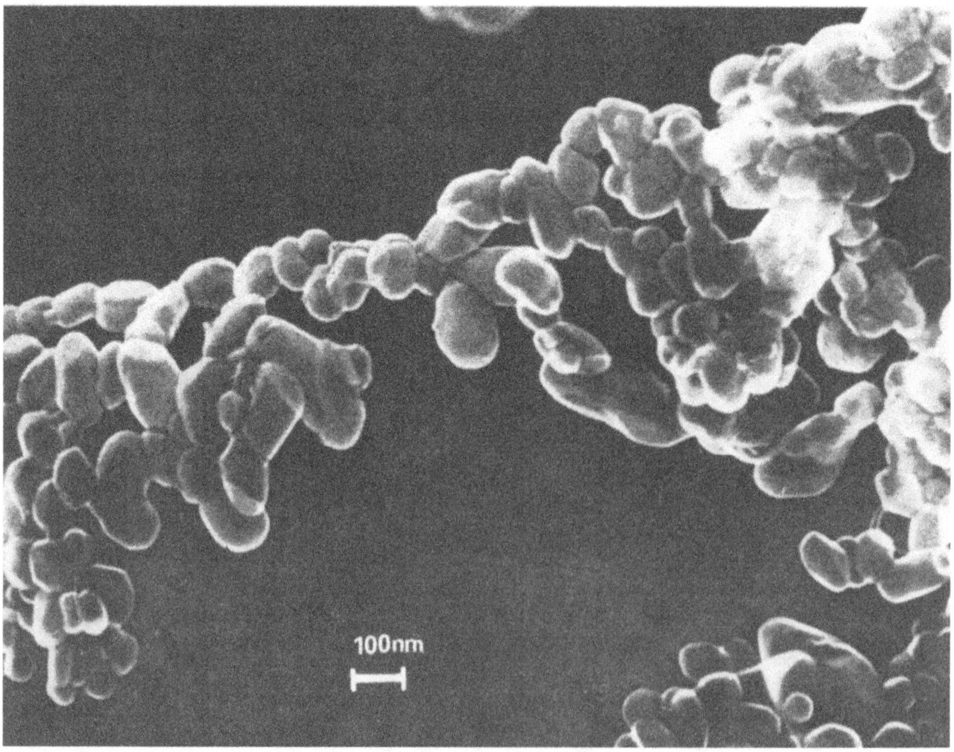

Legenden s. Seite 4

Fortschritte der Onkologie · Band 13

Dietrich Arndt · Iduna Fichtner

Liposomen

Darstellung – Eigenschaften – Anwendung

Herausgegeben am Zentralinstitut für Krebsforschung
der Akademie der Wissenschaften der DDR, Berlin-Buch
von
S. Eckardt, Budapest; A. Graffi, Berlin-Buch;
E. Magdon, Berlin-Buch; Th. Matthes, Berlin-Buch;
St. Tanneberger, Berlin-Buch; H. Wrba, Wien

Mit 19 Abbildungen und 18 Tabellen

AKADEMIE-VERLAG · BERLIN
1986

Dr. sc. nat. Dietrich Arndt
Dr. rer. nat. Iduna Fichtner
Zentralinstitut für Krebsforschung der AdW der DDR, Berlin-Buch

Abbildungen gegenüber dem Haupttitel:

oben:

Mehrschichtige Liposomen (MLV) Negativkontrast (2% PWS)
(Aufnahme: B. Elbe, ZIK, Ag Elektronenmikroskopie,
Berlin-Buch) BS 500, Tesla

unten:

Rasterelektronenmikroskopische Darstellung von REV, Gefriertrocknung
(Aufnahme: B. Elbe, M. Rudolph, ZIK, Ag Elektronenmikroskopie,
Berlin-Buch) EM 400, Philips

ISSN 0323-5084
Erschienen im Akademie-Verlag Berlin, DDR-1086 Berlin, Leipziger Str. 3–4

Lizenznummer: 202 · 100/487/86
Printed in the German Democratic Republic
Gesamtherstellung: VEB Druckhaus „Maxim Gorki“, 7400 Altenburg
Lektor: Christiane Grunow
LSV 2725
Bestellnummer: 763 480 1 (2165/13)

02400

Inhalt

1. Einführung

Die Wirkung eines idealen Pharmakons sollte sich gegen die Krankheit und ihre Ursachen richten, ohne dabei die gesunden Gewebe zu schädigen. Zur Annäherung an dieses Ideal beschreitet man zwei unterschiedliche Wege:

a) Synthese neuer oder analoger Verbindungen auf der Grundlage rationaler Empirie, bzw. unter Ausnutzung biochemischer Besonderheiten der Zielzellen.

b) Geänderte Applikation bekannter, wirksamer Verbindungen.

Der Begriff geänderte Applikation schließt dabei im hier gebrauchten Umfang sowohl Verabfolgung von Prodrugs, Carriern bzw. Arzneimittelfreisetzungssystemen ein, als auch lokale Administration und Verwendung von Konjugaten aus Wirkstoffen und rezeptorspezifischen Molekülen.

Insbesondere bei der Entwicklung neuer Antineoplastika begrenzen unzureichende Kenntnisse verwertbarer Unterschiede zwischen Tumor- und Normalzelle die Möglichkeiten, die der erste Weg eröffnet. Fortschritte in der Chemotherapie von Neoplasien sind jedoch nicht nur in neuen Pharmaka zu suchen, sondern auch in neuen Darreichungsformen, z. B. Carriern, die die Sicherheit und Wirksamkeit bekannter Substanzen steigern. Unter den Carriern werden derzeit Liposomen (smektische Mesophasen) intensiv bearbeitet.

Liposomen sind geschlossene, vesikuläre Doppelschichtstrukturen, in denen konzentrische Lipiddoppelschichten wäßrige Kompartmente voneinander abgrenzen. Liposomen werden gebildet, wenn man geeignete amphiphile Verbindungen, beispielsweise Phospholipide, mit Wasser in Kontakt bringt. Zwischen den Membranen von Zellen und Liposomen bestehen Ähnlichkeiten. Deshalb dienen Liposomen als Membranmodelle. Wegen ihrer Fähigkeit, Substanzen, z. B. Wirkstoffe, einzuschließen, werden sie als Drug Carrier verwendet. Das besondere Interesse an Liposomen erklärt sich aus Eigenschaften, die in ihrer Summe diese Vesikel von anderen Carriern, z. B. Nanopartikeln, synthetischen und biologischen Polymeren bzw. Mikrosphären, abheben. Liposomen können relativ einfach aus biogenem Material in breiter Vielfalt unter Einschluß verschiedenartigster biologisch aktiver Substanzen hergestellt werden. Sie sind wenig oder nicht immunogen. Ihre Elimination aus dem Organismus ist problemlos. Diese Eigenschaften haben Liposomen zu einem bevorzugten Forschungsgegenstand in Biochemie, Pharmazie und Medizin werden lassen. In der vorliegenden Monographie wird das Liposomenkonzept von zwei Autoren dargestellt, die sich in ihren eigenen experimentellen Arbeiten mit ihm unter der Fragestellung befassen, inwieweit es geeignet ist, Fortschritte in die Tumorchemotherapie zu bringen. Die sich daraus ergebenden Interessen und Kenntnisse prägen diese Übersicht und grenzen sie dadurch von anderen Monographien ab, in denen das Potential von Liposomen in Biochemie, Molekularbiologie sowie als Arzneimittelträger unter anderen Blickwinkeln — teilweise euphorisch, teilweise kritisch, sogar heiter ironisch (BANGHAM 1983a) — dargestellt wird (PAPAHADJOPOULOS 1978, GREGORIADIS und ALLISON 1980, JULIANO 1980, RYMAN und TYRELL 1980, KNIGHT 1981, SCHREIER und RAEDER-SCHIKORR 1982, GREGORIADIS 1984). Siehe auch Anhang.

2. Wechselwirkung amphiphiler Verbindungen mit Wasser

In Wasser schwerlösliche amphiphile Verbindungen, die aus einer hydrophoben Kohlenstoffkette und einer polaren, hydrophilen Kopfgruppe bestehen, ergeben beim Kontakt mit wäßrigen Systemen geordnete flüssig-kristalline Aggregate. In Abhängigkeit des Größenverhältnisses von Kopfgruppe zu hydrophober Schwanzgruppe treten dabei unterschiedliche Strukturen auf (vgl. Abb. 1). Die Hydratisierung von Phospholipiden und anderen Amphiphilen mit etwa gleichem Durchmesser von hydrophober und hydrophiler Komponente liefert Doppelschichtstrukturen, aus denen sich leicht geschlossene,

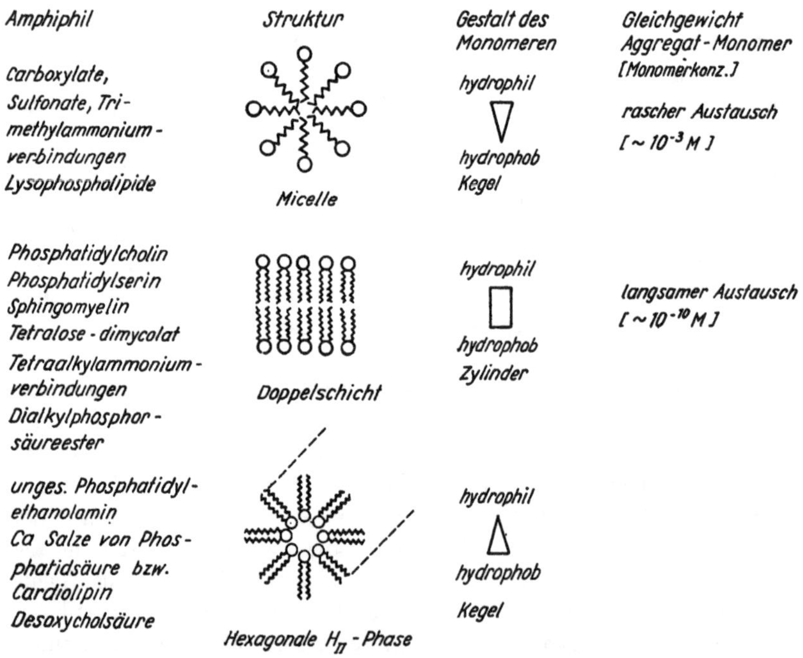

Abb. 1. Strukturen der Amphiphil-Wasser-Wechselwirkung

vesikuläre Strukturen ergeben. BANGHAM, der den Begriff Liposomen für derartige Doppelschicht-Vesikel prägte, beschreibt einen einfachen Versuch, bei dem ein Lipidfilm (z. B. eine eingedunstete Lösung von Phosphatidylcholin) auf einem Objektträger mit Wasser versetzt und unter dem Mikroskop betrachtet wird (BANGHAM 1980). Man beobachtet die Bildung von röhren- und kugelförmigen Doppelschichtstrukturen. Die thermodynamischen Triebkräfte dieser spontanen Aggregatbildung sind hydrophobe Wechselwirkungen der langen Kohlenwasserstoffketten untereinander und Wechselwirkungen der hydrophilen Kopfgruppe mit Wasser. Das Gleichgewicht dieser gegensätzlichen Wechselwirkungen führte zum Konzept des optimalen Oberflächenareals bei minimaler freier Energie pro Lipidmolekül (TANFORD 1973). Die Geometrie der Lipidmoleküle (vgl. Abb. 1) und die Entropie des Aggregates begrenzen die Zahl der möglichen Strukturen. Theorien der Vesikelbildung verbinden freie Wechselwirkungsenergie, molekulare Geometrie und Entropie (HELFRICH 1973, EVANS 1974, ISRAELACHVILI u. a. 1976, 1977, CARNIE u. a. 1979). Bei der Bildung von Liposomen aus gemischten Detergens-Lipid-Micellen nimmt man eine scheibenförmige Übergangsstruktur mit einer erhöhten Detergenskonzentration am Rand der Scheibe an (FROMHERZ 1983, LASIC 1983). Wie in Liposomen sind auch in Membranen von Zellen Phospholipide die wesentlichen Strukturträger. SINGER und NICOLSON (1972) beschreiben in ihrem fluid-mosaic-model die Zellmembran als flexible, flüssig-kristalline Phospholipiddoppelschicht, in der Proteine lateral relativ frei beweglich sind (vgl. Abb. 2). Andere integrale

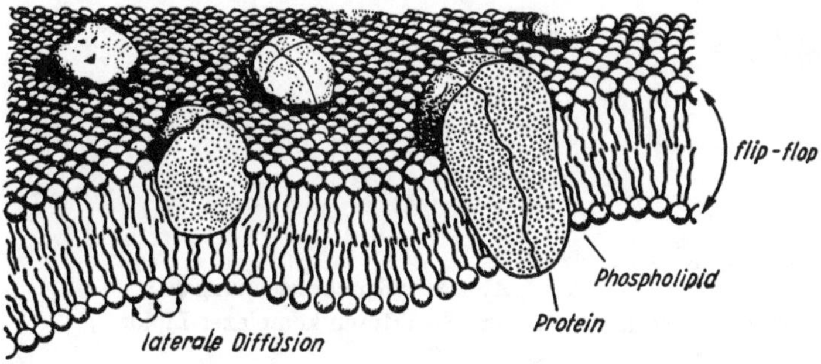

Abb. 2. Das Flüssig-Mosaik-Modell der Zellmembran (nach SINGER und NICHOLSON 1972)

Membranproteine sind in ihrer Beweglichkeit durch Wechselwirkung mit dem Zytoskelett eingeschränkt (DEUTICKE u. a. 1980, EDELMAN 1976, LOOR 1980). Den Transport polarer Verbindungen durch derartige Phospholipidmembranen erklären CULLIS u. a. (1980) in ihrem metamorphic-mosaic-model mit der Ausbildung von Kanälen bzw. der Carriorfunktion bestimmter Membranproteine.

3. Präparation, Eigenschaften und analytische Kontrolle von Phospholipiden und anderen amphiphilen Verbindungen

Die Struktur der meistgebrauchten Phospho- und Sphingolipide ist in Abb. 3 dargestellt. Zur Nomenklatur der Phospholipide vgl. Europ. J. Biochem. 79 (1977), 11—21. Nach den dort wiedergegebenen IUPAC-Regeln ist z. B. die natürliche Phosphatidsäure (vgl. Abb. 3) als 1,2-Diacyl-sn-glycero-3-phosphat zu bezeichnen. Die in dieser Monographie benutzten Abkürzungen der Phospholipide entsprechen nicht den IUPAC-Empfehlungen, sie folgen den international üblichen Kurzformen (vgl. Abb. 3 und Tabelle 1). Neben ihrer Funktion als Hauptkomponente der biologischen Membran haben Phospholipide weiterreichende biologische Wirkungen (Lyse, Blutplättchenaktivierung, Vasodepressorwirkung, Einfluß auf Blutgerinnung, Antitumorwirkung), Übersichten: NUHN u. a. 1982, HAWTHORNE und ANSELL 1982. Siehe auch Anhang.

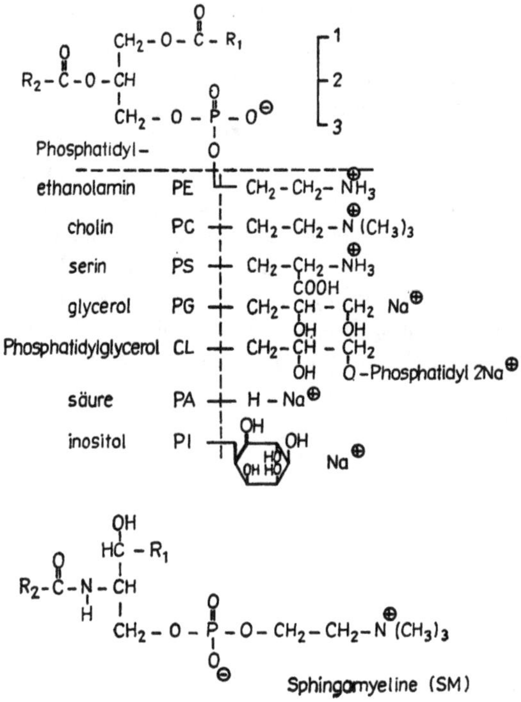

Abb. 3. Kurzbezeichnungen und Strukturen komplexer Lipide

Tabelle 1. Übergangstemperatur und Ladung von Phospholipiden

Lipid	Abkürzung	Ladung[a])	T_t (°C)	Literatur
Eiphosphatidylcholin	PC	0	−15 bis −7	Ladbrocke und Chapman 1969
Dimyristoylphosphatidylcholin	DMPC	0	24	Hinz und Sturtevant 1972
Dipalmitoylphosphatidylcholin	DPPC	0	42	Hinz und Sturtevant 1972
Distearylphosphatidylcholin	DSPC	0	58	Hinz und Sturtevant 1972
Dilaurylphosphatidylcholin	DLPC	0	−1,8	Mabrey und Sturtevant 1976
1-Myristoyl-2-palmitoyl-phosphatidylcholin	MPPC	0	35	Keugh und Davis 1979
1-Palmitoyl-2-myristoyl-phophatidylcholin	PMPC	0	27	Keugh und Davis 1979
Dioleylphosphatidylcholin	DOPC	0	−22	Ladbrocke und Chapman 1969
Dipalmitoylphosphatidylglycerol	DPPG	−1	41	Jacobson und Papahadjopoulos 1975
Dimyristoylphosphatidsäure	DMPA	−1[b])	51	
Dimyristoylphosphatidsäure	DMPA	−2[c])	58	Jacobson und Papahadjopoulos 1975
Dipalmitoylphosphatidsäure	DPPA	−1[d])	67	Jacobson und Papahadjopoulos 1975
Dipalmitoylphosphatidsäure	DPPA	−2[e])	58	Papahadjopoulos 1978

Tabelle 1. (Fortsetzung)

Lipid	Abkürzung	Ladung[a])	T_t (°C)	Literatur
Dipalmitoylphosphatidyl-ethanolamin	DPPE	–	60	VAN DIJCK u. a. 1976
Dimyristoylphosphatidylserin	DMPS	–	38	VAN DIJCK u. a. 1976
Dipalmitoylphosphatidylserin	DPPS	–	51	LUNA und MC CONNELL 1977
Phosphatidylserin aus Hirn	PS	–	6–8	JACOBSON und PAPAHADJOPOULOS 1975
Sphingomyelin aus Hirn	SM	0	32	SHINITZKY und BARENHOLZT 1974

a) Ladung bei pH 7, sofern nicht anders angegeben
b) pH 6,0 c) pH 9,0 d) pH 6,5 e) pH 9,1

3.1. Darstellung von Phospholipiden aus Naturstoffen

Die zur Darstellung von Liposomen benutzten Phospho- und Sphingolipide, PC, PE, PS, CL, SM (Abkürzungen vgl. Abb. 3 und Tabelle 1) lassen sich aus Naturstoffen wie Eidotter, Hirn, Herzmuskel, Lunge, Sojabohnen und Mikroorganismen isolieren. Dazu wird beispielsweise zur Herstellung von Phosphatidylcholin das homogenisierte organische Material zunächst mit Aceton zur Entfernung der Pigmente und Neutralfette versetzt, dann mit Chloroform-Methanol eine Rohlipid-Fraktion extrahiert, die dann an Aluminiumoxid bzw. Kieselgel aufgetrennt wird. Eine Sammlung gut reproduzierbarer Präparationsvorschriften verschiedenster Lipide gibt BERGELSON (1980). Das Standardverfahren zur Gewinnung von Ei-Phosphatidylcholin stammt von SINGLETON u. a. (1965), als Nebenprodukt kann Phosphatidylethanolamin isoliert werden. Zur Präparation von Sphingomyelin bzw. Phosphatidylserin haben sich die Vorschriften von HANAHAN und SANDERS bewährt (HANAHAN 1961, SANDERS 1967). Nach der Vorschrift von SANDERS wird homogenisiertes menschliches Hirn mit Chloroform-Methanol extrahiert, der nach Zentrifugation erhaltene Überstand intensiv mit Chloroform-Wasser geschüttelt, die organische Phase eingeengt, der Rückstand an DEAE-Zellulose chromatographiert und das Säuleneluat weiteren Extraktionsprozessen unterzogen. In dieser summarischen Beschreibung der Präparation eines Lipids deuten sich die Schwierigkeiten derartiger Aufarbeitungen an: Die Extraktionsschritte erfordern verhältnismäßig große Mengen, z. T. arbeitsschutztechnisch problematischer Lösungsmittel. Bei den erforderlichen Phasentrennungen ergeben Lipide als typisch oberflächenaktive Substanzen weitere Schwierigkeiten durch die Bildung stabiler Emulsionen. Die säulenchromatographischen Trennungen sind zeitaufwendig und erfordern viel Trennmaterial. Ein Teil dieser Schwierigkeiten läßt sich zweifellos durch Einsatz der HPLC (High performance liquid chromatography) überwinden, obwohl auf dem Gebiet der analytischen bzw. präparativen Lipid-HPLC das Problem der Detektion noch nicht befriedigend gelöst ist, Übersicht: AITZETMÜLLER (1975). Die Auftrennung verschiedenster, komplexer Lipidgemische mittels HPLC ist beschrieben, teilweise unter direkter Messung des UV-Adsorptionsspektrums der Einzelkomponenten bei 206 nm (GEURTS 1977), teilweise unter Derivatisierung der Lipide (JUNGALWALA 1975, SHI-HUA CHEN 1981, HSIEH 1981, PORTER 1979, YAHARA und KISHIMOTO 1981).

3.2. Partialsynthesen von Phospholipiden

Phospholipide biogener Herkunft sind in ihren Fettsäurekomponenten heterogen. Die meisten natürlich vorkommenden Phospholipide enthalten zwei differente Fettsäuren pro Phospholipidmolekül. Kettenlänge und Anzahl der ungesättigten Bindungen hängen außerdem von Umweltfaktoren, z. B. der Nahrung, ab. In Membranphospholipiden beobachtet man eine nichtstatistische Verteilung der Fettsäure über die 1- und 2-Position des Glycerolgrundkörpers, mit einer bevorzugten Lokalisierung der gesättigten Fettsäure in 1- und der ungesättigten in 2-Stellung (van Golde und van Deenen 1966). Heterogenität und Oxidationsempfindlichkeit (bei Vorliegen ungesättigter Bindungen in den Fettsäuren) können Eigenschaften von Liposomen ungünstig beeinflussen, die aus diesen Ausgangslipiden hergestellt worden sind. Zur Herstellung definierter Phospholipide haben neben Totalsynthesen, vgl. Abschnitt 3.3., Partialsynthesen, die von aus natürlichen Quellen isolierbaren Lipiden ausgehen, Bedeutung. Durch Hydrierung eines Roh-Eilecithins und anschließende Säulenchromatographie kann relativ einfach ein gesättigtes Phosphatidylcholin dargestellt werden (Paal und Oehme 1913). Durch Entacylierungsreagentien (Bariumhydroxid, Tetrabutylammoniumhydroxid), bzw. Phospholipasen, läßt sich aus Phosphatidylcholin das optisch reine sn-Glycerophosphocholin gewinnen, das dann durch Acylierung des $CdCl_2$-Adduktes in definierte 1,2-Diacyl-sn-glycerophosphatidylcholine übergeführt wird (Robles und van den Berg 1969, Gordon und Jensen 1972, Lammers u. a. 1978). Sammlung überprüfter Präparationsvorschriften: Bergelson 1980. Siehe auch Anhang.

3.3. Totalsynthesen von Phospholipiden

Ausgangsprodukte für die Totalsynthese von Phospholipiden sind:

1,2-Isopropyliden-sn-glycerol
1,2-Diacyl-sn-glycerol
1,2-Diacyl-sn-glycerol-3-phosphat.

Die Darstellung von 1,2-Dipalmitoyl-sn-glycero-3-phosphat (Phosphatidsäure), ausgehend von 1,2-Isopropyliden-sn-glycerol, ist in Abb. 4 wiedergegeben (Eibl und Lands

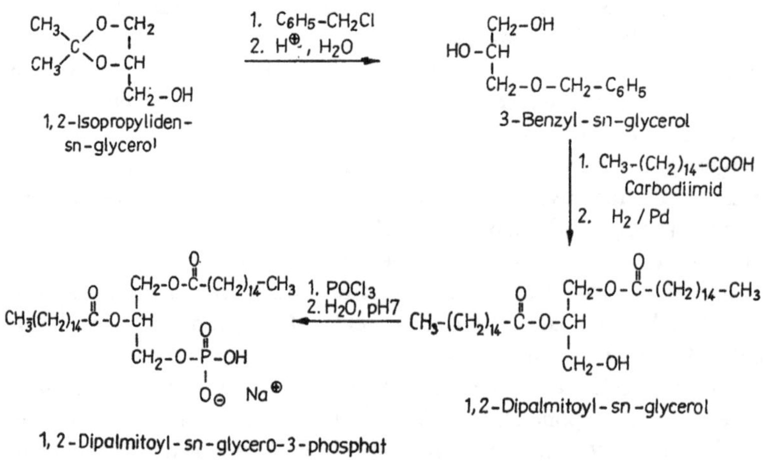

Abb. 4. **Totalsynthese von 1,2-Dipalmitoyl-sn-glycero-3-phosphat**

1970). Der Acylierungsschritt kann auch mit Fettsäureanhydrid in Gegenwart von 4-Pyrrolidinopyridin bei hohen Ausbeuten durchgeführt werden (PATEL u. a. 1979). Nach diesen Methoden können eine Reihe anderer, gesättigter 1,2-Diacyl-sn-glycerol-3-phosphate synthetisiert werden. Die jeweiligen Phosphatidsäuren bzw. Phosphatidsäuredichloride können wiederum als Ausgangsprodukte zur Herstellung der entsprechenden Phosphatidylethanolamine, -choline, -glycerole und -serine verwendet werden, Übersichten: GIGG (1980), EIBL (1980).

Phosphatidsäuren sind in freier Form instabil. Sie zersetzen sich relativ schnell unter Abspaltung von Acylresten und Wanderung des Phosphorsäurerestes. Von Bedeutung sind Synthesen stabiler Ether-Phosphatidsäuren, bei denen die Acylgruppen in 1- und 2-Position durch 0-Alkylreste ersetzt sind, Übersicht: EIBL (1980).

Mit dem Ziel der Gewinnung chemisch und metabolisch besonders stabiler Phospholipide und für physikalische Untersuchungen von Modellmembranen sind eine Reihe weiterer 1,2-Dialkyl-phospholipide synthetisiert worden (ÑUHN u. a. 1978, Übersicht: MANGOLD und PALTAUF 1983).

Zur Präparation stabiler und als Modellsysteme geeigneter neuartiger Liposomen wurden u. a. von der Gruppe um Ringsdorf Phospholipidanaloga synthetisiert, die polymerisierbare Diacetylengruppen in den terminalen Enden enthalten (DAY u. a. 1979, HUB u. a. 1980, KOCH und RINGSDORF 1981, LEAVER u. a. 1983, Übersicht: GROS u. a. 1981). Aus diesen Phospholipidanaloga lassen sich in üblicher Weise durch Beschallen einschichtige Liposomen herstellen. Durch Bestrahlung derartiger Vesikellösungen mit UV-Licht werden die Diingruppen topochemisch polymerisiert.

3.4. Synthese anderer amphiphiler Verbindungen

Zur Vesikelbildung sind auch andere amphiphile Verbindungen befähigt, die ihrer Struktur nach nicht den Phospholipiden zuzuordnen sind, Beispiele vgl. Abb. 5. Derartige Verbindungen müssen nach KUNITAKE folgende Teile enthalten: Eine kationische, anionische, ungeladene oder zwitterionische Kopfgruppe, eine Alkyldoppelkette oder eine Alkyleinfachkette mit rigiden Segmenten als hydrophoben Anteil (KUNITAKE u. a. 1982). Zur Vesikelbildung sind auch amphiphile Moleküle mit hydrophilen Köpfen an beiden Enden des Kohlenwasserstoffgerüstes befähigt, vgl. Abb. 5. Vesikel aus solchen Amphiphilen bestehen im Gegensatz zu den üblichen Doppelschichtstrukturen aus Monoschichten (OKAHATA und KUNITAKE 1979, BAUMGARTNER und FUHRHOP 1980), Übersicht: FUHRHOP und MATHIEU 1984. Siehe auch Anhang.

3.5. Lipid- und Liposomenmarker

Insbesondere bei in vivo Untersuchungen werden Marker benötigt, um die Verteilung von liposomalem Lipid und eingeschlossenem Wirkstoff verfolgen zu können, wobei zur Gewinnung eindeutiger Aussagen sowohl Lipid als auch verkapselte Substanz zu markieren sind (RYMAN und TYRREL 1980). Zur Kennzeichnung der Bestandteile der Liposomenmembran eignen sich insbesondere Verbindungen, die nicht durch Wechselwirkung mit Serumkomponenten des Blutes ausgetauscht werden, z. B. der Hexadecylether des Cholesterols (POOL u. a. 1982). Andere Lipidmarker sind radioaktiv oder durch fluorophore Gruppen markierte Lipide, wobei das ^{125}I markierte p-Hydroxibenzamidinphosphatidylethanolamin, ^{125}I-BPE, ebenfalls keine Austauschreaktionen mit Serumbestandteilen des Blutes eingeht (ABRA u. a. 1982), Trioleine bzw. Cholesterylester

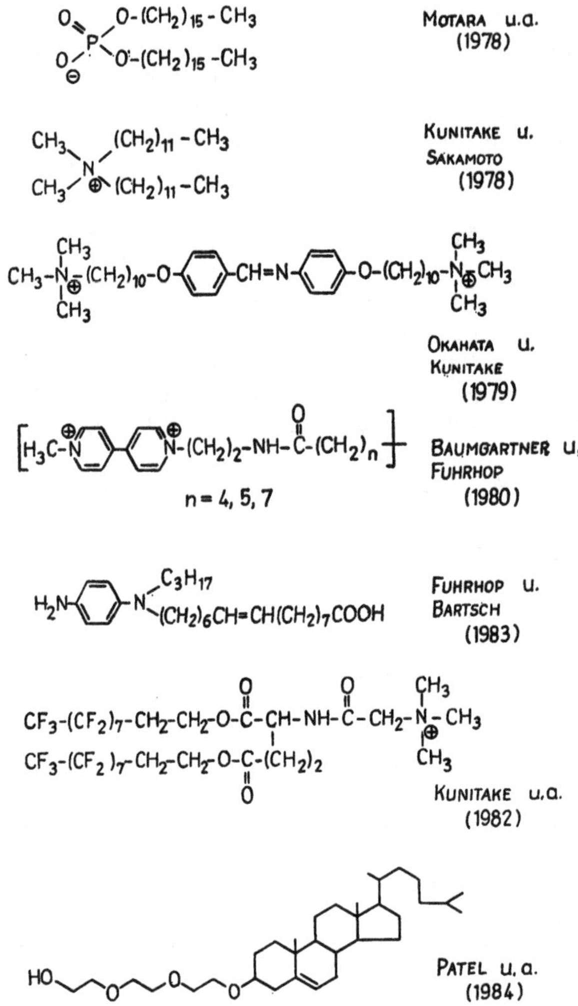

Abb. 5. Amphiphile Strukturen mit der Fähigkeit zur Vesikelbildung

(Szoka u. a. 1979; van Renswoude u. a. 1979), Pyren-markiertes Lecithin (Sunamoto u. a. 1980). Als Marker des Liposomeninhaltes eignen sich radioaktives Inulin, radioaktives Polyvinylpyrrolidon, Meerrettichperoxidase, Ferritin, Silbernitrat, kolloidales Gold (Hong u. a. 1983) bzw. der jeweilige Wirkstoff, radioaktiv markiert. Auch fluoreszierende Verbindungen, wie 6-Carboxyfluorescein (6-CF) (Weinstein u. a. 1977) bzw. Calcein (Allen und Cleland 1980), werden vielfach zur Markierung des Liposomeninhaltes herangezogen. Störungen, durch unreine 6-Carboxyfluoresceinchargen hervorgerufen, können durch Chromatographie an Sephadex LH 20 vermieden werden. 6-CF ist insofern ein sehr geeigneter Marker für das wäßrige Kompartment von Liposomen, als diese Verbindung in so hoher Konzentration eingeschlossen werden kann, daß ihre Fluoreszenz gelöscht ist. Undichtwerden der Liposomen kann daher sehr einfach durch Messung des Anstiegs der Fluoreszenz verfolgt werden. Andererseits wird die Fluoreszenz von Calcein durch Zusatz von Kobalt-Ionen gelöscht, wodurch ebenfalls Permeationsstudien möglich werden (Kendall und Mac Donald 1982). Zu EPR-Markern (Electron Paramagnetic Resonance) vgl. Magin und Morse (1983). Ein geeigneter zytochemischer Marker für Untersuchungen zum Abbau von Liposomen in Lysosomen ist 5-Brom-4-chlor-3-indolyl-phosphat, das durch saure, lysosomale Phosphatasen unter Bildung eines Farbstoffs gespalten wird (Ho und Huang 1983).

3.6. Eigenschaften von Phospholipiden

Zur Wechselwirkung von Phospholipiden mit Wasser und zur Bildung verschiedener polymorpher Phasen vgl. Kapitel 2 und Abb. 1. Die in derartigen polymorphen Phasen vorliegenden Phospholipide gehen bei einer Temperaturerhöhung aus dem kristallinen Zustand (Gelzustand, fester Zustand) nicht direkt in die flüssige Phase über, die mit einer Zerstörung der Aggregation verbunden wäre, sondern zunächst in den flüssig-kristallinen Zustand (fluiden Zustand). Die Übergangstemperatur T_t (transition temperature) ist eine Funktion der Länge der Kohlenstoffkette, des Grades der Ungesättigtheit der Fettsäure, der Natur der Kopfgruppe und des Wassergehaltes des Systems (Chapman 1975, Lee 1974, Melchior und Steim 1976). Zur Konformationsanalyse der Phospholipide: Kreissler u. a. (1983). In Tabelle 1 sind für die wichtigsten Phospholipide Übergangstemperatur T_t und Ladung zusammengefaßt. Der Übergang der Phospholipide vom Gelzustand in den fluiden Zustand ist verbunden mit einer deutlichen Erhöhung der Beweglichkeit der Fettsäureketten, die dabei aus einer Strecklage in eine Knautschlage wechseln bei gleichzeitig veränderter Raumfüllung und Dicke einer Phospholipiddoppelschicht, vgl. Abb. 6. In der Nähe der Phasenübergangstemperatur T_t zeigen Phospholipidvesikel eine ausgeprägte Permeabilitätserhöhung eingeschlossenen

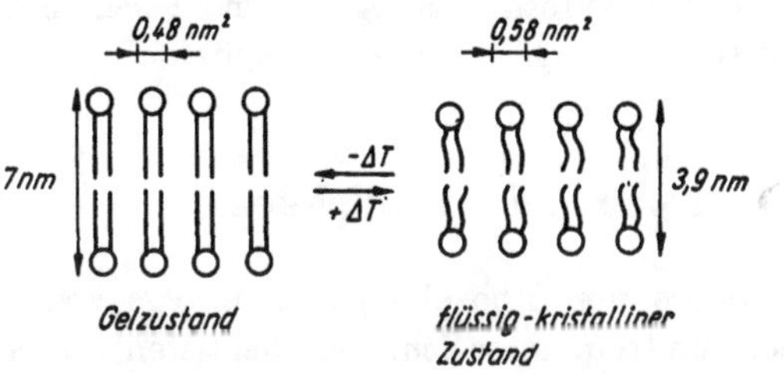

Abb. 6. Phasenübergangstemperatur, Gelzustand und flüssigkristalliner Zustand

Materials. Durch Anwendung von Hyperthermie und Einsatz von Liposomen aus Phospholipiden mit einer Übergangstemperatur auf dem Niveau der Körpertemperatur hat man versucht, diese Erscheinung therapeutisch zu nutzen, vgl. Kapitel 9. Die Eigenschaften von Phospholipiden, insbesondere wenn sich diese im Membranverband befinden, werden durch Cholesterol und Proteine beeinflußt. Cholesterol reguliert den Phasenzustand von Phospholipiden und hat dadurch Rückwirkungen auf die Permeabilität von Phospholipiddoppelschichten. Bei Temperaturen unterhalb T_t hat Cholesterolzusatz einen verflüssigenden Effekt auf die Phospholipide bei gleichzeitiger Erhöhung der passiven Permeabilität, sein Zusatz bei Temperaturen oberhalb T_t wirkt verfestigend bei reduzierter Permeabilität der Membran (Demel und de Kruijff 1976). Die Ursachen der Wirkung von Cholesterol als Fluiditätspuffer sind noch nicht vollständig erkannt, als gesichert gilt eine anisotrope Einlagerung des Cholesterols in die Phospholipide, parallel zu den Fettsäureketten, wobei das Sterol die freie Beweglichkeit der Fettsäureketten reduziert und seine 3β-OH-Gruppe sich in der Nähe des Glycerolgrundgerüstes der Phospholipide befindet (Jain u. a. 1980). Zusatz äquimolarer Mengen

Cholesterol ermöglicht sogar Vesikelbildung aus Lysophosphatiden, die sonst durch ihre fusogene Wirkung die Ausbildung geordneter lamellarer Strukturen stören (KITAGAWA u. a. 1976). Durch Proteine wird die Übergangstemperatur erniedrigt, der Phasenübergang vom Gelzustand in den fluiden Zustand verbreitert (JACOBSON und PAPAHADJOPOULOS 1975, NOVOSAD u. a. 1976).

Von den chemischen Eigenschaften der Phospholipide ist sowohl unter dem Blickwinkel ihrer Verwendung zur Präparation von Vesikeln als auch ihrer Funktion als Hauptkomponente biologischer Membranen insbesondere die Lipidperoxidation von Bedeutung. Diese kann sowohl als Radikalbildner als auch enzymvermittelt ablaufen, Übersichten: MC BRIEN und SLATER (1982). Autoxidation ungesättigter Fettsäuren in den Phospholipiden ergibt eine Vielzahl von Abbauprodukten. Die Lipidperoxidation wird katalysiert durch Metallionen, Licht oder andere energiereiche Strahlung, verschiedene organische Verbindungen und hohe pH-Werte (HOLMAN u. a. 1954). Lipidperoxidation in Liposomen führt zu einer erhöhten Permeation des in die Liposomen eingeschlossenen Materials (HUNT und TSANG 1981). Membranstabilisierende Verbindungen wie Cholesterol und Cepharantin oder Antioxidantien wie α-Tocopherol wirken diesem Effekt entgegen (NAGATSUKA und NAKAZAWA 1982, HUNT und TSANG 1981, FUKAZAWA u. a. 1982). Andererseits scheint die Lipidperoxidation in Tumorgeweben langsamer zu verlaufen als in Normalgeweben. Dieser Effekt wird mit einer erhöhten Konzentration an Antioxidantien in den Neoplasien in Zusammenhang gebracht (BURTON u. a. 1983 und dort zitierte Literatur). Die reduzierte Lipidperoxidation im Tumorgewebe ist mit einem geringeren Gehalt an Arachidonsäure assoziiert. Interessant ist in diesem Zusammenhang der Befund, daß ein pflanzliches Phosphatidylinositol, das frei von Arachidonsäureresten ist, sich in vitro selektiv zytotoxisch gegen Tumorzellen, nicht gegen Normalzellen erwies (JETT und ALVING 1983), vgl. dazu auch Kapitel 5.

3.7. Lagerung und analytische Kontrolle von Amphiphilen

Die Lagerung von Amphiphilen, insbesondere von Phospholipiden, erfolgt zweckmäßigerweise lichtgeschützt in reinen Lösungsmitteln unter Schutzgas bei tiefen Temperaturen. Zur analytischen Kontrolle eignet sich insbesondere die ein- oder zweidimensionale Dünnschichtchromatographie, teilweise unter Benutzung speziell imprägnierter Platten (ALLAN und COCKROFT 1982). Zur Verwendung geeigneter Laufmittel und Reagentien zur Detektion der Flecken vgl. SINGLETON u. a. (1965), LAMMERS u. a. (1978), DITTMER und LESTER (1964), WILLIAMS u. a. (1978). Auch HPLC-Methoden erlangen zunehmende Bedeutung in der Phospholipidanalytik, vgl. Kapitel 3.1. Die bei Vorliegen ungesättigter Phospholipide einsetzende Peroxidation kann durch Ermittlung eines sogenannten Oxidationsindex quantifiziert werden (KLEIN 1970). Quantitative Lipidbestimmungen in Liposomen sind durch Ermittlung des Phosphorgehaltes möglich. Dazu wird das organische Material mit Schwefel- oder Perchlorsäure, bzw. Magnesiumnitrat oder Wasserstoffperoxid aufgeschlossen und die Konzentration des gebildeten anorganischen Phosphats gemessen (BARTLETT 1959, ALLEN 1940, DUCK-CHONG 1979, MORRISON 1964). Einfacher und weniger störanfällig sind Methoden, die auf der spektrophotometrischen Bestimmung eines Phospholipid-Farbstoffkomplexes beruhen (RAHEJA u. a. 1973, STEWART 1980). Insbesondere die von STEWART angegebene Methode (Phospholipid + Eisenthiocyanat) ist empfindlich und wird durch anorganisches Phosphat nicht gestört. Zur Verwendung radioaktiv markierter Lipide bzw. anderer Lipidmarker vgl. Kapitel 3.5.

4. Präparation und Charakterisierung von Liposomen

Zur Bezeichnung der verschiedenen Liposomentypen haben sich die informellen Empfehlungen eines Meetings „Liposomes and their Uses in Biology and Medicine“ weitgehend durchgesetzt (PAPAHADJOPOULOS 1978). Danach werden multischichtige Liposomen als MLV (multilamellar vesicles), kleine, einschichtige Liposomen als SUV (small unilamellar vesicles) und große, einschichtige Liposomen als LUV (large unilamellar vesicles) bezeichnet. In enger Beziehung zu den LUV stehen die REV (reverse-phase evaporation vesicles), deren Name sich aus der Art ihrer Darstellung ableitet, vgl. Tabelle 2. Bei Verwendung dieser Abkürzungen wird, meist in Klammern, die Kurzbezeichnung der verwendeten Lipide und amphiphilen Hilfsstoffe und ihr Molverhältnis nachgestellt, z. B. MLV (PC, CH, SA 4:5:1), d. h. multischichtige Liposomen aus Phosphatidylcholin, Cholesterol und Stearylamin im Molverhältnis 4:5:1.

4.1. Multilamellare Liposomen (MLV)

Multilamellare Liposomen sind die thermodynamisch stabilste Zustandsform des Systems Phospholipid/Wasser bzw. Puffer, vgl. Kapitel 2. MLV bilden sich daher spontan, wenn Phospholipide oder andere geeignete Amphiphile (vgl. Kapitel 3.4) hydratisiert werden. Dazu werden die in einem leichtflüchtigen, organischen Lösungsmittel gelösten Amphiphile, gegebenenfalls in Gegenwart der einzuschließenden Substanz (wenn diese hydrophoben Charakter hat), in einem Rundkolben geeigneter Größe am Rotationsverdampfer unter Bildung eines dünnen Lipidfilms bei mäßig erhöhten Temperaturen (30—40 °C) eingeengt. Um das organische Lösungsmittel weitgehend zu entfernen, wird dabei zum Schluß eine gutziehende Ölvakuumpumpe verwandt. Der Lipidfilm wird dann mit Puffer, der gegebenenfalls die einzuschließende, wasserlösliche Substanz enthält, unter Beifügung einiger Glasperlen mehrere Stunden auf der Schüttelmaschine bewegt. Diese Methode ergibt in der Regel höhere Konzentration eingeschlossener Wirkstoffe als ein kurzzeitiges, intensives Durchmischen mit einem Vortex-Mixer (OLSON u. a. 1979). Dabei ist es wichtig, daß die Hydratisierung oberhalb der Übergangstemperatur T_t der eingesetzten Lipide erfolgt.

Ein Nachteil der MLV ist die unterschiedliche Partikelgröße der Vesikel, sie liegt zwischen 0,4—3,5 μm. Durch Verwendung geladener Lipide bzw. kurze Beschallung oder Anwendung der French Press bei niedrigen Drucken (HAMILTON u. a. 1980), können MLV kleineren Durchmessers und geringerer Größenunterschiede präpariert werden. Die geeignetste Methode zur Gewinnung multilamellarer Liposomen definierter Obergrenze des Durchmessers ist jedoch die Extrusion durch Membranen, die Poren bekannten Querschnitts enthalten (OLSON u. a. 1979). Liposomenpräparationen, nach diesem Verfahren gewonnen, können jedoch noch heterogen sein durch ihren Gehalt kleinerer Vesikel. Diese können durch eine der Extrusion nachgeschaltete Dialyse unter Verwendung des bei der Extrusion verwendeten Membranmaterials ausgeschaltet werden (BOSWORTH u. a. 1982). Im allgemeinen ist die Wasser- bzw. Lipidlöslichkeit einer Substanz Voraussetzung für ihren vesikulären Einschluß; für Benzo(a)pyren (LIU. a. 1983) bzw. 1,4-Benzochinonguanylhydrazonthiosemicarbazon (ARNDT und FICHTNER 1983) oder Magnetit (RESZKA unveröffentlicht) wurde jedoch gezeigt, daß auch Mikrokristalle ohne Zerstörung der Vesikelintegrität inkorporiert werden können. Ein weiterer Nachteil multischichtiger Liposomen (MLV) ist das im Vergleich zu anderen Liposomentypen

Tabelle 2. Liposomentypen und Präparationstechniken

Liposomentyp	Präparationsmethode	Durchmesser (μm)	Einschluß-kapazität $\frac{l\ H_2O}{Mol\ Lipid}$	Einschluß-ausbeute (%)	Literatur
MLV	Dispersion von Phospholipiden u. a. Amphiphilen in Wasser oder Pufferlösung	0,4—3,5	1—4	5—25	BANGHAM u. a. 1974
SUV	Beschallung von MLV	0,02—0,06	0,2—1,5	0,1—1	HUANG 1969
SUV + LUV	Detergensentfernung aus Lipid-Detergens-Micellen	0,02 und größer	0,2—7	0,1—15	BRUNNER u. a. 1976
SUV + LUV	Freie Phosphatidsäure + alkalisches Medium	0,02—0,50	0,5—15	10—30	HAUSER und GAINS 1982
SUV	Injektion alkoholischer Phospholipidlösungen in Wasser oder Pufferlösungen	0,03—0,06	0,4—1,5	—	BATZRI und KORN 1973
SUV	Extrusion von MLV unter hohem Druck durch enge Öffnung (French Press)	0,015—0,030	0,2—1,5	—	HAMILTON u. a. 1980
REV	Entfernen des Lösungsmittels aus inversen Lösungsmittel-Wasser-Phospolipid-Micellen	0,07—0,25	10—20	35—65	SZOKA und PAPAHADJOPOULOS 1978
LUV	Injektion von Phospholipid-Ether-Lösungen in Wasser oder Pufferlösungen erhöhter Temperatur	0,06—0,13	8—20	—	DEAMER und BANGHAM 1976
LUV	Calciuminduzierte Fusion von SUV, die negativ geladene Phospholipide enthalten	0,2—1,0	1—7	10—15	SZOKA und PAPAHADJOPOULOS 1980

geringe Volumen eingeschlossener wäßriger Phase, vgl. Tabelle 2, und die damit verbundene geringe Konzentration vesikulär verkapselter Wirkstoffe. Insbesondere zur Erhöhung der Konzentration liposomal eingeschlossener radioaktiver Metallionen hat man Chelatbildner wie Nitrilotriessigsäure im wäßrigen Kompartment von Liposomen mit hoher Effizienz (> 90%) durch Zusatz von 8-Hydroxichinolin bzw. Acetylaceton mit $^{111}In^{3+}$ bzw. $^{67}Ga^{3+}$ beladen (Beaumier und Hwang 1982, Hwang u. a. 1982).

Eine andere Methode zur Erhöhung der Einschlußausbeute geladener Substanzen besteht im Zusatz eines Gegenions (Jay und Digenis 1982), dabei kann zweckmäßigerweise ein geladenes Amphiphil dieses Gegenion bilden oder durch Anknüpfung eines langkettigen, hydrophoben Ankers an die einzuschließende wasserlösliche Substanz wird deren Lipidlöslichkeit erhöht (Arndt u. a. 1983). Nach Formierung der MLV unter Einschluß von Substanzen enthält die Liposomenpräparation in der Regel neben vesikulär eingeschlossenem Material auch noch freie, nicht verkapselte Substanz. Die Trennung ist durch Dialyse, Zentrifugation oder Gelchromatographie möglich. Dialyse und Gelchromatographie sind schonende Verfahren, wobei jedoch bei der Gelchromatographie eine Verdünnung der Proben auftritt und zur Vermeidung eines Verstopfens der Säulen ein Extrusionsschritt zur Ausschaltung besonders großer MLV vorgeschaltet werden muß. Zentrifugation belastet die Partikel mechanisch. Je nach Liposomenzusammensetzung, einzuschließender Substanz, gewähltem Puffer sowie verfügbarem Schwerefeld treten Substanzverluste durch Verbleiben kleinerer Vesikel im Überstand auf.

In MLV sind eine große Zahl pharmakologisch wirksamer Substanzen, u. a. auch Antineoplastika, verkapselt worden, vgl. Tabelle in Kapitel 7.1. Wegen ihrer Größe und der schonenden Art ihrer Darstellung eignen sich MLV weiterhin besonders für den Einschluß von Enzymen (Finkelstein und Weissmann 1978), Proteinen (Adrian und Huang 1979), Membranproteinen (Eytan 1982) und Nucleinsäuren (Fraley und Papahadjopoulos 1982). Siehe auch Anhang.

4.2. Kleine, unilamellare Liposomen (SUV)

Die Desintegration von MLV mittels Ultraschall (ca. 20 kHz) ist die vorherrschende Methode zur Gewinnung von SUV. Dazu wird die in üblicher Weise, vgl. Kapitel 4.1., gewonnene MLV-Emulsion entweder direkt über einen eintauchenden Metallrüssel beschallt (dabei wird die Liposomenprobe infolge Kavitation durch Metallteilchen aus dem Rüssel kontaminiert) oder der piezoelektrische Schwinger befindet sich in einem Wasserbad, und die Ultraschallenergie wird über das Wasser und die Glaswandung auf die in einem Kolben befindliche Liposomenemulsion übertragen. Hier ergeben sich Energieverluste durch die zwischengeschalteten Medien. Zur Vermeidung von Oxidationsprozessen, insbesondere bei Verwendung ungesättigter Lipide, sollte während der Beschallung unter Schutzgas gearbeitet werden (Hauser 1971). Inwieweit die einzuschließende Substanz durch die Ultraschallenergie beeinflußt wird, ist gesondert zu prüfen. Enzyme, z. B. α-L-Arabinofuranosidase, werden auch durch kurzzeitiges Beschallen inaktiviert. Während der Einstrahlung der Ultraschallenergie sollte die Temperatur oberhalb der Übergangstemperatur T_t der eingesetzten Lipide liegen. Ein dazu verwendetes Wasserbad nimmt gleichzeitig die durch die Energiezufuhr gebildete Wärme auf. Durch die während der Beschallung auf die Vesikel wirkenden Kräfte wird die gleichmäßige Struktur der Phospholipiddoppelschicht gestört. Zum Ausgleich sich dadurch ergebender Membrandefekte sollte die SUV-Präparation nach der Beschallung 30 Minuten oberhalb T_t ohne weitere Eingriffe belassen werden (Lawaczek u. a. 1976).

Der Durchmesser der so gewonnenen Vesikel liegt bei 20—60 nm. Die kritische Membrangröße hängt von der Lipidzusammensetzung und von der einzuschließenden Verbindung ab (FROMHERZ 1983). Das Einschlußvolumen von wäßriger Phase in SUV ist sehr gering, 0,2—1,5 Liter pro Mol Lipid, dementsprechend klein ist die Einschlußkapazität für ausschließlich wasserlösliche Substanzen, vgl. Tab. 2. Über Möglichkeiten zur Erhöhung der Einschlußkapazität vgl. Kapitel 4.1. Eine sehr brauchbare Methode zur Herstellung von SUV, aber auch LUV enger Größenverteilung, ist die Entfernung von Detergens aus gemischten Detergens-Lipid-Micellen. Durch Dialyse (BARON und THOMPSON 1975), Gelchromatographie (BRUNNER u. a. 1976) oder Behandlung mit Detergensabsorbern (RÖMER-LÜTHI u. a. 1980) wird das Detergens entfernt und die zurückbleibenden Phospholipide bilden Liposomen. Der genaue Mechanismus der Vesikelbildung ist nicht klar, zu Modellvorstellungen vgl. Kapitel 2. Vesikelbildung und Vesikelgröße sind u. a. von der kritischen Micellkonzentration der verwendeten Detergentien und deren Affinität zu Doppelschichtmembranen abhängig (LASCH u. a. 1983). Verwendung von Cholat bzw. Desoxicholat ergibt SUV (BRUNNER u. a. 1976), während n-Octyl-β-D-glucopyranosid LUV liefert (SCHWENDENER u. a. 1981).

Kleine, einschichtige Liposomen (SUV) werden neben LUV auch gebildet, wenn Phosphatidsäure oder Phosphatidylcholin/Phosphatidsäuremischungen rasch auf einen pH-Wert von 10—11 gebracht werden (HAUSER und GAINS 1982). Ionisation der Phosphatgruppe der Phosphatidsäure durch die pH-Steigerung und die daraus resultierende hohe Oberflächenladungsdichte scheinen Ursache der spontanen Vesikelbildung zu sein. Konzentration von Natriumchlorid in der Ausgangsdispersion und maximal eingestellter pH-Wert bestimmen u. a. die Größe der gebildeten Vesikel. Die auf diese Weise formierten Liposomen wurden inzwischen näher gekennzeichnet, u. a. durch den Einschluß von Fluoreszensfarbstoffen und radioaktivem $^{22}Na_2$ $^{35}SO_4$ (HAUSER u. a. 1983, GAINS und HAUSER 1983).

Ein weiteres Verfahren zur Herstellung von SUV ist die Ethanolinjektionsmethode (BATZRI und KORN 1973). In Ethanol gelöste Lipide wurden dabei in Pufferlösungen injiziert. Dabei werden relativ verdünnte Liposomenlösungen erhalten, und nur ein kleiner Anteil der Wasserphase wird eingeschlossen. Zur Konzentrierung verdünnter Liposomenpräparationen vgl. Kapitel 4.5. Durch Variation der Lipidkonzentration in der ethanolischen Lösung und Veränderung der Injektionsgeschwindigkeit kann der Vesikeldurchmesser in Grenzen von 30—100 nm modifiziert werden (KREMER u. a. 1977). Die Einschlußausbeute von Proteinen steigt mit dem Vesikelradius und nimmt mit steigendem Molekulargewicht der Proteine ab (ADRIAN und HUANG 1979). Zur Herstellung von SUV in größerem Maßstab eignet sich die Extrusion in üblicher Weise hergestellter MLV-Präparationen unter hohem Druck (1,4 . 10^8 Pa) durch eine enge Öffnung (BARENHOLZ u. a. 1979, HAMILTON u. a. 1980). Die dazu benutzten Apparaturen, vielfach als French Press bezeichnet, wurden in Anlehnung an Geräte entwickelt, in denen Chloroplasten durch Scherkräfte zerstört werden. Dabei wird die Zellsuspension unter hohem Druck durch enge Blenden gepreßt (MILNER und FRENCH 1950).

Eine einzelne Extrusion ergibt eine heterogene Vesikelpopulation, wobei der Hauptteil der gebildeten Liposomen im Größenbereich 25—50 nm liegt. Nach wiederholten Extrusionen liegen mehr als 90% der Vesikel als SUV vor (BARENHOLZ u. a. 1979). Neben dem Vorteil, größere Mengen unter relativ schonenden Bedingungen umsetzen zu können, gestattet die French Press außerdem die Verarbeitung von MLV hoher Lipidkonzentration. Dadurch kann insbesondere die Einschlußausbeute wasserlöslicher Verbindungen gesteigert werden.

Wegen ihrer im Verhältnis zu anderen Liposomen (MLV, LUV, REV) längeren Halbwertzeiten in vivo hat man trotz ihrer geringen Einschlußkapazität eine große Zahl biologisch aktiver Substanzen in SUV eingeschlossen, Beispiele zu Antineoplastika vgl. Tabelle in Kapitel 7.1. Zur Erhöhung der Einschlußausbeute gelten die gleichen Überlegungen wie bei MLV, siehe Kapitel 4.1. und dort zitierte Literatur.

4.3. Reverse-phase evaporation vesicles (REV)

Der englische Terminus „Reverse-phase evaporation vesicles" wurde beibehalten, da es im Deutschen keinen allgemein akzeptierten Ausdruck gibt. REV sind ein sehr bedeutsamer Liposomentyp, da sie ein großes Volumen wäßriger Phase einschließen und damit hohe Einschlußausbeuten wasserlöslicher Wirkstoffe ergeben, vgl. Tabelle 2. Sie werden gebildet, wenn aus einer Emulsion, die aus einem nicht wasserlöslichen, leichtflüchtigen organischen Lösungsmittel, dem Amphiphil, Puffer sowie einzuschließender Substanz besteht, unter vermindertem Druck das Lösungsmittel abdestilliert wird (Szoka und Papahadjopoulos 1978). Im einzelnen werden dazu etwa 60 µmol Lipid in 3 ml peroxidfreiem Diethylether, bzw. 6 ml Diisopropylether/Chloroform 1:1 gelöst und 1 ml Puffer sowie die einzuschließende Substanz hinzugefügt. Das Gemisch wird entweder in einem Badbeschaller 5 bis 10 Minuten beschallt, oder die stabile Emulsion der Komponenten wird durch kurzzeitiges (wenige Sekunden währendes) Beschallen mit einem Beschallungsrüssel hergestellt. Auf sehr schonende Weise, ohne Verwendung von Ultraschall, ist die Bildung der Emulsion möglich, indem die beiden flüssigen Phasen mehrfach durch Kapillaren gepreßt werden (Machy und Leserman 1983). Aus der nach einer der genannten Methoden hergestellten Emulsion wird dann am Rotationsverdampfer bei mäßigem Vakuum (2000—4000 Pa bei Verwendung von Diethylether) das organische Lösungsmittel abdestilliert. Es entsteht ein dickes Gel, das sich bei Steigerung des Vakuums zu einer deutlich leichtflüssigeren REV-Dispersion umwandelt. Mitunter ist es vorteilhaft, dem Gel etwas Puffer zuzusetzen. Die Gelbildung und -verflüssigung ist die kritische Stelle der REV-Präparation, manchmal tritt schlagartiges Verspritzen des Lipidgemisches auf. Durch Wahl eines geeigneten Einengungsgefäßes, Zusatz von Puffer, Erhöhung der Drehzahl und sehr langsame Steigerung des angelegten Vakuums läßt sich dieses Verspritzen vermeiden. Werden der Gelphase hydrophobisierte Immunglobuline zugesetzt, ist auf diese Weise ein Targeting von REV möglich, vgl. Kapitel 9 (Shen u. a. 1982). Durch die fertige REV-Dispersion kann dann noch zur Entfernung letzter Reste von Lösungsmitteln ein Inertgas geblasen werden. Auf diese Weise ergibt sich auch eine sehr homogene REV-Präparation. Die Größe der REV ist u. a. vom Cholesterolgehalt abhängig und beträgt 100—260 nm ohne CH und 170 bis 800 nm bei einem Lipid Cholesterol 1:1 Verhältnis (Szoka u. a. 1980).

Mittels Extrusion durch Polycarbonatmembranen definierter Porenweite lassen sich REV kleineren Durchmessers herstellen (Szoka u. a. 1980). Die Abtrennung von freiem, nicht vesikulär verkapseltem Wirkstoff, ist durch Dialyse, Gelchromatographie, Flotation oder Zentrifugation möglich. REV lassen sich im allgemeinen gut bei niedrigen Schwerefeldern sedimentieren. In vielen Publikationen, vgl. auch die Ursprungsarbeit (Szoka und Papahadjopoulos 1978), werden REV als unilamellare Vesikel gekennzeichnet, nach neueren Arbeiten ist zumindest ein großer Teil der Liposomen oligolamellaren Aufbaus (Tomita u. a. 1983, Soriano u. a. 1983). Wegen ihrer Größe und des beträchtlichen eingeschlossenen Wasservolumens wurden eine Vielzahl biologisch aktiver Substanzen in REV verkapselt, insbesondere hydrophile Wirkstoffe und sperrige Biomoleküle, z. B. DNS (50 Kilobasen und mehr). Beispiele zu Antineoplastika vgl. Tabelle in Kapitel 7.1., zu Nukleinsäuren vgl. Fraley und Papahadjopoulos (1982).

4.4 Große, einschichtige Liposomen (LUV)

Das schon im Kapitel 4.2. beschriebene Prinzip der Abtrennung von Detergens aus gemischten Lipid-Detergens-Micellen kann auch zur Herstellung von LUV verwendet werden. Die so präparierten Vesikel zeichnen sich darüber hinaus durch relativ einheitliche Größe aus. Dabei ist es wichtig, daß in der Micellösung, die aus Monomeren, einfachen Detergens- und gemischten Lipid-Detergens-Micellen besteht, ein Verhältnis der Einzelkomponenten weitgehend zugunsten der gemischten Lipid-Detergens-Micellen vorliegt (MAZER u. a. 1980). Aus diesem Gemisch kann das Detergens nach verschiedenen Methoden abgetrennt werden; mittels Hohlfasern (RHODEN und GOLDIN 1979) bzw. durch Verwendung einer Dialysezelle bei kontrollierten Dialysebedingungen (MILSMANN u. a. 1978). Dazu sind kommerziell lieferbare Geräte verfügbar (MAIERHOFER 1983). Für die Größe der gebildeten LUV hat u. a. die Art des gewählten Detergens Bedeutung, n-Alkylglukopyranoside verschiedener Kettenlänge (C_6—C_8) ergeben Vesikel von 60 bzw. 180 nm Durchmesser (SCHWENDENER u. a. 1981). Nachteilig ist, daß während der Dialyse einzuschließende Substanz verlorengeht, wenn ihr Molekulargewicht unterhalb der Ausschlußgrenze der verwendeten Dialysemembrane liegt. Wegen dieser Einschränkung wird die Methode besonders zum Einschluß biologischer Makromoleküle verwendet. Durch Kombination der Detergens-Dialyse-Technik mit Biobead-Adsorbern sollen sich sehr große Mengen von Makromolekülen (RNA, Antikörper) in LUV (1000 nm) einschließen lassen (PHILLIPOT u. a. 1983). Modifikationen der Detergens-Dialyse-Technik wurden auch zur Herstellung sogenannter Riesen-Liposomen, Durchmesser 10—100 µm verwendet (OKU u. a. 1982). Die Methode besteht in der Dialyse einer Lösung, die Lipid, Wasser, Methanol und 1-0-Methylglukosid enthält. Die gebildeten großen Liposomen werden als vorwiegend einschichtig beschrieben und die Einschlußkapazität mit 20 l H_2O pro Mol Lipid angegeben (OKU u. a. 1982a). Große unilamellare Liposomen (LUV) werden auch erhalten, wenn in Ether gelöstes Lipid in warme Pufferlösungen injiziert wird (DEAMER und BANGHAM 1976, SCHIEREN u. a. 1978). Aus der Beobachtung, daß Zugabe von Ca^{2+}-Ionen zu SUV aus sauren Phospholipiden Fusionsprozesse indiziert, entwickelten PAPAHADJOPOULOS und Mitarbeiter eine Präparationsmethode für LUV (SZOKA und PAPAHADJOPOULOS 1980). Dabei werden in üblicher Weise hergestellte SUV, meist Phosphatidylserin (PS) als saure Lipidkomponente enthaltend, mit Calciumchlorid versetzt. Es erfolgt Aggregation zu spiralförmigen Strukturen. Diese können durch Zentrifugation abgetrennt werden und sind lagerfähig. Zur Bildung von LUV werden sie in einer Pufferlösung der einzuschließenden Substanz resuspendiert. Durch Zusatz von Ethylendiamintetraessigsäure (EDTA) erfolgt die Bildung der LUV. Wegen ihrer Größe (0,2—1,0 µm) lassen sich LUV abzentrifugieren. Durch mehrfaches Zentrifugieren und Waschen des Pellets kann nicht eingeschlossenes Material abgetrennt werden. Siehe auch Anhang.

4.5. Methoden zur Konzentrierung von Liposomensuspensionen

Einige Verfahren zur Liposomenherstellung, z. B. die Infusionstechnik, ergeben verdünnte Vesikelsuspensionen. Auch eine der Präparationen zur Entfernung nichteingeschlossenen Materials nachgeschaltete Gelchromatographie führt zu einer Verdünnung der Probe. Konzentrierung von Liposomensuspensionen ist mit verschiedenen Techniken möglich. Die Anreicherung von LUV, REV bzw. MLV gelingt relativ einfach durch Zentrifugation. Dabei werden die Vesikel mechanisch belastet, möglicherweise werden Aggregations- bzw. Fusionsprozesse induziert. SUV lassen sich durch Ultrazentrifugation bei 159000 g in Populationen gleicher Größe auftrennen (Barenholz u. a. 1979). Wird die Liposomensuspension mit Rohrzuckerlösung verschiedener Konzentration überschichtet und dann zentrifugiert, lassen sich erhebliche Anreicherungen realisieren (Abra und Hunt 1981). Zur Konzentration von SUV eignet sich auch die Ultrafiltration unter Verwendung von Membranfiltern geeigneter Porenweite (Bosworth und Hunt 1982, Jahani und Lacko 1983, Arndt u. a. 1983, Spanjer und Scherphof 1983). Auf sehr schonende Weise können Liposomen konzentriert werden, indem die in einem Dialyseschlauch befindliche Suspension mit einem hygroskopischen, hochmolekularen Material, z. B. Sephadex, umgeben wird (Abra und Hunt 1981).

4.6. Methoden zur Sterilisierung von Liposomen

In üblicher Weise hergestellte Liposomenpräparationen erweisen sich im allgemeinen als keimfrei bzw. keimarm. In zahlreichen Arbeiten zu in vitro bzw. in vivo Untersuchungen mit Liposomen, vgl. Kapitel 5—7, ist in den seltensten Fällen eine Sterilisierung der Vesikelpräparationen beschrieben. Im Zusammenhang mit einer möglichen Anwendung liposomaler Pharmaka am Menschen ist natürlich die unbedingte Gewährleistung der Abwesenheit pathogener Keime zwingend. SUV können in einer einfachen Weise durch Sterilfiltration keimfrei gemacht werden (Freise u. a. 1979a). Die Sterilisation aller Liposomentypen ist durch γ-Strahlung (^{60}Co) mittels Dosen von 15—20 kGy möglich (Brassinne u. a. 1983b, Coune u. a. 1983). In diesem Zusammenhang sei darauf verwiesen, daß strahlenchemisch induzierte Veränderungen an den Phospholipiden bei Dosen oberhalb 6,0 kGy einsetzen (Sprintz u. a. 1981).

4.7. Charakterisierung von Liposomen

Wesentliche Parameter zur Charakterisierung einer Liposomenpräparation sind Lipidkonzentration, Vesikelgröße, gegebenenfalls Größenverteilung bei heterogenen Populationen und die Konzentration des eingeschlossenen Wirkstoffs.

4.7.1. Lipidkonzentration und Konzentration liposomal assoziierter Substanzen

Zur Bestimmung der Lipidkonzentration können neben der Verwendung radioaktiv markierter Lipide, z. B. ^{14}C Markierung der Cholin-Methylgruppen im PC (Stoffel 1975), die unter 3.7. genannten Verfahren angewendet werden. Einfach und wenig störanfällig ist die Methode nach Steward (Steward 1980). Die Bestimmung der Menge eingeschlossenen Materials erfolgt vielfach durch Zusatz einer definierten Menge radioaktiv markierten Wirkstoffs zum unmarkierten Pharmakon, z. B. ^{3}H markiertes Daktinomyzin in Liposomen, vgl. Kaye u. a. (1981).

Für lipidlösliche Verbindungen kann teilweise eine quantitative Bindung an die Vesikel vorausgesetzt werden (Hurley u. a. 1981). Zur Gehaltsbestimmung eignen sich auch spektrophotometrische Verfahren. Dabei ist zu prüfen, inwieweit das verwendete Lipidgemisch bei der betreffenden Wellenlänge absorbiert. Ausschließlich in der Wasserphase der Vesikel lokalisierte Wirkstoffe, z. B. Zytarabin, lassen sich nach Abtrennung der Lipide mittels Chloroformextraktion bestimmen (Ganapathi u. a. 1980). Gehaltsbestimmung erfolgte auch durch Differenzbildung nach Messung des vesikelfreien Überstandes zentrifugierter Proben (Ahmed u. a. 1980). Fluoreszierende Verbindungen wie Doxorubizin und Daunorubizin können einfach und sehr empfindlich fluoreszenzspektroskopisch gemessen werden (Karczmar und Tritton 1979, Rahman u. a. 1980, Arndt u. a. 1983). Auch HPLC-Methoden werden zur Gehaltsermittlung vesikulär verkapselter Pharmaka herangezogen. Sie bieten den Vorteil, zusätzliche Informationen zur Bildung von Abbau- und Zersetzungsprodukten zu liefern, z. B. zur Bestimmung von liposomalem Doxorubizin (Shinozawa u. a. 1980a), Nocadozol (Brassinne u. a. 1981), Carboquone (Tsukada u. a. 1982). Die zur Antibiotikatestung verwendeten Bioassays werden nach entsprechender Anpassung (leere Liposomen als Blindwert) beispielsweise zur Bestimmung liposomal verkapselten Gentamycins (Morgan und Williams 1982) oder Amphotericins B (Graybill u. a. 1982) eingesetzt. Vesikulär eingeschlossene Alkylantien, z. B. Cyclophosphamid oder Cytostasan können mittels der 4-Nitrobenzylpyridin-Reaktion (4-NBP-Reaktion) nach Aufschluß der Liposomen mit Salzsäure gemessen werden (Grossmann und Arndt 1984). Zur indirekten Bestimmung liposomalen Cis-Dichlordiammin-platins(II) (cis-DDP) eignet sich die Atomabsorptionsspektroskopie (Sur u. a. 1983). Dabei kann die cis-DDP-haltige Liposomensuspension direkt in den Brenner des Spektrometers gegeben werden (Arndt u. a. 1982, unveröffentlicht). Die Sicherung der Identität des liposomalen cis-DDP erfolgte hier mittels HPLC (Reszka unveröffentlicht). Zur Bestimmung an oder in Liposomen assoziierter Proteine dienen die in der Peptidanalytik üblichen Farbreaktionen, teilweise nach Zerstörung der Liposomen mit einem Detergens, z. B. Triton X-100. Bestimmung von liposomalem Heparin mit der Toluidinblaumethode (Ueno u. a. 1982), liposomales Diphterietoxin mit der Methode nach Lowry (Alving u. a. 1980a), liposomales Serumalbumin mit der Methode nach Bradford (van Rooijen und van Nieuwmegen 1983a).

4.7.2. Bestimmung der Vesikelgröße

Zur Ermittlung der Größe und Größenverteilung von Liposomen existieren verschiedene Methoden: Elektronenmikroskopie, Lichtstreuung, kernmagnetische Resonanz, Gelchromatographie, analytische Ultrazentrifugation, Sedimentationsfeld—Fluß-Fraktionierung. Trotzdem ist festzustellen, daß insbesondere bei Arbeiten zur in vivo Anwendung von Liposomen die Vesikel häufig nur unzureichend gekennzeichnet sind. Andererseits kommt der Liposomengröße entscheidende Bedeutung für das Verhalten der Vesikel im Organismus zu, in erster Linie hinsichtlich der Wechselwirkungen mit dem retikulohistiozytären System (RHS).

4.7.2.1. Elektronenmikroskopie

Die elektronenmikroskopische Darstellung erfolgt sowohl nach der Methode der Negativkontrastierung (Bangham und Horne 1964, Huang 1969, Barenholz u. a. 1979, Olson u. a. 1979, Melchior u. a. 1980, Dousset u. a. 1982, Arndt u. a. 1983, Learer u. a. 1983) als auch nach der Gefrierbruchtechnik, Übersicht vgl. Verkleij und de Gier (1981). Vereinzelt werden Liposomen auch mittels einer modifizierten Ultradünnschichttechnik dargestellt (Hamilton u. a. 1980, Dousset u. a. 1982). Als besonderer Vorteil einer weiteren elektronenmikroskopischen Nachweistechnik — Kryofixation — wird die originalgetreue Abbildung der Vesikel hervorgehoben. Dazu wird die Liposomenprobe in einem Propanstrahl auf —180 °C abgekühlt, dann für jeweils 8 Stunden in einem Substitutionsmedium aus Methanol, Glutardialdehyd, Osmiumtetroxid und Uranylacetat von −90 °C, −60 °C und −30 °C fixiert und anschließend in einem lipophilen Kunststoff eingebettet (Meister und Müller 1980, Müller u. a. 1980, Müller 1981, Müller u. a. 1983). Nicht originalgetreue Abbildung der Vesikel ist der Haupteinwand gegen die Elektronenmikroskopie (Schreier 1982). Während der Kontrastierung tritt ein Kollabieren der Liposomen zu flachen Scheiben oder geldrollenähnlichen Aggregaten auf. Bei SUV besteht im allgemeinen befriedigende Übereinstimmung mit Werten, die mittels anderer Methoden (NMR, Lichtstreuung, hydrodynamische Technik, Gelchromatographie) erhoben wurden (Huang 1969, Seufert 1970, Watts u. a. 1978, Bergelson 1979). Zur Ausschaltung von Fehlern bei der Größenberechnung von Vesikeln werden Korrekturfaktoren beschrieben (Frischleder u. a. 1979). Berechnungen des wahren Durchmessers aus Abbildungen von Gefrierbruchpräparaten erfordern die Berücksichtigung des zufälligen Bruchs ober- und unterhalb des „Liposomenäquators“ (Rose 1980). Für große Vesikel (> 5 µm) ist daher die Elektronenmikroskopie wenig geeignet. Lichtmikroskopische Verfahren wurden zur Bestimmung von Durchmesser und Gestalt großer Liposomen herangezogen (Bangham u. a. 1965, Papahadjopoulos und Miller 1967, Yager u. a. 1982). Vesikel mit fluoreszierenden Markern in der Doppelschicht wurden unter dem Fluoreszenzmikroskop untersucht (Mukherjee u. a. 1978). Lichtmikroskopische Verfahren erwiesen sich leistungsfähig genug, um die mit dem Phasenübergang (vgl. Kapitel 3.6.) verbundene, minimale Volumenänderung der Vesikel nachzuweisen (Yager u. a. 1982). Siehe auch Anhang.

4.7.2.2. Lichtstreuung

Bei der Streulichtmethode zur Bestimmung der Molmassen kolloidaler Teilchen wird das seitlich abgestrahlte Streulicht gemessen. Sind die Dimensionen der gemessenen Teilchen größer 1/10 der Wellenlänge des eingestrahlten Lichtes, so kann das Partikel mehrere Streuzentren aufweisen. Das von den verschiedenen Streuzentren ausgehende Licht interferiert. Aus der auftretenden Interferenz läßt sich die Größe der Teilchen berechnen. Voraussetzung für Messungen sind Staubfreiheit und Normalverteilung der Partikel in den Proben. Streulichtmethoden wurden zur Bestimmung der Liposomengröße, zu Untersuchungen des Phasenübergangs, von Aggregations- und Fusionsprozessen eingesetzt (Choung und Colbow 1976). In dieser Arbeit werden die Grundlagen der Lichtstreuung nach der Theorie von Rayleigh und Gaus, die experimentelle Durchführung für monodisperse und polydisperse Systeme bei verschiedenen Temperaturen und Berechnungsverfahren zur Größenbestimmung der Vesikel angegeben. Mit Hilfe der Lichtstreuung bzw. der quasielastischen Lichtstreuung (Berne und Pecora 1976) charakterisieren Kremer u. a. Liposomen, die nach der Alkohol-Injektionsmethode gewonnen wurden (Kremer u. a. 1977). Trübungsmessungen dienten zur Beurteilung der Effizienz von Methoden zur Herstellung von SUV (Barrow und Lentz 1980). Spontane Größenänderungen von SUV als Folge Hydroperoxid-bedingter Fusionsprozesse untersuchten Gast u. a. sowohl mit Hilfe der quasielastischen Lichtstreuung als auch mit der Elektronenmikroskopie und diskutierten die Vor- und Nachteile beider Methoden (Gast u. a. 1982).

4.7.2.3. Kernmagnetische Resonanz

^{1}H, ^{2}H, ^{13}C, ^{19}F und ^{31}P sind für NMR-Untersuchungen an Lipidmembranen geeignete Kerne, vgl. Übersicht Browning (1981). Mit Hilfe der kernmagnetischen Resonanz läßt sich die Verteilung der Lipidmoleküle in der inneren und äußeren Lamelle der

Doppelschicht ermitteln. Aus diesen Daten kann bei bekannter Dicke der Doppelschicht der Vesikeldurchmesser errechnet werden. Die Methode liefert natürlich nur einen Durchschnittswert und ist auf unilamellare Liposomen begrenzt (Bergelson 1979, Jakobs und Oldfield 1981). Die eigentliche Bedeutung der NMR in der Membranforschung liegt jedoch nicht in der Lieferung von Werten zur Vesikelgröße. Ihr einzigartiger Vorteil ist vielmehr, daß sie Informationen zur molekularen bzw. submolekularen Struktur der Membranbestandteile ergibt. Aus NMR-Untersuchungen sind Vorstellungen zur Orientierung und Bewegung der Fettsäurereste in Phospholipiden, zur Rigidität des Glycerolgrundgerüstes, zum Übergang Doppelschicht-Hexagonale H_{II}-Phase (vgl. Kapitel 2), zur Wechselwirkung der Kopfgruppen untereinander und mit der Umgebung sowie zu Eigenschaften von Doppelschichten aus mehreren Komponenten, insbesondere in Gegenwart von Cholesterol, entwickelt worden (Browning 1981). Darüber hinaus wurden aus Messungen der kernmagnetischen Resonanz Daten zur Wechselwirkung zwischen dem eingeschlossenen Wirkstoff und der Lipiddoppelschicht bzw. dem Liposom in seiner Gesamtheit abgeleitet, z. B. Doxorubizin-Liposomen Wechselwirkungen (Murphree u. a. 1982). Untersuchungen zur Fusion kleinerer Vesikel zu größeren sowie Bestimmung des Permeationsverhaltens von Liposomen wurden ebenfalls mit NMR-Techniken durchgeführt (Liao und Prestegard 1980, Hunt 1980, Murphree u. a. 1982).

4.7.2.4. Gelchromatographie

Die Schlüsselpublikation zur Auftrennung von Liposomen mittels Gelchromatographie stammt von Huang (1969). Sie ist ein „Citatation Classic“ und wurde von 1969 bis Anfang 1982 mehr als 595mal zitiert (Current Contents 25 (1982) Heft 6, Seite 22).

Aus dem Verteilungskoeffizient K_{av}

$$K_{av} = \frac{v_e - v_o}{v_t - v_o}$$

v_e Elutionsvolumen
v_o Ausschlußvolumen
v_t Gesamtvolumen

läßt sich der Stokes Radius nach einer von Ackers angegebenen Formel berechnen (Ackers 1967). Die in dieser Gleichung enthaltenen Säulenkalibrierungskonstanten wurden von Huang aus dem Verteilungskoeffizienten von Partikeln bekannter Größe (Turnip yellow mosaic virus und γ-Globulin) ermittelt. Nach dieser Methode ergab sich der Durchmesser von SUV (Ei-PC) zu 28 ± 1 nm. Das Verfahren erwies sich als empfindlich genug, Partikel zu unterscheiden, die um 2,3 nm im Durchmesser variieren (Huang 1969). Die Eignung verschieden stark vernetzter Agarose- und Dextrangele zur Auftrennung neutraler bzw. positiv oder negativ geladener Liposomen in Fraktionen verschiedener Größe wurde untersucht, wobei der Verteilungskoeffizient K_{av} als Kriterium der Trennungsgüte herangezogen wurde (Jederström und Russell 1981). Die Kalibrierung der mit den differenten Gelen beschickten Säulen erfolgte wiederum durch eine Testsuspension, die Partikel (Serratia marcensens) bekannter Größe enthielt (Jederström und Russell 1981).

Die Gelchromatographie von Liposomenpräparationen wurde auch auf Dünnschichtplatten durchgeführt, die mit Sepharose 4B beschichtet waren (van Rendswoude u. a. 1980). Auf diese Weise war die Unterscheidung MLV, SUV und nichteingeschlossenes Material möglich. Die Detektion der Flecken erfolgte über einen fluoreszierenden Lipidmarker oder eine fluoreszierende, im wäßrigen Kompartment der Liposomen eingeschlossene Substanz, z. B. Carboxyfluorescein, die Auswertung mittels eines Dünnschichtscanners (van Rendswoude u. a. 1980).

4.7.2.5. Analytische Ultrazentrifugation

Die zur Ermittlung der Größe bzw. Molmasse kolloidaler Teilchen bewährten Methoden, insbesondere die Bestimmung des Sedimentationsgleichgewichtes bzw. der Sedimentationsgeschwindigkeit in der Ultrazentrifuge, wurde auch zur Größenbestimmung von Liposomen herangezogen (Huang 1969, Johnson 1973, Übersicht: Mason und Huang 1978). Neben Informationen zur Vesikelgröße liefern hydrodynamische Methoden Daten zur Liposomenform, zur Oberfläche der Doppelschicht und zur „Molmasse" der Vesikel. SUV aus Eiphosphatidylcholin haben danach eine Molmasse von etwa 2×10^6 Dalton, zum Vergleich Tabakmosaikvirus 4×10^7 Dalton (Mason und Huang 1978).

4.7.2.6. Sedimentationsfeld-Fluß-Fraktionierung (SFFF)

Grundlagen dieser Methode sind der bekannte parabelförmige Verlauf der Strömungsgeschwindigkeit in einem Rohr (V_{max} Rohrmitte, V_{min} Rohrwand) und ein Schwerefeld senkrecht zur Strömungsrichtung. Gibt man dem Rohr Kreisform und läßt es um den Kreismittelpunkt rotieren, wird eine durchgepumpte Liposomensuspension nach Größe der Teilchen aufgetrennt. Die kleinsten Teilchen gelangen nicht so rasch in wandnahe Strömungszonen geringer Geschwindigkeit und verlassen als erste das Rohr. Im Gegensatz zur Gelchromatographie tritt keine Verdünnung der Proben auf. Die Methode ist für kolloidale Partikel im Größenbereich 10—1000 nm anwendbar. Sie ermöglicht die quantitative Analyse der Größenverteilung einer Liposomensuspension in 30 bis 60 Minuten. Der Übertragung der SFFF-Methode vom analytischen auf präparativen Maßstab stehen keine prinzipiellen Schwierigkeiten entgegen (Kirkland u. a. 1982).

4.7.3. Bestimmung des Volumens eingeschlossener wäßriger Phase

Die einzelnen Liposomentypen unterscheiden sich drastisch im pro Mol Lipid eingeschlossenen wäßrigen Volumen, vgl. Tab. 2. Für unilamellare Vesikel kann das eingeschlossene Wasservolumen unter der Annahme kugelförmiger Liposomen, eines Flächenbedarfs pro Lipidmolekül von 0,7 nm^2 und einer Dicke der Doppelschicht von 4 nm berechnet werden und ist eine Funktion des Vesikeldurchmessers (Papahadjopoulos und Kimelberg 1974). Zur experimentellen Bestimmung der eingekapselten Wassermenge existieren verschiedene Methoden. Sie beruhen auf der Messung der Menge eines eingeschlossenen Markers. Dabei muß der Marker ausschließlich wasser-, nicht lipidlöslich und seine Konzentration im Ausgangspuffer bekannt sein. Als ausschließlich wasserlösliche Marker dienen Chromat (Deamer und Bangham 1976, Schieren u. a. 1978), Zytarabin (Ara-C), ^3H markiert (Szoka und Papahadjopoulos 1978, Szoka u. a. 1980), Polyadenylsäure bzw. Ponceau S Tetrazofarbstoff (Rhoden und Goldin 1979), Glukose bzw. Rohrzucker, ^3H markiert (Szoka und Papahadjopoulos 1978, Rhoden und Goldin 1979), Calcein mit und ohne Fluoreszenzlöschung durch $CoCl_2$ (Oku u. a. 1982b). Bei der letztgenannten Methode ist die vorherige Abtrennung des nichteingeschlossenen Markers nicht erforderlich. Der Zusatz von Kobalt-Ionen löscht die Fluoreszenz des freien, nicht vesikulären Calceins. Der verkapselte Anteil ergibt sich durch Differenzbildung. Die Methode ermöglicht auch kinetische Untersuchungen zur Permeation von Co^{++} in die Vesikel. Zur Auftrennung der Vesikel in Wasserphase und Lipidanteil wurde eine Methode beschrieben, die in der Beschallung der Liposomen unterhalb der Phasenübergangstemperatur T_t und nachfolgender Ultrazentrifugation besteht (Bakouche und Gerlier 1983).

4.7.4. Bestimmung der elektrophoretischen Beweglichkeit von Liposomen

Bei Untersuchungen zur Bestimmung der Oberflächenladung von Blutbestandteilen mittels elektrophoretischer Methoden verwendete Bangham „Dispersionen" definierter Phospholipide als Modelle, historischer Rückblick Bangham (1983b). Später wurde die Oberflächenladungsdichte von MLV mit der Freiflußelektrophorese ermittelt (Bangham u. a. 1974). Die Elektrophorese extrudierter REV wechselnder Zusammensetzung geladener und ungeladener Lipide (PSPC) an Celluloseacetatplatten wurde zur Demonstration der Gleichverteilung der Ladungen innerhalb der Vesikelpopulation benutzt (Szoka und Papahadjopoulos 1981). Durch *Escherichia coli* Endotoxin induzierte Änderungen der Oberflächenladungsdichte von Liposomen konnten durch Mikroelektrophorese nachgewiesen werden (Onji und Liu 1979). Das Endotoxin verschiebt dabei die Ladung der PC-Liposomen von neutralen zu negativen Werten. Positiv geladene PC-Hexadecyltrimethylammoniumchlorid-Liposomen sind nach Wechselwirkung mit dem Endotoxin weniger positiv geladen (Onji und Liu 1979). Untersuchungen zur Ladung von Carboquone (Esquinon)-haltigen DSPC-Liposomen und Ehrlich-Ascites-Zellen mit Hilfe der Elektrophorese bzw. mittels Zetapotentialmessungen wurden von Hisaoka u. a. durchgeführt (Hisaoka u. a. 1982). Die Autoren bringen die gute in vivo Wirkung (Ehrlich Ascites carcinom-tragende Mäuse) der wirkstoffhaltigen Liposomenpräparationen mit der gemessenen positiven Ladung der Liposomen bzw. der negativen Ladung der EAC-Zellen und einer aus der gegensätzlichen Ladung resultierenden Wechselwirkung in Zusammenhang (Hisaoka u. a. 1982). Bei einer neuentwickelten Technik wird die elektrophoretische Beweglichkeit der Vesikel mittels Doppler-Effekt bedingter Frequenzänderung von Laserlicht gemessen. Mit dieser Methode wurde die Änderung des Zeta-Potentials von Liposomen als Modellmembranen nach Einwirkung von β-Blockern ermittelt (Schliesser u. a. 1981). Die zur Bestimmung von Polyelektrolyten entwickelte Kolloidtitration wurde auch zur quantitativen Bestimmung der Oberflächenladung von Liposomen verschiedener Lipidzusammensetzung (PC, PG, PE, PS) herangezogen und mit Ergebnissen elektrophoretischer Messungen verglichen (Noda u. a. 1982). Die pH-Abhängigkeit der elektrophoretischen Beweglichkeit bzw. der Kolloidtitration gibt das gleiche Bild, pH-Unabhängigkeit für PC und PG bzw. Abhängigkeit von der Wasserstoffionen-Konzentration für PE und PS entsprechen der Dissoziation von Carboxyl-, Phosphat- und Aminogruppen in diesen Lipiden (Noda u. a. 1982).

4.8. Einschluß von Wirkstoffen in Liposomen

Die bei der Verkapselung von Wirkstoffen, insbesondere Pharmaka, auftretenden Probleme wurden teilweise schon in den Kapiteln zur Präparation der einzelnen Liposomentypen (MLV, SUV, REV, LUV) diskutiert, vgl. Kapitel 4.

Hydrophilie bzw. Lipophilie sowie Ladung der Wirkstoffe bestimmen ihre Lokalisation in den Liposomen. Ungeladene hydrophile Substanzen sind im wäßrigen Kompartment der Liposomen enthalten. Konzentration des Wirkstoffs im Puffer und das je nach Liposomentyp pro Mol Lipid unterschiedliche Volumen eingeschlossener wäßriger Phase (vgl. Tab. 2) determinieren die Konzentration vesikulär verkapselten Wirkstoffs. Neben dem passiven Einschluß wasserlöslicher Verbindungen hat man eine Reihe Techniken entwickelt, um z. B. durch Komplexbildung die Konzentration von Ionen im wäßrigen Kompartment zu erhöhen (Beaumier und Hwang 1982, Hwang u. a. 1982). Andere Möglichkeiten zur Steigerung der Menge eingeschlossener Substanz bestehen im Zusatz eines Gegenions (Jay und Digenis 1982), wobei Protonen dieses Gegenion bilden können, wenn das eingeschlossene Puffervolumen saurer als die Außenflüssigkeit ist (Nichols und Deamer 1976).

Umfangreicher sind die Wechselwirkungen zwischen lipophilen Substanzen und der Phospholipiddoppelschicht. Für das Anthracyclinglykosid Doxorubizin wurde die Bildung eines spezifischen Komplexes mit negativ geladenen Phospholipiden, insbesondere Cardiolipin demonstriert (Goormaghtigh u. a. 1980). Dabei wurde wahrscheinlich gemacht, daß zwei Typen von Wechselwirkungen für die Formation des stabilen Komplexes wesentlich sind:

1. eine elektrostatische Wechselwirkung zwischen der protonierten Aminogruppe des Aminozuckers im Doxorubizinmolekül und der ionisierten Phosphatgruppe im Phospholipid,
2. hydrophobe Wechselwirkungen zwischen den Fettsäureketten der Phospholipide und hydrophoben Teilen des Wirkstoffmoleküls.

Durch Messung des Oberflächenpotentials konnte dabei gezeigt werden, daß bei der Komplexbildung zwischen Anthracyclinglykosid und Phospholipid keine Einlagerung des Wirkstoffes in die Lipiddoppelschicht erfolgt (Goormaghtigh u. a. 1980). Für die Anthracyclinglykoside Doxorubizin und Daunorubizin wurde die Abhängigkeit der Konzentration liposomal assoziierten Wirkstoffs von Lipidzusammensetzung, Liposomentyp und Ionenstärke des verwendeten Puffers untersucht (Gabizon u. a. 1982, Arndt u. a. 1983). Auf Grund der Struktur der Anthracyclinglykoside — hydrophobes aromatisches Ringsystem und hydrophiler Zuckerrest — wurden diesen Verbindungen vereinzelt detergenzähnliche Eigenschaften und damit, zumindest oberhalb der kritischen Micellkonzentration, vesikelzerstörende Eigenschaften zugeschrieben (Forssen und Tökes 1981). Phosphonsäuredialkylester, die in der Agrochemie zur Krautabtötung dienen, werden in die Phospholipiddoppelschicht eingebaut. Durch NMR-Untersuchungen wurde gezeigt, daß dabei die Phosphonsäureester nur in die äußere Schicht der Bilayer von SUV eingelagert werden (Hentschel 1984). Die Wechselwirkung einer großen Zahl von Wirkstoffen, u. a. Phenole, Barbitursäure, Prednisolon, Acetylsalicylsäure, Benzoesäure mit Liposomen wurde untersucht. Die meisten Substanzen hatten bei niedrigen Konzentrationen einen stabilisierenden, bei höheren Konzentrationen einen destabilisierenden Effekt auf die Vesikel, wobei Trübungsmessungen zur Ermittlung der Liposomenstabilität dienten (Fujisawa u. a. 1982, 1983). Siehe auch Anhang.

Für das Antineoplastikum Carboquone (CQ) 2,5-Bis-(1-Aziridinyl)-3-(2-hydroxi-1-methoxiethyl-6-methyl-p-benzochinon-carbamat) wurden systematische Untersuchungen zur Einschlußausbeute in Abhängigkeit von Lipidzusammensetzung, Cholesterolgehalt und gewählter Liposomenpräparationsmethode durchgeführt. Dabei wird angenommen, daß das lipophile CQ vorwiegend in der Phospholipidmatrix der Vesikel lokalisiert ist.

Tabelle 3. Abhängigkeit der CQ-Einschlußausbeute von der Lipidzusammensetzung

Phospholipid	T_t (°C)	Einschlußausbeute (%)
DSPC	58	21,7 ± 4,0
DPPC	42	16,6 ± 4,5
DMPC	23	5,9 ± 1,4
Ei-PC	−15	0,4 ± 0,2
DOPC	−20	2,3 ± 1,3

Jede Präparation wurde ausgehend von 330 μmol Lipid und 15,6 μmol CQ nach der REV-Methode durchgeführt. Wurden dabei dem DSPC 10 μmol Cholesterol zugesetzt, sank der CQ-Einschluß unter 2,5%.

Tabelle 4. Abhängigkeit der CQ-Einschlußausbeute von der gewählten Präparationsmethode

Methode	Phospholipid	Einschlußausbeute (%)
Dispersion von Lipid in Puffer	Ei-PC	0,3
Standard MLV Präparation	DSPC	0,5
Ethanolinjektion	Ei-PC	0,1
	DSPC	0,1
Etherinjektion	Ei-PC	0,0
	DSPC	0,0
REV	Ei-PC	0,4
	DSPC	21,7

Jede Präparation wurde ausgehend von 330 μmol Lipid und 15,6 μmol CQ durchgeführt.

Die Einschlußausbeute nimmt mit steigender Phasenübergangstemperatur T_t des jeweils eingesetzten Phospholipids zu. Cholesterolzusatz reduziert drastisch den CQ-Einschluß. Von den verschiedenen Liposomenpräparationsmethoden gibt die REV-Technik die höchste Einschlußausbeute, vgl. Tab. 3 und 4 (Tsukada u. a. 1982).

4.9. Permeabilität von Liposomen

Den Permeabilitätseigenschaften von Liposomen und dem damit verbundenen Austritt eingeschlossener Substanz kommt in zweifacher Hinsicht entscheidende Bedeutung zu. Einmal begrenzt die Permeabilität der Vesikel in vitro ihre Eignung als Drug Carrier. Verhältnismäßig rascher Austritt eingeschlossener Substanz wird vielfach als Haupteinwand gegen die Brauchbarkeit von Liposomen als industriell nutzbares Arzneimittelfreisetzungssystem vorgebracht. Des weiteren werden die Permeationseigenschaften von Liposomen nach systematischer Applikation durch Wechselwirkung mit Serumbestandteilen des Blutes ungünstig beeinflußt.

4.9.1. Permeabilität in Gegenwart von Puffer

Die Bestimmung der Permeabilität von Vesikeln erfolgt vorwiegend durch Dialyse, Gelchromatographie, Zentrifugation oder Ultrafiltration, z. T. werden auch ionenselektive Elektroden eingesetzt. Dabei wird die Konzentration des ursprünglich ausschließlich in den Liposomen befindlichen Wirkstoffs in der wäßrigen Phase gemessen, meist unter Verwendung radioaktiv markierten Wirkstoffs. Teilweise werden Permeabilitätsuntersuchungen an Liposomen auch unter Verwendung von Markern (vgl. Kapitel 3.5.) durchgeführt. Beispielsweise dient bei vielen Messungen Carboxyfluorescein für diese Zwecke. Dabei ist jedoch zu berücksichtigen, daß bei gegebener Lipidzusammensetzung, Typ und Größe eines Liposoms drastische Unterschiede des Permeationsverhaltens bestehen, je nach Natur der eingeschlossenen Substanz. Im allgemeinen gilt für das Austrittsverhalten eingeschlossener Moleküle die Abstufung

Wasser $\gg$ kleine Nichtelektrolyte $\gg$ Anionen $\gg$ Kationen (Szoka und Papahadjopoulos 1980).

Das Permeationsverhalten verschiedener organischer Moleküle ist von der Art der Verbindung, ihrer Größe und Ladung abhängig. Steigende Lipophilie des einzuschließenden Wirkstoffs kann zu einer erhöhten Permeation führen, während mehrfach geladene Substanzen und Makromoleküle praktisch nicht durch die Lipiddoppelschicht intakter Vesikel permeieren (Szoka und Papahadjopoulos 1980). Für eine gegebene, eingeschlossene Substanz nimmt die Permeation zu mit abnehmender Kettenlänge bzw. zunehmender Anzahl ungesättigter Bindungen der Fettsäure in den Lipiden. In Liposomen, die aus definierten Phospholipiden bestehen, ist die Permeabilität relativ gering unterhalb der Phasenübergangstemperatur T_t, zeigt ein anormales Maximum in der unmittelbaren Nähe von T_t, geht dann wieder zurück, um bei weiterer Temperatursteigerung wieder zuzunehmen (Jacobson und Papahadjopoulos 1975, 1976, Papahadjopoulos u. a. 1973). Durch Verwendung von Phospholipidgemischen mit einer Phasenübergangstemperatur T_t knapp oberhalb der Körpertemperatur und lokaler Hyperthermie im Tumorbereich hat man versucht, diese Eigenschaft für eine selektive Freisetzung von liposomalem Methotrexat zu nutzen (Weinstein u. a. 1979a, vgl. auch Kapitel 3.6. und 9). Verunreinigungen der Phospholipide, insbesondere Lysolecithine und Produkte der Lipidperoxidation führen zu erhöhtem Austritt eingeschlossenen Materials. Der Zusatz von Cholesterol hebt die lysolecithininduzierte Steigerung der Liposomenpermeabilität für eingeschlossenes Carboxyfluorescein wieder auf, vgl. Abb. 7.

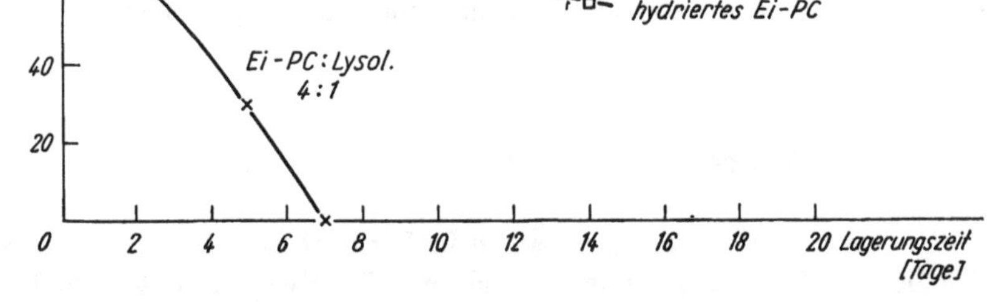

Abb. 7. Stabilität des 6-CF Einschlusses in SUV verschiedener Zusammensetzung nach Lagerung bei 8 °C; Abkürzungen vgl. Tab. 1 (Arndt und Jandrig, unveröffentlichte Ergebnisse)

MLV aus PC verloren bei einer Lagerung über 6 Monate weniger als 5% des eingeschlossenen Rohrzuckers, wenn sie unter Ausschluß von Licht und Sauerstoff aufbewahrt wurden, in Gegenwart dieser beiden Komponenten war jedoch bei den gleichen Vesikeln innerhalb von 48 Stunden alles eingeschlossene Material ausgetreten (HUNT und TSANG 1981). Durch Zusatz von 0,1 mol% α-Tocopherol zu dem Lipid wurde die Permeabilität der Vesikel deutlich vermindert. α-Tocopherol zeigte auch einen stabilisierenden Effekt in Gegenwart von Plasma (HUNT und TSANG 1981). Erhöhte Permeation eingeschlossener Nichtelektrolyte, z. B. Glukose, kann auch als Folge von Porenbildung in den Lipiddoppelschichten auftreten. Porenbildung wird durch bestimmte Antibiotika, z. B. Amphotercin B bzw. Nystatin hervorgerufen (OKU u. a. 1980). Für die Permeabilitätsuntersuchungen wurden hier, abweichend von der sonst vorherrschenden Dialysetechnik, die Ultrafiltration eingesetzt. Die gegenüber der unvernetzten Probe erheblich reduzierte Permeabilität von Vesikeln aus vernetzten Phospholipiden (vgl. Kap. 3.3.) wurde von JOHNSTON u. a. mit einer speziellen spektroskopischen Technik nachgewiesen, bei der die Permeabilität ohne vorherige Trennoperationen gemessen wird (JOHNSTON u. a. 1983). Im wäßrigen Kompartment von Liposomen (REV: PC, CH, SA 3:3:1) eingeschlossenes Zytarabin permeiert relativ rasch aus den Vesikeln. Bei 37° sind nach wenigen Stunden ca. 15% der ursprünglich verkapselten Substanz ausgetreten (PARKER u. a. 1982b).

Demgegenüber sind Pharmaka, die stabile Wechselwirkungen mit Lipidbestandteilen eingehen, z. B. Anthracyclinglykoside, vgl. Kapitel 4.8., außerordentlich fest gebunden. Aus doxorubizinhaltigen SUV (PC, CH, DCP 7:4:2) waren nach 6 Monaten erst 10 bis 15% des Antineoplastikums ausgetreten (ROSA und CLEMENTI 1983). Mathematische Modelle zur Beschreibung der Permeation von Nichtelektrolyten aus Liposomen wurden von GUY u. a. entwickelt. Die Autoren konstatieren befriedigende Übereinstimmung mit experimentellen Daten (GUY u. a. 1983).

4.9.2. Permeabilität in Gegenwart von Blutbestandteilen

Vergleiche dazu die ausführliche Darstellung in Kapitel 6.1. Hinsichtlich des Einsatzes von Liposomen als Träger von Pharmaka, insbesondere Antineoplastika, sind folgende Verallgemeinerungen wichtig:

1. Einschichtige Vesikel werden leichter und umfassender zerstört als mehrschichtige.
2. SUV sind empfindlicher als LUV.
3. Die Lipidzusammensetzung hat wesentlichen Einfluß auf die Stabilität des Vesikels in Gegenwart von Serum. Liposomen aus Sphingomyelin (SM) sind stabiler als Vesikel gleichen Typs und Größe, die aus Phosphatidylcholin (PC) bestehen.
4. Cholesterol, insbesondere wenn es bis zu einem Gehalt von 50 Mol% zugesetzt wird, schützt die Vesikel wirksam vor der Wechselwirkung mit den Lipoproteinen.

5. Verhalten in vitro

Liposomen-Zell-Wechselwirkungen werden vor allem in Hinsicht auf eine Aufklärung des Verhaltens biologischer Membranen, einer Veränderung ihrer Eigenschaften infolge eines chemischen, physikalischen oder immunologischen Reizes sowie einer Aufnahme pharmakologisch aktiver Substanzen in das Zellinnere untersucht. Prinzipiell werden

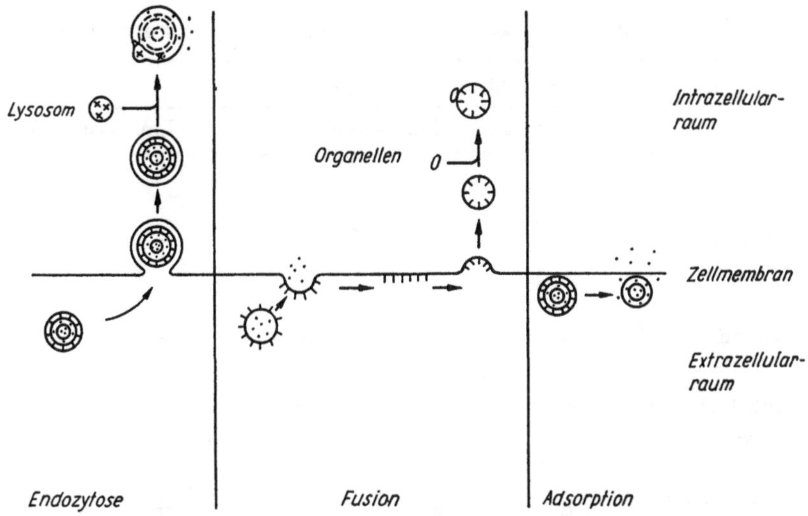

Abb. 8. **Prinzipielle Möglichkeiten für Liposomen-Zell-Wechselwirkungen**

folgende Möglichkeiten einer Liposomen-Zell-Wechselwirkung diskutiert (Abb. 8): (Gregoriadis 1979, Ryman und Tyrell 1981, Pagano und Weinstein 1978, Finkelstein und Weissmann 1981, Juliano und Layton 1980).

Endozytose

Liposomen werden nach Anheften an die Zelle durch Membraneinstülpungen in das Zytoplasma aufgenommen. Die entstandene Vakuole (Phagosom) verschmilzt mit Lysosomen. Lysosomale Phospholipasen oder andere Faktoren zerstören die Lipiddoppelschicht. Die dadurch freigesetzte Substanz wirkt entweder innerhalb der Lysosomen, oder, nach weiterer Verteilung, in anderen Zellkompartmenten.

Fusion

Das Verschmelzen der Lipiddoppelschicht mit einer zellulären Membran führt zur Freigabe der verkapselten Substanz in das Zytoplasma, wo eine Wechselwirkung mit anderen Organellen stattfinden kann. Bei mehrschichtigen Liposomen erfolgt primär eine Eingliederung der äußersten Liposomenmembran in das Plasmalemma der Zielzelle. Auch der Austausch nur bestimmter Lipidbestandteile zwischen Liposomen- und Zellmembran ist möglich.

Adsorption

Durch Anheften der Liposomen an die Zellmembran werden Veränderungen der Permeabilität sowohl der liposomalen als auch der zellulären Membran hervorgerufen, die eine Freisetzung und Penetration von Substanzen in den Zellinnenraum zur Folge haben. Die Adsorption kann unspezifisch (elektrostatisch, hydrophob) oder spezifisch (Rezeptoren, Antigene) erfolgen.

Häufig treten mehrere Mechanismen gleichzeitig auf. Welche Möglichkeit bevorzugt wird, ist abhängig von den chemischen und physikalischen Eigenschaften der Liposomen, vom Zelltyp, von Wachstumsphase und Reifegrad der Zellen sowie vom Lipo-

Tabelle 5. Mechanismen der Liposomen-Zell-Interaktionen (nach PAGANO und WEINSTEIN 1978)

Experimentelles Kriterium	Vorgeschlagener Mechanismus			
	Adsorption	Endozytose	Fusion	Lipidaustausch
Endozytose				
— Empfindlichkeit gegenüber metabolischen Hemmern (oxidativ, glykolytisch)	—	+	—	—
— Empfindlichkeit gegenüber Cytochalasin B	—	+	—	—
— Liposomen oder Inhalt in Phagosomen oder Lysosomen nachweisbar	—	+	± b)	—
— Empfindlich bei Fixierung der Zellen (OsO_4, Glytaraldehyd)	±	+	±	±
— Verstärkter Effekt bei Temperaturerhöhung	—	+	+	±
— Physiologische Wirkung des Liposomeninhaltes in den Lysosomen	—	+	— b)	—
Fusion				
— Nachweis des Liposomeninhaltes im Zytoplasma	—	± c)	+	—
— Initiale Inkorporation des Vesikelinhalts in die Plasmamembran	—	—	+	—
— Liposomales Lipid in Zellipiden verteilt	—	±	+	±
— Darstellung des Fusionsereignisses (Transmission, Elektronenmikroskopie)	—	—	+	—
— MLV in Zytoplasma d)	—	—	+	—
— Physiologischer Effekt des Liposomeninhaltes (zytoplasmatisch oder nuklär)	—	± c)	+	—
— Zellassoziation des Liposomeninhaltes	+	+	+	—
Lipidtransfer				
— Transfer von Zellipiden in Liposomensuspensionen	—	—	—	+
— Disproportioneller Austausch verschiedener Lipidkomponenten eines Liposoms mit Zellen	—	—	—	+
— Transfer von Lipiden, jedoch nicht des Inhaltes, an Zellen	—	—	—	+

Tabelle 5. (Fortsetzung)

Experimentelles Kriterium	Vorgeschlagener Mechanismus			
	Adsorption	Endozytose	Fusion	Lipidaustausch
Adsorption				
— Darstellung intakter Liposomen an der Zelloberfläche	+	—	—	—
— Liposomeninhalt latent in Vesikeln an der Zelloberfläche	+	—	—	—
— Liposomales Lipid an der Zellmembran (Autoradiographie, Fluoreszenz, Ferritinkonjugation)	+	—	± a)	± a)
— Liposomales Lipid und Inhalt von der Zelle lösbar (proteolytische Enzyme u. a.)	+	—	—	—

a) Lipid kann sich schnell auf innere Membrane umverteilen.
b) Nach initaler Aufnahme ins Zytoplasma auch in Lysosomen nachweisbar.
c) Nach initaler Aufnahme in Lysosomen auch Freigabe ins Zytoplasma möglich.
d) Darf nicht an Phagosomen oder lysosomale Membrane gebunden sein.

someninhalt (Papahadjopoulos 1979). Pagano und Weinstein (1978) nennen Kriterien, die zur Unterscheidung der verschiedenen Liposomen-Zell-Wechselbeziehungen herangezogen werden können (siehe Tab. 5).

5.1. Endozytose

Sie ist die wesentlichste Art der Wechselwirkung von Liposomen mit phagozytosefähigen Zellen.

Zur experimentellen Unterscheidung dieses Mechanismus von anderen Arten der Wechselbeziehungen wurden von Pagano und Weinstein (1978) die Abhängigkeit der Endozytose von Hemmern der oxidativen Phosphorylierung bzw. der Glykolyse sowie Temperaturabhängigkeit beobachteter Phänomene benutzt, wobei letzteres Kriterium allerdings auch für die Fusion zutrifft.

Besonders die Abhängigkeit der endozytotischen Internalisierung von der Lipidzusammensetzung der Liposomen stand häufig im Mittelpunkt der Untersuchungen.

Poste und Papahadjopoulos (1976a) untersuchten die Aufnahme verschiedener Vesikel in 3T3 Mäusefibroblasten und zeigten, daß neutrale flüssig-kristalline (fluide) und negative, im Gelzustand befindliche (feste) Liposomen (SUV und MLV) vorwiegend durch Endozytose inkorporiert wurden, da ihre Aufnahme durch metabolische Inhibition oder Cytochalasin B um 80—90% gehemmt wurde, während die der negativen fluiden Präparationen nur um 30—40% gesenkt wurde.

Ausschließlich Endozytosemechanismen werden von Cohen u. a. (1976) und Weissmann u. a. (1975) für die Aufnahme von Hexosaminidase A aus fluiden, mit IgM markierten MLV in polymorphkernige Leukozyten sowie von fluiden, mit Hitze-aggregierten IgG oder IgM bedeckten Liposomen, in menschliche Leukozyten bzw. Haifisch-Phagozyten diskutiert. Häufig müssen diese Ergebnisse jedoch mit Vorsicht interpretiert werden, da die Aufnahme biologisch aktiver Substanzen gemessen wurde und keine direkte Markierung der wäßrigen oder Lipidphase der Liposomen vorlag. Untersuchungen (FINKELSTEIN u. a. 1980) mit Liposomen, die sowohl mit ^{3}H-PC (Lipidphase) und ^{14}C-Inulin (wäßrige Phase) markiert waren und Meerrettichperoxidase enthielten, zeigten, daß Liposomen durch einen energieabhängigen Prozeß intakt ins Zellinnere von Leukozyten aufgenommen wurden, und Monozyten dabei mehrfach aktiver als Granulozyten und Lymphozyten waren. Ein Ummanteln der Liposomen mit aggregiertem Human-IgG führte zu einer Steigerung der Serum-unabhängigen-Aufnahme. Eine 5—10fache Zunahme der Phagozytose in Peritonealmakrophagen kann durch Zusatz von Komplement zu IgM-beladenen Liposomen erreicht werden (Opsonierungseffekt) (ROERDINK u. a. 1983).

Eine Abhängigkeit der Endozytoserate von der Ladung der Liposomen stellten JANSONS u. a. (1978) bei der Interaktion von L1210 Zellen mit SUV fest. Positiv geladene Liposomen wurden 20fach stärker aufgenommen als neutrale oder negativ geladene. Im Gegensatz dazu stehen Ergebnisse von MEHTA u. a. (1982), die die Aufnahme von Muramyldipeptid in menschliche periphere Blutmonozyten und von HSU und JULIANO (1982), die die Aufnahme von Carboxyfluorescein-markierten Liposomen in Maus-Peritonealmakrophagen prüften. Beide Gruppen stellten fest, daß die Vesikel durch Endozytose aufgenommen werden, wobei negativ geladene 2—3fach schneller als positiv geladene und 4—5fach schneller als neutrale ins Zellinnere gelangten.

Mittels eines fluoreszenzphotometrischen Nachweises einer Reaktion von MTX- und CF-enthaltenden Liposomen, die mit Protein A gekoppelt waren, gelang MACHY und LESERMAN (1983) der Nachweis, daß SUV besser als REV für die in vitro endozytotische Aufnahme in Antikörper-enthaltende T-Zellen geeignet sind.

Elektronenmikroskopische Aufnahmen von mit ^{125}I-Rinderserumalbumin markierten MLV, die von Makrophagen phagozytiert wurden, finden sich bei RAZ u. a. (1981).

5.2. Fusion

Den Nachweis einer Fusion als dominierenden Faktor einer Zell-Vesikel-Wechselwirkung führten PAGANO und HUANG (1975) an Hamster-Lungenzellen V79. Sie stellten fest, daß bei 37 °C ein Lipidaustausch (^{14}C-PC) zwischen großen Liposomen und Zellen stattfand, wobei der Liposomeninhalt (^{3}H-Inulin) im gesamten Zytoplasma und nicht nur in Lysosomen nachweisbar war. Auch WEISSMANN u. a. (1977) postulierten einen nicht endozytotischen Aufnahmemechanismus für Meerrettichperoxidase aus negativ geladenen MLV in menschliche Lymphoidzellen und Fibroblasten. Sie wiesen — wie auch andere Autoren (RALSTON u. a. 1980, RAZ u. a. 1981) — insbesondere auf die Rolle von Fusogenen wie Lysophosphatidylcholin hin, die zur Erreichung einer signifikanten Aufnahme in mehrere Zellinien unbedingt notwendig waren. Auch Calciumionen fördern die Fusion von Phospholipidvesikeln mit Zellmembranen (PAPAHADJOPOULOS u. a. 1975, EYTAN u. a. 1982). WEINSTEIN u. a. (1977) entwickelten eine elegante Technik zum Nachweis einer Fusion mittels Fluoreszenzbestimmung von Carboxyfluorescein im Zytoplasma. Jedoch wurde auf mögliche Fehlinterpretationen der Ergebnisse hingewiesen, da der Carboxyfluorescein-Ausstrom in starkem Maße von pH, Temperatur und bestimmten Zellcharakteristika abhängt (SZOKA u. a. 1979).

Der Austausch einzelner Lipide als Spezialfall der Fusion erfolgt vor allem mit PC-Molekülen, die ungesättigte Fettsäuren enthalten (RINDLISBACHER und ZAHLER 1983).

5.3. Adsorption

Vorwiegend Adsorption als Möglichkeit der Liposomen-Zellinteraktion wird für eine Vielzahl von Untersuchungen beschrieben (Tabelle 6).

Besonders neutrale, im Gelzustand befindliche oder mit Immunglobulinen gelenkte Vesikel werden bevorzugt an die Zellmembran adsorbiert. Eine Bindung von Liposomen an diskrete Zelloberflächenbestandteile (wahrscheinlich Proteine) wird auch bei der Interaktion mit Mäusethymozyten (Kercret u. a. 1983) sowie Fibroblasten, Lymphozyten und Epithelzellen (Margolis 1983) beschrieben. Es muß jedoch beachtet werden, daß die Adsorption auch nur einen ersten Schritt für weitere Interaktionen wie Endozytose oder Austausch von Lipiden darstellen kann (Pagano u. a. 1981).

Tabelle 6. Adsorption von Liposomen an Oberflächen verschiedener Zellen

Zellmodell	Nachweis bzw. Liposomenmarker	Literatur
L1210-Zellen	Elektronenmikroskopie	Jansons u. a. (1978)
HeLa-Zellen	Meerrettichperoxidase	Magee u. a. (1974)
Maus-Peritonealmakrophagen	liposomales Phospholipid	Guiot u. a. (1980)
Ratten-Fibroblasten L1210-Zellen	liposomales Phospholipid, ^{3}H-Insulin	Mayhew u. a. (1980)
Maus-Tumorzellen EMT6, S94, AE_1	Zytotoxizität durch Methotrexat, Daktinomyzin, Zytarabin	Allen u. a. (1981)
L1210-Zellen	^{3}H-Thymidin, Carboxyfluorescein	Laurent u. a. (1981)
Kaninchen-Thymozyten	Fluoreszenzpolarisation, Carboxyfluorescein	Roozemond und Urli (1982)
Ehrlich-Ascites-Tumorzellen	Methotrexat	Fry und Goldmann (1982)
Zajdela-Ascites-Hepatomzellen	Carboxyfluorescein	Van Renswoude und Hoekstra (1981)

5.4. Generelle Betrachtungen

In vitro Untersuchungen der Liposomen-Zell-Wechselwirkung sind auf Grund ihres diffizilen Charakters und ihrer starken Abhängigkeit von Zell- und Kulturbedingungen schwierig zu verallgemeinern bzw. zu vergleichen. So wird von vielen Autoren der Einfluß von Serum, der in vivo eine ganz entscheidende Rolle spielt, vernachlässigt. Besonders Tyrell u. a. (1976a), Mayhew u. a. (1980) und Finkelstein u. a. (1981) wiesen auf diesen Umstand hin.

Der Einfluß der Liposomenladung auf die Quantität der Vesikel-Zell-Wechselbeziehung wird unterschiedlich interpretiert (Jansons u. a. 1978, Mehta u. a. 1982, Mayhew u. a. 1980, Laurent u. a. 1981, Roozemond und Urli 1982, Fry und Goldmann 1982, Raz u. a. 1981) und läßt keine eindeutigen Schlußfolgerungen zu.

Ein hoher Cholesterolgehalt (Johnson 1975, Kramers u. a. 1980) der Liposomen, ein Ummanteln der Vesikel mit Proteinen (Torchilin u. a. 1980) oder die Anwesenheit von Glykoproteinen bzw. -lipiden auf der Liposomenoberfläche (Guiot und Baudhuin

1983, Utsumi u. a. 1983, Jansson und Sjögren 1983) scheinen die Interaktion mit Zellen, besonders mit phagozytosefähigen, zu erschweren.

Eindeutige Vorteile der Liposomenpräparation gegenüber der freien Substanz konnten bei in vitro Untersuchungen nachgewiesen werden, wo es galt, Transportschwierigkeiten an der Zellmembran und andere Resistenzphänomene zu überwinden. Liposomen sind auf Grund ihrer hohen Lipophilie weitaus besser in der Lage, durch hydrophobe biologische Membrane zu penetrieren als manche freie Substanz. Das erste Anzeichen für eine entscheidende Erhöhung der pharmakologischen Effektivität einer verkapselten Substanz lieferten Papahadjopoulos u. a. (1974) durch den Nachweis der 10^3fachen Steigerung des Wachstumseinflusses von c AMP auf 3T3 Hamster-Zellen. Eine erhöhte Zytotoxizität konnte mit liposomal verkapseltem Daktinomyzin an einer resistenten Hamsterzellinie (Poste und Papahadjopoulos 1976b) und mit Cytosinarabinosidtriphosphat (Ara-CTP) (Mayhew u. a. 1976) an L1210-, Ehrlich-Ascites- und SV40-transformierten Hamsterzellinien festgestellt werden.

Sehr gute vergleichende in vitro — in vivo Untersuchungen mit dem Zytarabin (Ara C)-resistenten TLX-5-Mäuselymphom zeigten jedoch, daß **in vitro** zwar sowohl mit Ara C als auch mit Ara-CTP in Liposomen eine Resistenzüberwindung nachgewiesen werden konnte, sich dies jedoch **in vivo** nicht bestätigen ließ (Richardson und Ryman 1982, Richardson u. a. 1982). Mit Methotrexat in Liposomen wurde eine Überwindung der Transportresistenz an einer menschlichen Lymphoblastoid-Zellinie nachgewiesen, die zu einer 50fachen Steigerung der Aufnahme, jedoch nur zur 4fachen Zunahme der Zytotoxizität führte (Todd u. a. 1982).

Eine selektive Zytotoxizität gegenüber 8 von 9 Tumorzellinien ohne Beeinflussung von 4 Normalzellinien wurde von Jett und Alving (1983) bei Verwendung pflanzlichen Phosphatidylinositols zur Liposomenpräparation beschrieben. Andere Phospholipide und tierisches Phosphatidylinositol zeigten diesen selektiven Effekt nicht. Doch bleibt dies bisher der einzige Bericht einer in vitro unterschiedlichen Reaktion von Liposomen gegenüber Normal- und Tumorzellen.

Ebenso vorteilhaft scheint ein Liposomeneinschluß für Substanzen zu sein, deren in vitro Testung oder in vivo Anwendung an ihrer geringen Wasserlöslichkeit scheitert. So wurden für Nocodazol (Frühling u. a. 1980), einem potentiellen Antimitotikum, und für verschiedene N-Acyldaunorubizinderivate (Bard u. a. 1982) signifikante zelluläre Aufnahmen oder Zytotoxizität an L1210 bzw. L929 Zellen erzielt.

Auf die spezifische Wechselwirkung von Liposomen mit Makrophagen mit dem Ziel der Steigerung der Zytotoxizität wird im Kapitel 7.2.2. eingegangen. Nähere Ausführungen zum zielgerichteten Lenken (Targeting) bestimmter Vesikelpräparationen mittels Immunglobulinen und Lectinen folgen in Kapitel 9.

6. Verhalten in vivo

6.1. Stabilität in biologischen Flüssigkeiten

Um Liposomen als Carrier für verschiedene Arzneimittel in vivo anwenden zu können, ist ihr Verhalten gegenüber biologischen Flüssigkeiten, besonders Blut, von entscheidender Bedeutung. Ein ideales Transportmittel sollte im Blutkreislauf so stabil sein, daß der entsprechende Inhaltsstoff in genügender Menge die Zielzellen erreicht und erst dort freigesetzt wird.

Schon relativ bald nach Beginn der Anwendung der Liposomen als mögliche therapeutische Vehikel bemerkte man, daß verkapselte Ionen ($^{22}Na^+$ und $^{86}Rb^+$) und größere Moleküle (Penizillin) relativ schnell im Plasma freigesetzt werden (KIMELBERG u. a. 1975, GREGORIADIS 1973). Man begann mit der systematischen Untersuchung der Faktoren, welche diesen Prozeß sowohl von der Seite der Liposomen als auch des Plasmas beeinflussen. Besonders GREGORIADIS und seine Mitarbeiter machten sich bei der Erkennung und Lösung dieses Problems verdient. Mit Carboxyfluorescein (CF) als Marker der wäßrigen Phase untersuchten sie das Verhalten verschiedener Liposomenpräparationen in Puffer bzw. Serum (GREGORIADIS 1982).

Tabelle 7. Vergleichende Carboxyfluoresceinlatenz in verschiedenen Liposomenpräparationen gegenüber Puffer und Serum (GREGORIADIS 1982)

Siposomen	Carboxyfluoresceinlatenz (%)			
	Puffer		Serum	
	3 min.	60 min.	3 min.	60 min.
PC	98,0	85,6	5,1	0,0
PC:CH 1:0,28	95,1	93,0	32,2	0,0
PC:CH 1:1	96,5	96,0	100,0	98,7
DOPC	92,3	70,4	58,4	0,0
DOPC:CH 1:0,28	94,3	80,4	95,1	25,4
DOPC:CH 1:1	99,7	96,6	96,6	86,3
SM	61,4	54,0	57,8	35,4
SM:CH 1:0,28	99,1	89,8	90,4	93,2
LM:CH 1:1	93,6	89,6	100,0	95,0

Tabelle 7 zeigt, daß in Gegenwart von Puffer große Mengen des in SUV eingeschlossenen Markers auch über längere Zeit eingeschlossen blieben, während Serum eine beträchtliche Freisetzung induzierte, die jedoch bei hohem Cholesterolgehalt der Präparationen wesentlich vermindert wurde. Ähnliche Ergebnisse wurden auch erhalten, wenn statt Serum Plasma oder Blut zur Inkubation benutzt wurden. Die in vivo Übertragbarkeit dieser Resultate zeigen vergleichende Clearancemessungen an der Maus mit verschiedenen Liposomenpräparationen, die ebenfalls CF als Marker enthielten (Abb. 9.)

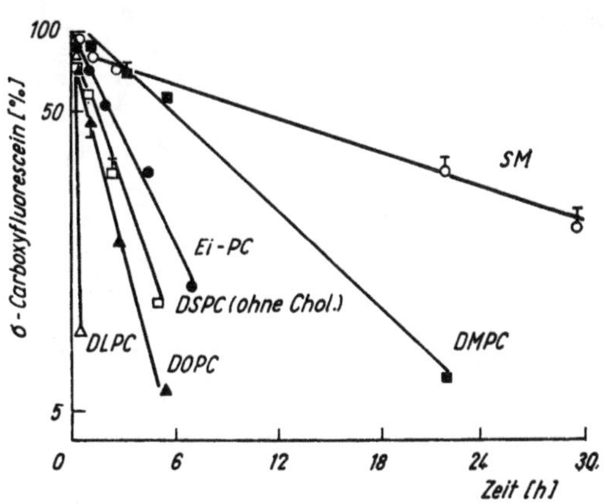

Abb. 9. CF-Clearance verschiedener Liposomenpräparationen nach i. v. Injektion an Mäusen; Abkürzungen vgl. Tab. 1 (GREGORIADIS und SENIOR 1980)

Die aus diesen Messungen kalkulierten Eliminationshalbwertzeiten betrugen:

DLPC	0,1 h	EPC	2 h
DOPC	1 h	DMPC	6 h
DSPC	1,5 h	SM	16 h

Andere Autoren (GREGORIADIS und SENIOR 1980, FINKELSTEIN und WEISSMANN 1979, SENIOR und GREGORIADIS 1982a, GREGORIADIS u. a. 1982, DAMEN 1982) bestätigten diese Abhängigkeit der in vivo Stabilität von der Wahl des geeigneten Phospholipids. Im allgemeinen wird die Liposomenstabilität durch Verwendung von Phospholipiden mit hoher Phasenübergangstemperatur erhöht (GOTFREDSEN 1983b) (siehe Tab. 9). Sphingomyelin trägt zur Stabilisierung der Liposomen bei (FINKELSTEIN und WEISSMANN 1979, DAMEN 1982, KIRBY und GREGORIADIS 1983, ALLEN und EVEREST 1983), da kein Austausch zu HDL stattfindet. MLV bleiben bei Inkubation im Plasma länger stabil als kleinere Vesikel. Ein verstärktes Leckwerden erfolgt erst bei der Phasenübergangstemperatur des Lipids (SCHERPHOF 1982, FINKELSTEIN und WEISSMANN 1979, JULIANO und STAMP 1975).

Für die Destabilisierung der Liposomenmembran und die damit mehr oder weniger verbundene Freisetzung des Inhalts werden vor allem High Density Lipoproteine (HDL) verantwortlich gemacht (SCHERPHOF u. a. 1978, GUO u. a. 1980, KRUPP u. a. 1976, DAMEN u. a. 1979, CHOBANIAN u. a. 1979), die den Transfer einer freien Fettsäure aus der C_2-Position des PC an die 3-Hydroxylgruppe des Serum-Cholesterols vermitteln. Dabei soll auch ein Protein der Nicht-Lipoproteinfraktion, dessen Natur noch nicht vollends aufgeklärt ist, mitwirken (SCHERPHOF 1982, DAMEN 1982). Versuche mit neutralen SUV an normalen und Lipoprotein-defizienten Mäusen zeigten, daß bei letzteren die CF-Clearance verzögert war und nur durch Zusatz von HDL, nicht von anderen Lipoproteinfraktionen, beeinflußt wurde (SENIOR u. a. 1983).

Bei Liposomen, die oberflächen-assoziierte Antigene enthalten, wird eine Interaktion mit dem Komplementsystem des Plasmas diskutiert (SCHERPHOF 1981).

Tabelle 8. Die Abhängigkeit der CF-Latenz im Blut von Cholesterolgehalt und Phospholipidzusammensetzung der Liposomen (GREGORIADIS und SENIOR 1980)

Lipidzusammensetzung	CF-Latenz (%) Inkubation bei 37 °C, 1 h und länger
DLPC	–
DMPC	–
DSPC	86,5
DOPC	–
EPC	–
SM	27,5
DLPC:CH 1:1	49,4
DMPC:CH 1:1	94,7
DSPC:CH 1:1	32,4
DOPC:CH 1:1	88,4
EPC:CH 1:1	86,3
SM:CH 1:1	97,6

Tabelle 9. Prozentuale ^{14}C Inulin Freisetzung in Puffer und Serum in Abhängigkeit von verschiedenen Lipidzusammensetzungen (Finkelstein und Weissmann 1979)

Liposomenstruktur und -zusammensetzung		Inkubationsmedium	
		Puffer 37 °C, 1 h	Serum 37 °C, 1 h
MLV			
PC:DCP:CH	7:2:1	6,6 ± 1,1	31,9 ± 2,5
PC:DCP:CH	4,5:2:3,5	4,5 ± 0,5	20,2 ± 7,4
PC:DCP:CH:Gang	6:2:1:1	6,4 ± 1,0	27,3 ± 6,3
PC:DCP:CH:HC	6,9:2:1:0,1	7,6 ± 1,3	34,3 ± 4,5
DPPC:DCP:CH	7:2:1	48,2 ± 6,0	46,6 ± 6,5
SM:DCP:CH	7:2:1	15,3 ± 8,3	14,9 ± 5,8
SM:PC:DCP:CH	3,5:3,5:2:1	4,9 ± 2,5	12,4 ± 3,6
LUV			
PC:DCP:CH	7:2:1	6,4 ± 0,8	46,4 ± 3,1
SM:PC:DCP:CH	3,5:3,5:2:1	5,8 ± 0,7	41,9 ± 3,6
SUV			
PC:DCP:CH	7:2:1	9,8	13,1 ± 2,3
M:PC:DCP:CH	3,5:3,5:2:1	10,4 ± 4,4	20,2 ± 6,3

Gang = Ganglioside HC = Hydrocortison

Die Interaktionen mit anderen Plasmabestandteilen wie VLDL, LDL, Apo-Lipoproteinen, α_1- und α_2-Makroglobulinen wurden zwar von einzelnen Experimentatoren als isolierte Phänomene untersucht, spielen jedoch im Gesamtprozeß eine untergeordnete Rolle. Eine detaillierte Übersicht findet sich bei Scherphof u. a. (1981).

Die Rolle des Cholesterols als Stabilisierungsfaktor vor allem für SUV wird mit dem reduzierten Lipidtransfer infolge einer dichteren „Packung" der Phospholipidmoleküle in der Liposomendoppelschicht erklärt und von einigen Autoren ausführlich dargestellt (Kirby und Gregoriadis 1980, Scherphof 1982, Finkelstein und Weissmann 1979, Senior und Gregoriadis 1982, Kirby u. a. 1980, Gregoriadis u. a. 1982, Kirby und Gregoriadis 1981, Kirby und Gregoriadis 1983) (siehe Tab. 8). Die Freisetzung eines anderen in der Wasserphase der Liposomen lokalisierten Markers (^{14}C-Inulin) aus CH-haltigen Liposomen verschiedenen Typs und verschiedener Lipidzusammensetzung ist in Tab. 9 wiedergegeben. Der auch in Cholesterol-reichen Liposomen verbleibende Phospholipidaustausch mit nativem HDL Phospholipid findet auf der Basis eines Molekül-gegen-Molekül-Transfers statt und führt nicht notwendigerweise zu einem Leckwerden der Liposomen (Damen 1982).

Ersatz der C-2 Estergruppe des PC durch eine Carbamyloxyfunktion führte zu völlig stabilen Liposomen mit langer Lebenszeit nach i. v. Applikation an Ratten (Bali u. a. 1983).

Negativ geladene Liposomen sollen schneller aus dem Blut entfernt werden, als positiv geladene oder neutrale (Kirby u. a. 1980, Juliano und Stamp 1975, 1978, Tagesson u. a. 1981). Ursache dafür ist wahrscheinlich, daß Liposomen unabhängig von ihrer Initialladung bei der Interaktion mit Plasma zunächst negativ geladen werden (Black und Gregoriadis 1976) und erst dann weitere Eliminierungsschritte einsetzen.

Trotz eines beträchtlichen Phospholipidverlustes bzw. -austausches kann die Vesikelstruktur der Liposomen erhalten werden. Dies bewiesen Kirby und Gregoriadis (1981) bei Inkubation Cholesterol-freier, -armer und -reicher Liposomen, die als Marker Moleküle verschiedener Größe enthielten (Saccharose, Inulin, Polyvinylpyrrolidon), bei 37 °C, 30 min, in Mäuseplasma (Tab. 10).

Tabelle 10. Freisetzung verschiedener Marker aus Liposomen mit unterschiedlichem Cholesterolgehalt (Kirby und Gregoriadis 1981)

Liposomen	Freigesetzte Radioaktivität (%)		
	Saccharose	Inulin	Polyvinylpyrrolidon
CH-frei	80,6 ± 10,4	68,9 ± 6,9	26,9 ± 3,7
CH-arm	42,2 ± 2,8	31,1 ± 7,2	26,1 ± 3,0
CH-reich	4,1 ± 2,1	7,7 ± 0,9	6,6 ± 7,7

Tab. 10 zeigt, daß die Freigabe von Substanzen aus den Liposomen von der Größe der Marker abhängt und bei hohem Cholesterolgehalt fast vollständig verhindert wird. Je nach Cholesterolgehalt sollen unterschiedlich große Poren in der Liposomenmembran entstehen und nur die entsprechend kleineren Markermoleküle in der Lage sein, die Vesikelhülle zu verlassen. Ähnliche Ergebnisse finden sich bei Freise u. a. (1979a).

Scherphof u. a. (1983a) zeigten, daß in PC/CH/PS (4:5:1) SUV ausschließlich das im äußeren Monolayer der Vesikelmembran befindliche Phospholipid mit HDL reagiert, ohne daß die Retention eines gelösten Markers (CF) beeinflußt wurde.

Die Geschwindigkeit der Freisetzung einer verkapselten Substanz ist von ihrem polaren Charakter abhängig, wie Allen und Cleland (1980) bei vergleichenden Untersuchungen mit Calcein und Saccharose sowie Juliano und Stamp (1979) und Gregoriadis u. a. (1982) beim Einschluß verschiedener Zytostatika feststellen konnten. Im allgemeinen bleiben lipidlösliche Substanzen länger in Kontakt mit der Vesikelmembran, was zu einer verzögerten Clearancerate führt.

In Anbetracht dieser Tatsachen kann man übereinstimmend mit Frokjaer u. a. (1982) schlußfolgern, daß das Liposom mit dem eingeschlossenen Material als integrale Einheit mit einem spezifischen Verhalten im biologischen Milieu betrachtet werden muß.

Dies wird auch aus der in Tab. 11 zusammengefaßten Übersicht über einige Vesikel-Lebenszeiten im Blut deutlich.

Eine entscheidende Frage ist, inwieweit die Stabilität einer bestimmten Liposomenpräparation im biologischen Milieu Rückschlüsse auf die therapeutische Wirksamkeit des verkapselten Arzneimittels erlaubt. Mayhew u. a. (1979) stellten bei Untersuchungen mit Zytarabin (Ara C) fest, daß die besten therapeutischen Effekte am L1210 i. p.-Modell mit Cholesterol-reichen Liposomen auftraten, die auch in vitro bei Inkubation in Serum die größte Stabilität aufwiesen.

Jedoch schlußfolgerte Hunt (1982), infolge der Entwicklung eines kinetischen Modells, daß keine direkte Vorhersage des therapeutischen Effekts auf Grund der Plasmastabilität der Vesikel getroffen werden kann.

Tabelle 11. Übersicht über einige Lebenszeiten intakter Vesikel im Plasma in vivo

Liposomenart	Zusammensetzung		Marker	Ergebnis	Literatur
SUV	DSP:CH	1:1	CF	$t^1/_2$[1]) 20 h (Maus)	Senior und Gregoriadis (1982)
SUV	SM:CH	2:1	^{111}In	$t^1/_2$ 16 h (Maus)	Hwang u. a. (1980)
SUV	DPPC:CH	2:1	^{111}In	$t^1/_2$ 9,5 h (Maus)	Hwang u. a. (1980)
SUV	DSPC:CH	2:1	^{111}In	$t^1/_2$ 8 h (Maus)	Hwang u. a. (1980)
SUV	PC:CH			$t^1/_2$ 80 min	Juliano und Stamp (1975)
SUV MLV	PC:CH:PS PC:CH:SA	65:45:20 65:45:20	MTX	noch nach 4 h intakte Vesikel im Blutkreislauf nachweisbar (Affe)	Kimelberg (1976)
	Dialkyl PC:CH		^{14}C-Maltose	40% der Initialdosis noch nach 60 min. im Blut nachweisbar (Maus)	Deshmuk (1978)
SUV	PC:CH:DCP	5:5:1	^3H-MTX ^{14}C—CH	im Blut (Maus) über 15 h kein freies MTX nachweisbar, obwohl freies ^{14}C—CH bereits 1 h nach Applikation vorzufinden war.	Freise u. a. (1979)
SUV	SM:CH	2:1	^{111}In	über 24 h im Blut stabil (Maus)	Beaumier und Hwang (1983)
SUV	DSPC:CH	2:1	^{14}C-DSPC	$t^1/_2$ 24 h (Ratten)	Gotfredsen u. a. (1983a)

[1]) $t^1/_2$ Eliminationshalbwertszeit

Substanz (Lipidzusammens.)	Tierzahl	Verlängerung der Lebenszeit [%]	Leukozyten $\left[\cdot 10^9 \frac{\text{Zellen}}{\text{l}}\right]$	Körpergewichtsdifferenz [%]
DR in ± SUV (PC)	10	97	2.1	− 7
DR	10	73	1.1	−16
DR in ± SUV (PC, CH, 7:3)	6	53	3.1	− 7
DR	10	60	1.0	−16
DR in − SUV (PC, CH, PA, 7:7:1)	9	59	3.2	−11
DR	10	60	1.0	−16
DR in − SUV (PC, CH, DCP, 7:3:1)	6	98	1.3	− 9
DR	10	88	0.8	−12
DR in − SUV (PC, CH, PS, 7:3:1)	10	122	2.4	−10
DR	10	73	1.1	−16
DR in + SUV (PC, CH, SA, 7:2:1)	10	40	6.1	− 5
DR	10	54	1.6	−15
DR in − MLV (PC, CH, DCP, 7:3:1)	10	63	1.9	− 4
DR	10	64	1.3	−10
DR in ± REV (PC, CH, 7:3)	10	103	0.8	− 9
DR	10	153	0.7	− 8
physiol. NaCl	100		10.9	+10

Abb. 10. Ergebnisse der Therapieversuche mit verschiedenen Daunorubizin (DR)-enthaltenden Liposomenpräparationen an der Mäuseleukämie L1210 (Arndt u. a. 1983)

Tumor : i. p.

Dosierung: $20 \frac{\text{mg}}{\text{kg}}$ i. v.

Mit Daunorubizin als verkapseltem Zytostatikum zeigte sich keine Abhängigkeit des therapeutischen Effekts von der Art der Liposomenpräparation (Arndt u. a. 1983) (siehe Abb. 10).

Die zwischen den einzelnen Liposomenpräparationen aufgetretenen Unterschiede waren in keinem Falle signifikant.

Die Differenz zwischen dem Verhalten von Zytarabin- und Daunorubizinliposomen kann mit dem unterschiedlichen Verteilungsverhalten der Substanzen zwischen Lipid- und Wassermembrane der Vesikel erklärt werden und stellt wiederum einen Beweis für die integrale Einheit „Liposom — eingeschlossene Substanz“ dar.

6.2. Verteilung im Organismus

6.2.1. — nach intravenöser Applikation

Erste Untersuchungen zum Schicksal von Liposomen nach Applikation an Versuchstiere stammen von Gregoriadis und Ryman (1972b). Sie verfolgten die Verteilung von ^{14}C—CH markierten MLV, die Amyloglucosidase oder Albumin in der wäßrigen Phase enthielten, und stellten fest, daß die Marker sehr schnell in Leber und Milz akkumulierten und kaum in anderen Geweben nachgewiesen werden konnten. Dieses Verteilungsprinzip wurde später in einer Vielzahl von Arbeiten bestätigt, von denen hier auswahlsweise nur einige genannt seien (Mc Dougall u. a. 1974, Rahman u. a. 1974 a, Colley und Ryman 1975, Gregoriadis 1973).

Besonders die Aufnahme von Substanzen in Knochenmark, Dünndarm, Nieren und Herz wird durch Liposomenverkapselung deutlich erniedrigt (Juliano und Stamp 1978, Rahman u. a. 1978, Kaye u. a. 1981). Innerhalb der Leber sind vor allem die festsitzenden Makrophagen (Kupfferʼsche Sternzellen) bevorzugtes Zielgebiet der Liposomen, während der zweite Bestandteil der nichtparenchymatösen Zellen, die Endothelzellen, nicht in der Lage sind, Liposomen bzw. deren Inhalt zu internalisieren (Segal u. a. 1974, Scherphof u. a. 1980, Freise u. a. 1980a, b). Längere Zeit nach Applikation einer Liposomenpräparation werden größere Anteile des Vesikelinhaltes oder des Lipidmarkers auch in den parenchymatösen Leberzellen (Hepatozyten) gefunden (Freise u. a. 1980a, b, Scherphof 1982, Gotfredsen 1983a, Chebanov u. a. 1983).

Ein Beispiel dafür liefert die zeitabhängige Umverteilung der ^{14}C-Radioaktivität von MLV in verschiedenen Leberzellpopulationen (siehe Abb. 11).

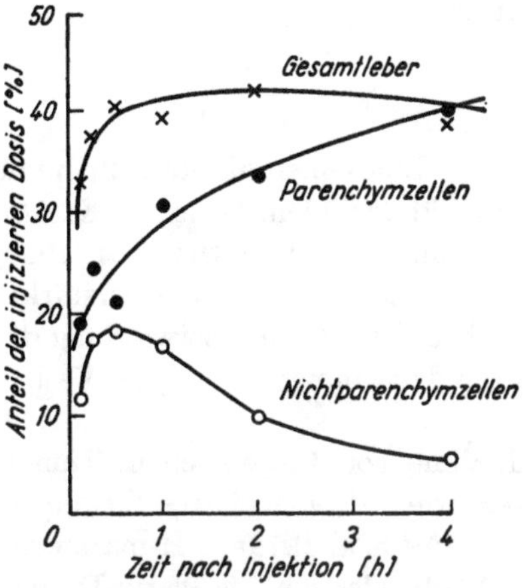

Abb. 11. Phospholipidverteilung zwischen Leberparenchym- und Nicht-Parenchymzellen nach i. v. Applikation von MLV ^{14}C-PC:CH:DCP 6:3:1 (Scherphof 1982)

Man nimmt an, daß der Phospholipidtransfer aus den Liposomen ins Leberparenchym durch High Density Lipoproteine (HDL) vermittelt wird. Diese sollen nach Absorption des liposomalen Lipids durch ca. 100 nm große Endothelfenster, für die die angewandten Liposomen selbst zu groß sind, in die Hepatozyten aufgenommen werden. Abb. 12 zeigt eine schematische Darstellung der vermuteten Vorgänge.

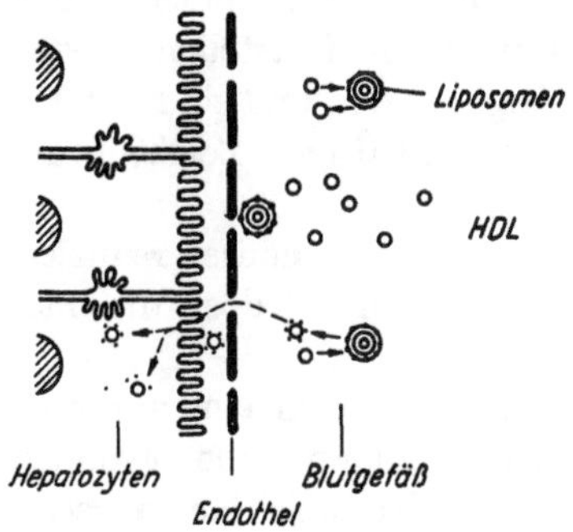

Abb. 12. Schematische Darstellung des möglichen Lipidtransfers von Liposomen zu Hepatozyten mittels HDL (nach Scherphof 1982)

Auch eine Übernahme von Phospholipid oder Vesikelinhalt aus den primär in die Kupfferschen Sternzellen aufgenommenen Liposomen in das Leberparenchym wurde als möglich angesehen und experimentell bewiesen (Freise u. a. 1980a, b, Wisse u. a. 1976). Der mögliche Mechanismus ist in Abb. 13 dargestellt. Für kleine, unilamellare Liposomen wird auch eine direkte Aufnahme in die Hepatozyten als wahrscheinlich diskutiert (Hoekstra und Scherphof 1979, Rahman u. a. 1982a, Abra und Hunt 1982, Scherphof u. a. 1980, 1983), da sie auf Grund ihrer geringen Größe in der Lage sind, die endothelialen Fenster zu passieren.

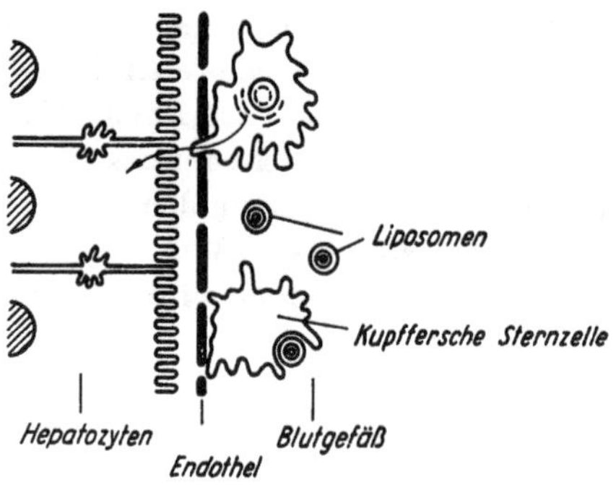

Abb. 13. Schematische Darstellung des möglichen Transfers von Liposomenbestandteilen aus den Kupfferschen Sternzellen in die Hepatozyten (nach Scherphof 1982)

Strittig scheint zur Zeit noch die Frage zu sein, ob die Liposomen als stark lipophile Strukturen in der Lage sind, die Blut-Hirn-Schranke zu überwinden. Während Kimelberg u. a. (1978) und Postmes u. a. (1980) dies bejahen, stellten Tökes u. a. (1980) bei Versuchen mit neurotrope Substanzen enthaltenden Liposomen keine verstärkte Anreicherung in bestimmten Hirnarealen fest. Wahrscheinlich ist die Überwindung der Blut-Hirn-Schranke in starkem Maße von Größe und Lipidzusammensetzung der Vesikel abhängig.

Besonders problematisch scheint die intakte Aufnahme von Liposomen in Tumorzellen zu sein. Ein Auffinden eines Liposomenmarkers wie ^{111}In-markiertes Bleomyzin (Gregoriadis und Neerunjun 1975a), ^{99m}Tc (Richardson u. a. 1978a), ^{3}H-markiertes Inulin (Kaye 1980), Bleomyzin (Dapergolas u. a. 1976) oder ein Cis-Platin-Derivat (Deliconstantinos u. a. 1977) in Experimentaltumoren ist kein schlüssiger Beweis für die Aufnahme intakter Liposomen, da der Marker auch erst nach Freisetzung aus dem Carrier in die Zelle gelangt sein kann. Negativ hinsichtlich einer Tumoranreicherung verliefen auch Versuche von Anghileri u. a. (1976) an Mäusen mit dem Adenocarzinom BW 10232 oder Lymphosarkom 6C3HED sowie von Kimelberg u. a. (1975) an einem spontanen Mammacarcinom auf DBA/2 Mäusen. Rahman u. a. (1974) konnten an einem Ascitestumormodell durch elektronenmikroskopische Untersuchungen intratumorale Lokalisation von Daktinomyzin-haltigen Liposomen feststellen. Jedoch konnten diese Resultate an soliden Tumoren nicht bestätigt werden und sind mit Vorsicht zu interpretieren, da leicht Verwechslungen mit myelinhaltigen Zellstrukturen vorkommen können.

Die Anwesenheit von Tumorzellen in Leber und Milz von Versuchsmäusen reduzierte die hepatische Liposomenaufnahme (REV SM/CH/PS 4:5:1), ohne jedoch die intrahepatische Verteilung zu beeinflussen (Ellens u. a. 1983).

Auch bei Applikation von Liposomen an Menschen wurde nur in einem Beispiel (Gregoriadis u. a. 1974) (3 Patienten mit metastasierenden Tumoren) eine bevorzugte Anreicherung in Tumoren registriert. Jedoch wurde zum Nachweis Humanserumalbumin benutzt, für das maligne Zellen eine höhere Affinität als Normalzellen besitzen (BUSCH u. a. 1961, GHOSE u. a. 1962). SEGAL u. a. stellten bei Verabreichung von ^{111}In-markiertem Bleomyzin in Liposomen an zwei Patienten mit fortgeschrittenen Lebermalignomen zwar eine Anreicherung in der Leber, jedoch kaum in den Tumorzellen fest (SEGAL u. a. 1976).

Bei Applikation von ^{99m}Tc-markierten Liposomen an insgesamt 14 Patienten (RICHARDSON u. a. 1978b, 1979) konnte nur bei einem Patienten mit einem primären Hepatom eine signifikante Tumoraufnahme registriert werden.

Diese Schwierigkeit des zielgerichteten Lenkens der Liposomen an Targetzellen, möglichst unter Umgehung von RHS-haltigen Strukturen, und die Aufnahme der intakten Vesikel oder ihres Inhalts in die Tumorzelle stellt momentan das größte Problem hinsichtlich ihrer Anwendung als Carrier für antineoplastisch wirksame Substanzen dar. Zwar hat man versucht, durch Inkorporierung von Immunglobulinen oder anderen rezeptorspezifischen Substanzen eine höhere Tumorakkumulation zu erreichen, doch waren diese Versuche in vivo nur von geringem Erfolg, da gleichzeitig auch eine verstärkte Aufnahme in Leber und Milz festgestellt wurde (GREGORIADIS u. a. 1977). Siehe dazu auch Kapitel 9. Siehe auch Anhang.

Durch Veränderung der physiko-chemischen Eigenschaften der Liposomen oder durch Blockierung des RHS strebte man eine Verteilung zugunsten der Zielzellen an. Im folgenden seien einige Beispiele hierfür genannt, die zwar häufig zu quantitativen Veränderungen, jedoch zu keiner generellen Lösung des Problems führten.

Abhängigkeit der Verteilung von der Größe der Vesikel

JULIANO und STAMP (1978) demonstrierten, daß kleine Liposomen eine beträchtlich breitere Gewebeverteilung aufweisen als große, multilamellare Vesikel, die vorwiegend von Leber und Milz abgefangen werden. Dies wurde auch von anderen Autoren (KIMELBERG u. a. 1976, GREGORIADIS u. a. 1977, BEAUMIER 1983a) bestätigt und muß in enger Korrelation zum Verteilungsverhalten der Liposomen zwischen RHS und anderen Geweben gesehen werden (siehe vorn). Große Vesikel werden bevorzugt in Milz und/oder Lunge angereichert (HUNT u. a. 1978, FIDLER u. a. 1980). Innerhalb der Leber gelangen große Liposomen vermehrt in die KUPFFERschen Sternzellen, kleine Vesikel in Hepatozyten (SCHERPHOF u. a. 1983b).

Abhängigkeit der Verteilung von der Ladung der Vesikel

Positive multilamellare Liposomen sollen verstärkt in den Lungen angereichert werden (JONAH u. a. 1975, RAHMAN u. a. 1975, FIDLER u. a. 1980). Eine erhöhte Tumorlokalisation wird vor allem für negativ geladene Vesikel beschrieben (GREGORIADIS u. a. 1977), konnte jedoch nicht eindeutig bestätigt werden.

Abhängigkeit der Verteilung von der verkapselten Substanz

Die Interaktion der Arzneimittelmoleküle mit der Lipiddoppelschicht der Vesikel beeinflußt sowohl Clearanceraten als auch Gewebeverteilung (JULIANO und STAMP 1978, RAHMAN u. a. 1975).

Während Daktinomyzin, das in der wäßrigen Phase eingeschlossen war, schnell aus den Liposomen austrat und dann das gleiche Verteilungsverhalten wie die freie Substanz zeigte, verblieb die in der Lipidphase verkapselte Substanz länger im Vesikel und folgte dessen Verteilungskinetik (RAHMAN u. a. 1975).

Abhängigkeit der Verteilung von Lipidzusammensetzung und Lipiddosis

Sowohl Cardiolipin- als auch Sphingomyelinliposomen werden in vermindertem Umfang vom RHS abgefangen (Hnatowich und Glassy 1980).

Bosworth und Hunt (1980) zeigten, daß die Liposomenverteilung einer Sättigungskinetik folgt und daher hohe Lipiddosen nur verzögert in die Leber aufgenommen werden. Dies führt dazu, daß — relativ gesehen — mit niedrigen Lipidmengen niedrige Blutkonzentrationen infolge hoher Akkumulation in der Leber gemessen werden (Beaumier 1983b), während mit steigender Lipiddosis eine längere Verweilzeit im Blut auftritt (Ellens u. a. 1983). Niedriger Cholesterolgehalt und hohe Fluidität der Liposomenmembran sollen die Wechselwirkung mit den Tumorzellen erleichtern (Richardson u. a. 1978). Kleine, Galaktolipid enthaltende Liposomen, haben eine stärkere Affinität zu Leberparenchymzellen als solche ohne Galaktolipid (Rahman u. a. 1982). Verwendung von Lactosylcerebrosid oder Dimannosylglycerid führte zu einer ca. 3fachen Erniedrigung der Eliminationshalbwertszeit und zu einer 2—3fachen Erhöhung der Leberaufnahme (Szoka und Mayhew 1983). Ebenso wurden auch SUV unterschiedlicher Ladung, die ein Aminomannosederivat des Cholesterols enthielten, verstärkt in Leber und Milz aufgenommen (Proffitt u. a. 1983a, Dijkstra u. a. 1982).

Verteilung bei RHS-Blockade

Verschiedene Versuche zur Blockierung des RHS mit dem Ziel, nachfolgend applizierte Liposomenpräparationen verstärkt zu anderen Geweben zu lenken, sind in Tabelle 12 dargestellt.

Auf Grund der doch recht diffizilen Ergebnisse wird deutlich, daß eine vollständige Umgehung der Leber- und Milzaufnahmemechanismen für Liposomen schwierig zu erreichen ist, da

— andere als phagozytotische Prozesse ebenfalls zur Aufnahme beträchtlicher Lipidmengen in diese Organe beitragen,
— die zur RHS-Blockade benutzten Substanzen bzw. Liposomen unterschiedliche Aufnahmemechanismen beeinflussen,
— eine verminderte Leberaufnahme durch ein daraus resultierendes längeres Verbleiben der Liposomen im Blutstrom notwendigerweise zu einem verstärkten Anreichern in anderen Organen (Milz, Lunge) führt.

6.2.2. — nach extravasaler Applikation

Mit diesen Applikationsarten verfolgte man das Ziel, entweder das RHS zu umgehen oder eine gezielte Anreicherung in bestimmten Gebieten zu erreichen.

Intraperitoneale Applikation

Ellens u. a. (1981) untersuchten die Verteilung von ^{125}I-Polyvinylpyrrolidon in REV (SM:CH 3:2) nach intravenöser und intraperitonealer Applikation an Ratten. Sie stellten fest, daß die Vesikel in der Bauchhöhle über mehrere Stunden intakt erhalten bleiben und ebenso unversehrt, nicht an Zellen assoziiert, ins Blut gelangen. Die Leber- und Milzaufnahme ist gegenüber der i. v. Applikation um das 2—3fache erniedrigt. Zu ähnlichen Ergebnissen gelangten auch Parker u. a. (1982) mit Doxorubizin-haltigen REV (PC:CH:SA 3:3:1). Sie stellten außerdem fest, daß alle Gewebespiegel, nicht nur die der stark RHS-haltigen Organe, sowie die Clearanceraten nach

Tabelle 12. Übersicht über verschiedene Versuche zur Blockierung des RHS

Liposomenart und -zusammensetzung	Blockade	Zeitabstand	Ergebnis	Literatur
MLV PC:PA:CH:α-T 4:1:1:0,05	gleiche MLV 1,1 mg Lipid/kg	1, 5, 24 h	Nach 1 und 5 Stunden 6fach verminderte Leberaufnahme, 3- bzw. 29fache Erhöhung des Milz- und Blutspiegels. Bei 24stündigem Zeitabstand nur geringer Einfluß.	ABRA u. a. (1980)
REV und SUV PG:PC:CH 1:4:5	gleiche Vesikel 50–1250 μmol/kg	1, 4, 24 h	Aus REV (250 μmol/kg) — Vorbehandlung resultiert ein 5facher Anstieg des Blutspiegels und ein um die Hälfte verminderter Lebergehalt der gleichen Liposomenart. Bei 24stündigem Zeitabstand kein Einfluß der Vorbehandlung feststellbar. Vorbehandlung mit SUV hatte auf die Verteilung der gleichen Liposomenart keinen Einfluß.	ELLENS u. a. (1982b)
REV und SUV DPPC:CH 1:1	gleiche Vesikel 50–60 mg, Albumin, Erythrozyten kolloidaler Kohlenstoff, Latex- und Dextranpartikel	1, 4, 24 h	REV u. a. Partikel führen bei 1 h-Abstand zu verlängerter Eliminationshalbwertszeit von REV; gleichzeitig Erhöhung der Lungen- und Milzaufnahme. SUV verzögern die Elimination von REV nur bei 24 h-Zeitabstand.	KAO und JULIANO (1982)
MLV PC:CH:DPC 5:5:1	gleiche Vesikel, Dextran, Kohlenstoff	1 h	Vorbehandlung mit kolloidalen Partikeln oder Liposomen führt nur zu 12–25%iger Verminderung der Aufnahme der gleichen Liposomenart in die Leber, während die SRBC-Aufnahme drastisch reduziert ist. Dies zeigt, daß noch andere als phagozytotische Prozesse an der Liposomenaufnahme beteiligt sind.	FREISE u. a. (1981)
SUV PC:CH:SA 7:2:1 PC:CH:DOP 7:2:1 PC:CH 8:2	Dextransulfat, kolloidaler Kohlenstoff	2 h	Blockade führte zu 25–50%iger Verminderung der Leberaufnahme aller Liposomenarten, während die SRBC-Aufnahme um 80–90% reduziert wurde; gleichzeitig Zunahme der Milz- und Lungenspiegel.	SOUHAMI u. a. (1981)

Tabelle 12. (Fortsetzung)

Liposomenart und -zusammensetzung	Blockade	Zeit-abstand	Ergebnis	Literatur
SUV PC:CH:PA 7:3:0,53	MLV, PC 0,5 ml	1, 4, 8 h	Kein Einfluß der Vorbehandlung auf die Lebenszeit von L 1210 Mäusen, die mit Daunorubizin-Liposomen behandelt wurden.	Fichtner u. a. (nicht publiziert)
MLV PC:CH:DCP 6:3:1 oder 2:2:1	Lanthannitrat oder Gadoliniumchlorid	24 h	Bei RHS Blockade kam es zu einer verminderten Aufnahme in die Kupffer-Zellen, jedoch zu keiner Erhöhung des Gehaltes in Parenchymzellen.	Roerdink u. a. (1981)
REV SM:CH 3:2				
MLV PC:CH:SA 7:2:1	gleiche Liposomen, 100 mg Lipid	20—30′	Abnahme der Markerkonzentration (^{57}Co) in Leber, Milz, Nieren, Lunge; Erhöhung der Konzentration in Blut und Tumor 1 h nach i. v. Applikation an Ratten.	Kang u. a. (1983)
MLV DSPC:CH:SA 1,5:1:0,4	Dextransulfat, gleiche Vesikel	1 h—48 h	Dextranblockade führt bei Mäusen zu erhöhter Markerkonzentration (^{59}Fe) in Lunge, Milz, Blut, Tibia; Abnahme in Leber. MLV zur Blockade nicht so effektiv; Optimum bei 24 h Zeitabstand.	Patel u. a. (1983)
SUV DSPC:CH 2:1 DSPC:CH:SA 4:1:1 DSPC:CH:DCP 4:1:1	SUV mit Aminomannosederivat des Cholesterols	1 h	Keine völlige Blockade der Leberaufnahme zu erreichen, nur geringe Erhöhung der Tumorkonzentration bei Balb c-Mäusen.	Proffitt u. a. (1983b)
REV DPPC:DPPG:CH 1:1:1	REV DPPC:CH 1:1, 500 oder 1000 mg Lipid	1 h	FUdR-Aufnahme in Milz um 75% erhöht, in Leber um 50% erniedrigt.	Juliano u. a. (1983)

i. p. Applikation erniedrigt waren. Gleichzeitig registrierten sie eine durch Liposomenverkapselung erhöhte Aufnahme in die peritonealen Lymphknoten und schlußfolgerten hieraus günstige Behandlungsmöglichkeiten bei verringerter systemischer Toxizität für Abdominaltumoren, die sie in einem Experiment an Ratten auch nachweisen konnten (LITTERST u. a. 1982). Auch mit Carboquone, einem potentiellen Zytostatikum, war durch Verkapselung in REV und i. p. Applikation eine zielgerichtete Aufnahme in das Lymphgefäßsystem zu erreichen (HISAOKA u. a. 1982).

KIRBY und GREGORIADIS (1983) stellten mit Melphalan- und Vinkristin-haltigen Liposomen nach intraperitonealer Applikation an Mäuse eine intakte Aufnahme der Vesikel ins Blut und eine der intravenösen Gabe ähnliche Clearancerate fest.

Vergleichende i. v./i. p. Untersuchungen mit Daunorubizin-haltigen Liposomen an der Mäuseleukämie L1210 sind in Tabelle 13 dargestellt (FICHTNER u. a., nicht publiziert).

Tabelle 13. Vergleich von Daunorubizin in freier und verkapselter Form nach intravenöser (i. v.) bzw. intraperitonealer (i. p.) Gabe an der Mäuseleukämie L1210

Liposomen: —SUV PC:CH:DCP 7:3:1
ILS = Increase in lifespan

Tierzahl	Tumorinokulation	Substanz	mg/kg	Applikation	ILS (%)	Leukozyten ($\cdot 10^9$/l)
10	i. p.	lipos. Daunorubizin	10	i. p.	61	5,9
10	i. p.	Daunorubizin	10	i. p.	77	4,1
9	i. p.	lipos. Daunorubizin	10	i. v.	27	5,1
10	i. p.	Daunorubizin	10	i. v.	41	3,9
10	i. p.	physiol. NaCl		i. p.		12,9
10	i. v.	lipos. Daunorubizin	10	i. p.	8	5,5
10	i. v.	Daunorubizin	10	i. p.	11	8,1
10	i. v.	lipos. Daunorubizin	10	i. v.	38	5,3
10	i. v.	Daunorubizin	10	i. v.	31	2,7
10	i. v.	physiol. NaCl		i. p.		13,8

Sowohl bei i. v. als auch bei i. p. Tumortransplantation ist kein Vorteil der liposomalen gegenüber der freien Substanz erkennbar. Beide führen, je nach Applikationsart, zu gleichen therapeutischen Effekten, wobei durch Liposomenverkapselung in den meisten Fällen günstigere Leukozytenwerte erhalten werden.

Applikation über das Verdauungssystem

Ziel dieser Untersuchungen war es, mittels Liposomeneinschluß die bei manchen Substanzen vorliegende schlechte Resorbierbarkeit aus dem Gastrointestinaltrakt zu verbessern. So berichteten PATEL und RYMAN (1977) und DAPERGOLAS und GREGORIADIS (1976) über eine erfolgreiche Senkung des Blutzuckerspiegels bei diabetischen Ratten, wenn Insulin, verkapselt in Liposomen, verabreicht wurde. Die Reduzierung war bei normalen Ratten niedriger oder fehlte völlig. Während man dies zunächst auf eine intakte Liposomenresorption zurückführte, vermutete man später, daß der Effekt im wesentlichen auf einem Schutz des Hormons vor den Verdauungsenzymen des Magen-Darm-Traktes beruhte (RYMAN u. a. 1978). Diese Vermutung wird durch Untersuchungen von DESHMUKH u. a. (1981) gestützt, die keine gesteigerte Resorption von Inulin oder EDTA beobachteten, auch nicht bei Verkapselung von Liposomen, die durch den Einbau von PC-analoga besonders langlebig und verdauungsresistent sein sollten. UEDA u. a. (1981) stellten nach oraler Applikation von Chinidin-Liposomen an Ratten keine erhöhte intestinale Adsorption fest, fanden jedoch eine Steigerung bei intraduodenaler Applikation. Für diese Differenz werden die spezifischen Lipideigenschaften der Liposomen verantwortlich gemacht. Ungeklärt ist bisher die unterschiedliche Reaktionsfähigkeit verschiedener Liposomen-Inulin-Chargen und die Tatsache, daß auch bei effektiven Chargen stets einige Tiere nicht reagieren (ARRIETA-MOLERO u. a. 1982). Siehe auch Anhang.

Applikation über das Atmungssystem

Das respiratorische Notsyndrom bei Frühgeborenen beruht auf einem Fehlen der Lipidauskleidung der Lungenalveolen. Da diese Lipidschicht im wesentlichen aus PC, vor allem DPPC, besteht, versuchte man, das Defizit mittels Liposomenapplikation zu beheben. Bei intravenöser Anwendung von MLV (PC:DCP:CH 7:2:1) kam es auf einer mol/mg Protein-Basis in den Lungen von Kaninchen zu einer mit Leber und Milz vergleichbaren Konzentration, die jedoch relativ schnell abnahm (ZACHMANN und ZAO 1980). Wesentlich günstigere Ergebnisse wurden bei direkter intratrachealer Applikation mittels Aerosol (JULIANO u. a. 1978) oder Kanulation (MORIMOTO und ATACHI 1982) erhalten. Hier kam es über mehrere Stunden zu anhaltend hohen Gewebespiegeln in den Lungen, vor allem in den Lamellarkörpern, und zu vergleichsweise geringen Anreicherungen in Leber und Milz. Hieraus schloß man, daß möglicherweise über diesen Applikationsweg auch eine günstige Behandlungsmöglichkeit für Lungenmetastasen mittels Zytostatika bei geringerer systemischer Toxizität gegeben sei. Dies konnte mit verkapseltem Fluorodesoxyuridin (JULIANO u. a. 1978) und Ara C (MC CULLOGH und JULIANO 1979) an Ratten bestätigt werden.

Lokale Effekte

SEGAL u. a. (1975) applizierten Liposomen verschiedener Größe, Ladung und Lipidzusammensetzung in die Testes von Ratten. Vor allem große, neutrale Vesikel führten zu einem deutlich verzögerten Abströmen des Markers (^{125}I-Albumin) sowie von verkapselten Zytostatika (Daktinomyzin, 5-Fluorouracil) aus dem Applikationsgebiet, während SUV ihren Inhalt recht schnell an die umgebenden Lymphknoten freigaben.

Bei einem ähnlichen Modellversuch an einem intramuskulär applizierten und später amputierten Mammacarcinom an Ratten kam es bei einer anschließenden s. c.-Behandlung mit Melphalan-Liposomen in die Oberschenkel zu einer signifikanten Verminderung der inguinalen Lymphknotenmetastasen. Für das Erreichen des gleichen therapeutischen Effekts wurde mit freier Substanz die 5—10fach größere Menge gebraucht (KHATO u. a. 1982). Bei interstitieller Liposomengabe an einem in die Fußballen transplantierten Rattentumor (Rd/3) kam es vor allem mit positiv geladenen Liposomen zu einer Anreicherung von ^{99m}Technetium in den lokalen Lymphknoten (JEWKES u. a. 1979), mit einer bevorzugten Aufnahme in die durch Metastasen infiltrierten Teile (RICHARDSON u. a. 1978c). Mittels solcher Technetium-markierter Liposomen, deren in vivo Verteilung gut mit Hilfe einer γ-Kamera verfolgt werden kann, besteht die Möglichkeit, auch am Menschen die Lymphknotenausbreitung von Metastasen zu registrieren und damit eine bessere TNM-Klassifikation von Tumoren zu erzielen. Erste ermutigende Resultate wurden auf diesem Gebiet von OSBORNE u. a. (1981) bei der axillären Lymphoszintigraphie von Mammatumoren erhalten.

Auch TÜMER u. a. (1983) setzten erfolgreich in die Fußsohlen von Ratten applizierte REV zur Anreicherung in lymphatischen Metastasen (Walker 256 Carcinosarkom) ein.

Besonders Liposomen mit synthetischen Saccharideterminanten (D-Mannose, 6-Amino-6-desoxy-D-Mannose) werden nach s. c. Applikation verstärkt im Injektionsgebiet bzw. den umgebenden Lymphknoten festgehalten (WU u. a. 1981).

Generell läßt sich feststellen, daß durch Liposomenverkapselung eine stärkere Retention ihres Inhaltes im Applikationsgebiet und eine bevorzugte Aufnahme in das umgebende lymphatische System erreicht werden kann, daß jedoch diese Applikationsart in der Humanmedizin von untergeordneter Bedeutung bleiben wird.

Tabelle 14. Vergleich von freiem und verkapseltem Daunorubizin (SUV PC:CH:PA 7:3:1) am Sarkom 276 A nach peroraler (p. o.), intralymphatischer (i. l.), intramuskulärer (i. m.) und intravenöser (i. v.) Applikation

ILS = Increase in lifespan

Tierzahl	Substanz	mg/kg	Applikation	ILS (%)	Tumorvolumenhemmung (%)	Metastasengewicht g/Tier	Leukozyten ($\cdot 10^9$/l)
10	Daunorubizin	20	p. o.	−3	7	0,28	13,4
10	lipos. Daunorubizin	20	p. o.	−8	14	0,24	16,1
10	Daunorubizin	10	i. l.	8	0	0,09	9,1
10	lipos. Daunorubizin	10	i. l.	−3	9	0,23	11,5
10	Daunorubizin	10	i. m.	−1	0	0,13	1,2
10	lipos. Daunorubizin	10	i. m.	20	15	0,45	2,1
10	Daunorubizin	10	i. v.	26	10	0,18	1,9
9	lipos. Daunorubizin	10	i. v.	26	15	0,35	6,0
10	physiol. NaCl		i. v.			0,48	13,7

Ergebnisse mit Daunorubizin enthaltenden Liposomen nach peroraler, intralymphatischer und intramuskulärer im Vergleich zur üblicherweise angewendeten intravenösen Applikation sind in Tabelle 14 dargestellt (FICHTNER u. a., nicht publiziert). Als Tumormodell wurde das intramuskuläre Sarkom 276 A, das ursprünglich durch Benzpyren induziert und in Ascitesform passagiert wurde, benutzt. Die Behandlung erfolgte als einmalige Gabe 5 Tage nach Tumorzellinokulation. Als Kriterium für die Metastasierung wurde das Gewicht der umgebenden Lymphknoten, als Toxizitätsparameter die Leukozytenzahlen im Blut bestimmt.

Die nach peroraler Substanzgabe erhaltenen Befunde lassen erkennen, daß auch durch Verkapselung in Liposomen die Resorbierbarkeit des Daunorubizins nicht verbessert wird, es sind weder therapeutische noch toxische Effekte nachweisbar. Auch die intralymphatische (interstitielle) Applikation hatte keinerlei Effekt auf den Primärtumor, während die durch freies Daunorubizin hervorgerufene Metastasenhemmung durch Liposomeneinschluß verhindert wurde. Die intramuskuläre (intratumorale) Applikation von liposomalem Daunorubizin führte zur Vermeidung der durch die freie Substanz hervorgerufenen lokalen Nekrosen und hatte einen günstigen Einfluß auf die

Lebenszeit. Nach i. v. Applikation konnte mit beiden Behandlungsformen die gleiche Antitumorwirkung bei verminderter Toxizität der Liposomenpräparation beobachtet werden.

7. Anwendung von Liposomen

Neben der Anwendung von Liposomen als synthetische Modellmembrane in verschiedenen biologischen Disziplinen gewann seit Ende der 60er Jahre ihr Gebrauch als Träger für eine Vielzahl von Arzneimitteln zunehmend an Bedeutung. Eine Übersicht über Anzahl und Stoffklassen der verkapselten Substanzen und die damit im Zusammenhang angemeldeten Patente findet sich bei Puisieux und Benita (1982):

verkapselte Substanzen (1967—1979)

Enzyme und Proteine	58
Antineoplastische Arzneimittel	18
Makromoleküle	17
Vitamine	7
Chelierende Substanzen	6
Steroide	5
sonstige Produkte	29
	138

Bei Erscheinen der Monographie dürften diese Zahlen auf ein Vielfaches angestiegen sein.

Das zunehmende Interesse an diesem Gebiet wird auch aus einer ständig steigenden Zahl wissenschaftlicher Publikationen deutlich.

Die vorliegende Monographie konzentriert sich im wesentlichen auf mögliche Anwendungsgebiete der Liposomen in der Onkologie. Auf andere, ebenfalls aussichtsreiche Konzeptionen auf weiteren Gebieten der Medizin soll nur kurz eingegangen werden.

7.1. Anwendung in der Tumorchemotherapie

Während man zu Beginn der Verkapselung antineoplastisch wirksamer Arzneimittel von der Hypothese ausging, daß Tumorzellen infolge ihrer gegenüber Normalzellen möglicherweise höheren Endozytoserate zur bevorzugten Aufnahme von Liposomen prädestiniert seien, konnte in den folgenden Jahren diese Annahme nicht bestätigt werden. Trotzdem bieten Liposomen als universell variierbare, metabolisch abbaubare und daher relativ untoxische Vehikel für eine Reihe von Substanzen Vorteile. Im folgenden seien einige dieser in vivo beobachteten Veränderungen im Verhalten der eingeschlossenen gegenüber der freien Substanz genannt, von denen für jedes Arzneimittel mehrere gleichzeitig zutreffen können:

- Erhöhung der Permeabilität und Überwindung von Resistenzen; z. B. Methotrexat, Daktinomyzin.
- Veränderung pharmakokinetischer Parameter wie Clearanceraten und Gewebsverteilung; z. B. Zytarabin, Methotrexat, Daktinomyzin, Vinkristin, Daunorubizin.

— Schutz vor metabolischem Abbau; z. B. Zytarabin.
— Verminderung der äquieffektiven Dosis; z. B. Methotrexat, Zytarabin, Melphalan.
— Geringere Toxizität; z. B. L-Asparaginase, Cis-Platin, Doxorubizin, Daunorubizin.
— Überwindung der schlechten Wasserlöslichkeit, z. B. neue Analoga.

In tabellarischer Form soll eine Übersicht über die bisher verkapselten antineoplastischen Substanzen und die damit erhaltenen Effekte gegeben werden (Tabelle 15).

Aus der Übersicht wird deutlich, daß der Einschluß in Liposomen bei jedem Arzneimittel zu ganz spezifischen Veränderungen führt, wodurch wiederum die integrale Einheit Liposom—Inhalt unterstrichen wird. Die mit den wichtigsten Substanzen erhaltenen Ergebnisse sollen noch einmal kurz zusammengefaßt werden.

Zytarabin

Dieses Pyrimidinnucleosid wird vor allem zur Behandlung der akuten myeloischen Leukämie eingesetzt. Seine biologische Aktivität beruht auf der intrazellulären Phosphorylierung zu Cytosinarabinosidtriphosphat, das die DNS-Synthese hemmt. Als Metabolismus erfolgt eine Desaminierung durch ubiquitär vorkommende Enzyme, so daß daraus eine sehr kurze Eliminationshalbwertszeit resultiert. Die mit diesem S-Phase spezifischen Zytostatikum erhaltenen Resultate deuten darauf hin, daß durch Liposomenverkapselung eine protrahierte Freigabe des Arzneimittels in den Blutstrom, ein Schutz vor abbauenden Enzymen und damit längere Kontaktmöglichkeiten zur Tumorzelle erzielt werden. Gestützt wird diese Annahme auch durch die Tatsache, daß besonders langlebige Liposomen (multilamellare, mit Sphingomyelin oder Cholesterol) die besten Resultate ergeben. Gleichzeitig ist jedoch auch eine erhöhte Toxizität zu verzeichnen, so daß ein therapeutischer Vorteil gegenüber der heute klinisch gebräuchlichen Infusionstherapie nicht klar erkennbar ist.

Methotrexat

Methotrexat gehört als Folsäureantagonist zu den am längsten im Gebrauch befindlichen Zytostatika. Durch Kopplung an das Zielenzym Dihydrofolatreduktase kommt es zu einer Beeinflussung der Purin- und Pyrimidinsynthesewege. Seine Wirksamkeit wird häufig durch intrazelluläre Transportschwierigkeiten oder eine zu hohe Konzentration des Zielenzyms in manchen Tumorzellen beeinträchtigt. Es besitzt eine kurze Eliminationshalbwertszeit und wird schnell über die Nieren ausgeschieden. Durch Liposomenverkapselung tritt eine deutliche Veränderung der pharmakokinetischen Abläufe ein: Eine verlängerte Plasmaclearance ist bedingt durch Verhinderung des metabolischen Abbaus, Verzögerung der urinären Ausscheidung und Schaffung eines „Depots" in Leber und Milz (Colley und Ryman 1975, Freise u. a. 1979). Daraus folgt nicht nur eine höhere therapeutische Effektivität, sondern gleichzeitig auch eine gesteigerte Toxizität. So kommt es zwar zu einer Reduzierung der notwendigen effektiven Dosis, jedoch bei annähernd gleichbleibendem therapeutischen Index.

Durch Liposomenverkapselung von Methotrexat ist es möglich, transportbedingte Resistenz in vitro und in vivo zu überwinden (Patel u. a. 1982, Kosloski u. a. 1978, Kaye u. a. 1981, Todd u. a. 1982).

Der Einschluß in thermolabile Liposomen stellt eine besondere Form des „Targetings" dar, der im Falle des MTX zu einer selektiven Anreicherung in erwärmten Experimentaltumoren führte.

Tabelle 15. Liposomal verkapselte Antineoplastika und durch den vesikulären Einschluß bewirkte Effekte

Arzneimittel	Liposomen -art	Liposomen -zusammensetzung	Applikation	Tumor	Ergebnis	Literatur
Antimetabolite						
Zytarabin (Ara-C)	SUV	PC:CH:PS 5:6:1	i. p.	L1210 i. p.	10 mg/kg in Liposomen ergaben 90% ILS, während die gleiche Dosis freies Ara-C keinen Effekt hatte.	Mayhew u. a. 1976
Zytarabin	REV	PG:PC 1:4 + CH (diff.)	i. p.	L1210 i. p.	ILS-Werte und Zahl der Langzeitüberlebenden vom CH-Gehalt der Liposomen abhängig, gleiche Dosis freies Ara-C (100 mg/kg) ohne therapeutischen Effekt.	Mayhew u. a. 1979
Zytarabin	REV	DPPC:CH 1:1	i. v.	L1210 i. p.	10 mg/kg täglich in Liposomen über 5 Tage resultieren in höheren ILS-Werten und mehr Langzeitüberlebenden als täglich 2 mg/kg infundiert.	Mayhew u. a. 1981
Zytarabin	MLV oder SUV LUV	PS:PC:CH 1:4:5 SA:PC:CH 1:3:3 PS	i. p. i. v., or.	L1210 i. p. i. v.	MLV effektiver als SUV oder LUV; positive und negative MLV gleich wirksam; auch bei i. v. oder or. Liposomengabe Effekt besser als mit freiem Ara-C; Letalität von Ara-C in Liposomen ca. 5mal höher als mit freier Substanz.	Rustum u. a. 1979
Zytarabin	REV	PS:PC:CH 1:4:5	i. p.	L1210/Ara-C resistent i. p.	Weder mit Ara-C noch mit Ara-CTP in Liposomen Überwindung des Resistenzphänomens.	Rustum u. a. 1981
Zytarabin	MLV	SM:CH:SA	i. p.	L1210 i. p.	Bessere ILS-Werte und mehr Langzeitüberlebende bei ≈ 30fach niedrigerer Dosierung der Liposomenpräparation im Vergleich zur optimalen Dosierung der freien Substanz; jedoch auch höhere Toxizität.	Kobayashi u. a. 1975
Zytarabin	MLV	SM:CH:SA SM:CH:DCP PC:CH:SA PC:CH:DCP	i. p. s. c. i. v.	L1210 i. p.	Verkapseltes Ara-C bei allen Schedules und Applikationsweisen freiem Ara-C überlegen; Positiv geladene Liposomen waren effektiver als negativ geladene.	Kobayashi u. a. 1977

Zytarabin	MLV	PC:CH:DCP 1:1:0,14 PC:CH:DCP 1:0,5:0,14 PC:CH:DCP 1:0,1:0,14	i. p.	L1210 i. p.	Korrelation zwischen Cholesterolgehalt und Lebenszeitverlängerung, 40 mg/kg in Liposomen optimal; bei multipler Dosierung und hohem Cholesterolgehalt toxisch.	GANAPATHI u. a. 1980
Zytarabin	MLV	SM:CH	i. m.	L1210 i. p.	100 mg/kg/inj. Ara-C in Liposomen erzeugen die gleichen Lebenszeiten wie 680 mg/kg/inj. freies Ara-C.	MAGEE und CORTEZ 1982
Zytarabin			i. p. i. v.	Lewis lung Carcinom i. v.	Verkapseltes Ara-C der freien Substanz überlegen; bei optimalem Behandlungsmodus 50% Heilung, mit freiem Ara-C keine Heilung.	RAHMAN u. a. 1982b
Zytarabin	LUV	PG:PC:CH:α-Tph 1:4:4:0,1	i. v.	M5076 i. v.	Mit liposomalem Ara-C 25% ILS, während freie Substanz keinen Effekt auf Lebertumor hatte.	MAYHEW und RUSTUM 1982
Zytarabin	REV	PG:PC:CH 1:4:5	i. v.	L1210 i. v.	Durch Liposomenverkapselung höhere Leber- und Milzspiegel an Hunden und Mäusen, länger anhaltender Spiegel an Ara-C-triphosphat.	ELLENS u. a. 1982a
Zytarabin	REV	PG:PC:CH 1:4:5	i. v.	B16 i. v., s. c.; L1210 i. p.; Lewis lung s. c.	Liposomenverkapselung führte zu signifikanter Verminderung der Zahl der Lungenmetastasen, jedoch nicht zur Verlängerung der Lebenszeit am B16 Melanom. L1210 Bioassay zeigte reduzierte Tumorzellzahl in Leber, Milz, Lunge, besonders durch große Liposomen. Kein Effekt am Lewis lung Tumor.	MAYHEW und RUSTUM 1983
Methotrexat (MTX)	SUV	PC:CH:SA 4:3:1	i. p.	P1798 s. c. MSL s. c.	Bei soliden Modellen stärkere Tumorgewichtsreduktion mit liposomalem MTX; Überwindung der Resistenz des P1798 Lymphosarkoms.	KOSLOSKI u. a. 1978
Methotrexat	SUV	PC:CH:SA 3,25:2,25:1 PC:SA 6:1	i. p., i. v.	L1210 i. p.	Liposomenpräparationen mit oder ohne Cholesterol nicht effektiver als freies MTX; bei hohem CH-Gehalt toxische Sterbefälle.	KIMELBERG und ATCHISON 1978
Methotrexat	SUV	PC:CH:SA 8:4:5	i. v.	Ridgway Osteosarkom s. c.	Mit 8fach niedrigerer Dosis in Liposomen gleicher therapeutischer Effekt und Toxizität wie mit freiem MTX; keine Verbesserung des therapeutischen Index.	KAYE u. a. 1981

Tabelle 15. (Fortsetzung)

Arzneimittel	Liposomen		Appli-kation	Tumor	Ergebnis	Literatur
	-art	-zusammensetzung				
Methotrexat			i. p.	L1210 i. p., i. c.	Bei intracranialer L1210 ist liposomales MTX der freien Substanz überlegen.	Woo u. a. 1980
Methotrexat	SUV	PC:CH:DCP 5:5:1	i. v., i. p.	EAC i. p., prim. Lebertumor an Ratten	Am Ehrlich Ascites Carcinom mit liposomalem MTX 4fach stärkere Tumorzellreduktion im Vergleich zu freiem MTX in gleicher Dosierung. Keine Anreicherung in primärem Leberzellcarcinom. Bei i. p. Applikation von liposomalem MTX ca. 100fach höhere Toxizität.	Freise u. a. 1979b
Methotrexat	MLV	DPPC:CH:SA 34:23:10 + verschiedene Galaktocerebroside	i. p., i. v.	Hepatom 129 i. p.	Bei gleicher Dosierung (3 mg/kg) höhere Lebenszeitverlängerung mit liposomalem MTX; in vitro nur Aufnahme von verkapselter, nicht von freier Substanz.	Patel u. a. 1982
Methotrexat	SUV	PC:CH:SA 7:2:0,5 PC:CH 7:2 PC:CH:PS 7:2:2	in vitro	Humane CLL-Zellen	Durch Verkapselung wird Assoziation mit den Zellen ca. 200fach gesteigert, jedoch keine stärkere Beeinflussung des Zielenzyms (Dihydrofolatreduktase).	Todd u. a. 1980
Methotrexat	SUV	DPPC:DSPC 7:3	i. v.	Lewis lung s. c.	Erwärmen der soliden Tumoren auf 42 °C (entsprechend der Phasenübergangstemperatur der verwendeten Lipide) führte in den Tumoren zu einer ca. 4fachen Anreicherung von liposomalem MTX gegenüber der freien Substanz.	Weinstein u. a. 1979a
Methotrexat	SUV	DPPC:DSPC 7:3	i. v.	L1210 s. c.	Liposomale Verkapselung von MTX resultiert in einer 14fachen Anreicherung in den auf 42 °C erwärmten Tumoren gegenüber den nicht erwärmten und in einer stärkeren Tumorwachstumshemmung.	Weinstein u. a. 1980a
Methotrexat	SUV	DPPC:DSPC 7:3	i. v.	primärer Blasentumor an Mäusen i. m.	11,9fach höhere Anreicherung von liposomalem MTX in erwärmten gegenüber den nicht erwärmten Tumoren; bei freiem MTX ist Wärme ohne Einfluß.	Tacker und Anderson 1982

Methotrexat	REV	PG:PC:CH 1:4:5	i. v.	Lewis lung s. c.; B16 s. c.	Kein Vorteil durch Liposomenverkapselung.	Mayhew und Rustum 1983
L-Asparaginase	SUV	PC:CH:PA PC:CH:SA	i. p., i. m., i. v.	6C3HED Lymphom i. m.	Kein therapeutischer Vorteil der Liposomen; Vermeidung allergischer Reaktionen.	Neerunjun und Gregoriadis 1976
8-Azaguanin	SUV MLV	DPPC:CH:SA 6:2:1,4 PC:CH:SA 6:2:1,4	i. p.	L1210 i. p.	Keine Verbesserung der Überlebenszeiten.	Fendler und Romero 1976
Alkylantien						
Cis-DDP	SUV	PC	intralymphatisch	Hepatom A s. c.; Lungen Adenocarcinom s. c.	Verminderung des regionalen Lymphknotenbefalls durch liposomales Cis-DDP, keine Wirkung der freien Substanz; Dosierung sehr niedrig.	Kaledin u. a. 1981
Cis-DDP		PC:PS 85:15 PC:CH 93:7 PC:LPC 93:7	i. v.	Sarkom 180 s. c.	Gleiche Tumorgewichtshemmung bei doppelt so hoher Dosierung in Liposomen; nach 15 min und 20 h höhere Konzentration von liposomalem Cis-DDP in Leber und Milz, viel niedrigere in Nieren. Verwendung von Lysolezithinen — gleiche therapeutische und toxische Effekte wie die freie Substanz; bei höherem Cholesterolgehalt verminderte Effektivität und Toxizität.	Musja u. a. 1981
Cis-DDP	MLV	PC:CH:DCP 5:5:1	i. v.		Bei Verkapselung traten in Leber und Milz 5- bzw. 20fach höhere Arzneimittelspiegel auf, in Nieren nach verzögertem Anfluten ca. 30fach höherer Spiegel im Vergleich zu freier Substanz; ein vorübergehender diuretischer Effekt sowie das zusätzliche Pt-deposit können durch Vorbehandlung mit leeren Liposomen verhindert werden.	Freise u. a. 1982
Cis-DDP	SUV	DPPC:DSPC 7:1	i. v.	Sarkom 180 s. c.	3fach höhere Konzentration in erwärmten Tumoren bei Verwendung von Liposomen im Vergleich zur freien Substanz.	Yatvin u. a. 1981

Tabelle 15. (Fortsetzung)

Arzneimittel	Liposomen		Applikation	Tumor	Ergebnis	Literatur
	-art	-zusammensetzung				
Cis-DDP	MLV	PC:CH 3:1	i. p.	Ehrlich Ascites Carcinom i. p.	ILS 1 mg/kg/d freie Substanz 24%; ILS 0,6 mg/kg/d liposomale Substanz 140%.	SUR u. a. 1983
Mechlorethamin	MLV SUV	DPPC oder DOPC	i. p.	Ehrlich Ascites Carcinom i. p.; L1210 i. p.	Simultane Verabreichung von Arzneimittel und leeren Liposomen führte zu verlängerter Überlebenszeit und reduzierter Letalität; verstärkte Aufnahme in Tumorzellen. Bei verzögerter Applikation Beseitigung des günstigen Effekts.	RITTER u. a. 1981
BCNU	MLV SUV	DPPC oder DOPC mit oder ohne SA	i. p.	L1210 i. p.	Simultane Verabreichung von in Propylenglykol gelöstem BCNU und leeren Liposomen. Effekte gehen nicht über die mit BCNU in optimaler alleiniger Gabe erzielten hinaus.	RITTER und RUTMAN 1980
Me CCNU	SUV	PC:CH:SA 5:5:1	i. p. or.	Lewis lung i. v., s. c., i. p.; P388 s. c., i. p.	Am i. v. Tumor signifikant stärkere Verminderung der Lungenmetastasen und Verlängerung der Lebenszeit durch Liposomeneinschluß; an den anderen Modellen kein Vorteil.	INABA u. a. 1981
RFCNU	MLV	PC	i. p.	L1210 i. p.	Verhinderung toxischer Sterbefälle bei hoher Dosierung; Verbesserung des therapeutischen Index.	MATHE und BOTHOREL 1981
Melphalan	SUV	PC:CH 2:1	s. c.	Mamma Carcinom an Ratten s. c.	1/5 der Dosis des freien Arzneimittels führt nach Verkapselung zu vergleichbarer Hemmung der lokalen Lymphknotenmetastasierung.	KHATO u. a. 1982
Melphalan	SUV	SM:CH 1:1	i. v.	PC6 s. c.	Komplette Remissionen und Langzeitüberlebende nur bei Verwendung der verkapselten Substanz.	LARGE und GREGORIADIS 1983
Melphalan	SUV	PC, SM, DMPC, CH diff.	i. v., i. p.		Plasmaclearance durch Verkapselung erniedrigt, längste Verweildauer mit CH-, SM- oder DMPC-Liposomen.	KIRBY und GREGORIADIS 1983

Alkaloide						
Vinkristin	MLV	PC:CH:SA 7:2:1 PC:CH:PS 7:2:1	i. v.	P388 i. v.	Plasmaclearance durch Verkapselung erniedrigt, Toxizität erhöht.	Layton und Trouet 1980
Vinkritin	SUV	PC, SM, CH, DMPC diff.	i. v., i. p.		Plasmaclearance durch Verkapselung erniedrigt; längste Verweildauer mit SM- oder DMPC-Liposomen.	Kirby und Gregoriadis 1983
Antibiotika						
Daktinomyzin (Actinomycin D)	SUV	PC:CH:PS 9:10:1			In vitro 5fache Erhöhung der intrazellulären Konzentration in einer resistenten Zellinie.	Papahadjopoulos 1976
Daktinomyzin	MLV	PC:CH:PA 7:2:1	i. p.	AKR Leukämie i. p.	Bei gleicher Dosierung höhere ILS-Werte mit verkapselter Substanz.	Gregoriadis und Neerunjun 1975 b
Daktinomyzin	MLV	PC:CH 1:1	i. p.	Ehrlich Ascites Carcinom i. p.	Größere Lebenszeitverlängerung bei Liposomeneinschluß, Verhinderung toxischer Sterbefälle.	Rahman u. a. 1974b
Daktinomyzin	MLV	PC:CH 1:1	i. p., i. v.		Umfangreiche Vergleichsuntersuchungen mit Daktinomyzin in freier Form, in wäßriger oder Lipidphase von Liposomen; Toxizität der Substanz bei Einschluß in wäßrige Phase am geringsten.	Rahman u. a. 1978
Daktinomyzin	SUV	PC:SA:CH 18:5:4	i. v.	Ridgway Osteosarkom (ROS) s. c.	Durch Liposomeneinschluß Verlust der Gesamtaktivität, sowohl gegenüber Normal- als auch Tumorgewebe.	Kaye und Ryman 1980
Daktinomyzin	SUV	PC:SA:CH 18:5:4	i. v.	ROS Act. D resistent s. c.	Keine Überwindung der Resistenz mit liposomalem Actinomycin D möglich; Resistenz beruht auf fehlendem Rückhaltevermögen der Tumorzellen und nicht auf gestörtem Aufnahmevermögen.	Kaye u. a. 1981
Daktinomyzin	MLV	PG:PC:CH 1:4:5	i. p.	Adenocarcinom der Maus, intrarenal	Beste Lebenszeitverlängerung mit freier Substanz; liposomales Actinomycin D ergibt gleiche Lebenszeit wie Gemisch aus freiem Arzneimittel und leeren Liposomen.	Kedar u. a. 1981

Tabelle 15. (Fortsetzung)

Arzneimittel	Liposomen		Appli-kation	Tumor	Ergebnis	Literatur
	-art	-zusammensetzung				
Doxorubizin (DX)	MLV	PC:CH:PS 7:3:1 PC:CH:SA 7:3:0,5	i. v.		Niedrigere Gewebsspiegel in Herz und Nieren, höhere in der Leber 1 und 4 h nach liposomalem DX, geringere Körpergewichtsreduktion im Vergleich zu freier Substanz.	FORSSEN und TÖKÈS 1979
Doxorubizin	MLV	PC:PS:CH 6:2:3	i. v., i. p.	L1210 i. p. P388 i. p.	Geringere Körpergewichtsreduktion und Herztoxizität durch Liposomenverkapselung; i. p. Behandlung an i. p. Tumormodellen effektiver als mit freier Substanz.	FORSSEN und TÖKES 1981
Doxorubizin		PS	intra-dermal		Trotz längerer Retention am Injektionsort geringere kutane Läsionen durch liposomales DX.	FORSSEN und TÖKES 1983a
Doxorubizin		PC:PS:CH 6:2:3	i. v., i. p.	Sarkom 180 s. c., Lewis lung s. c.	Veränderung pharmakokinetischer Parameter. Kein Einfluß auf Wirksamkeit am Sarkom 180. Am Lewis lung Carcinom stärkere Tumorvolumenhemmung durch DX-Liposomen.	FORSSEN und TÖKES 1983b
Doxorubizin	MLV	PC PC:CH 4:14 CL:PC 1:4 CL:PC:CH 1:4:5 PS:PC:CH 3:7:10 u. a.	i. v.	J-6456 Lymphom an Mäusen s. c.	Leber- und Milzspiegel durch Einschluß erhöht, Herzspiegel erniedrigt; gleiche Lebenszeitverlängerung mit freiem und verkapseltem Arzneimittel.	GABIZION u. a. 1982
Doxorubizin		PC:PS:CH	i. v.	J-6456 Lymphom i. v.	Erhöhte Arzneimittelkonzentration in aus Leber und Milz isolierten Tumorzellen bei Anwendung von DX-Liposomen, höhere Lebenszeiten der Versuchsmäuse.	GABIZION u. a. 1983
Doxorubizin	MLV	PG:PC:CH 1:4:5	i. v.	L1210 i. p.	LD_{50} durch Liposomenverkapselung erhöht; Reduzierung der histopathologischen Herzschäden; 2fach niedrigerer Herzspiegel; nach 24 h 2—3fach höherer Plasmaspiegel; gleicher therapeutischer Effekt.	OLSON u. a. 1982
Doxorubizin	REV	PC:CH:SA 3:3:1	i. p., i. v.		Maximale Plasmakonzentrationen nach i. p. niedriger als nach i. v. Behandlung; mit liposomalem DX höhere Konzentrationen in Leber und Milz, niedrigere in Nieren,	PARKER u. a. 1982a

					Herz und Lunge, nach i. p. Applikation bevorzugte Aufnahme in Lymphknoten.	
Doxorubizin	REV	PC:CH:SA 3:3:1	i. p.		Großvolumige Applikation von DX-Liposomen verhindert nicht lokale toxische Reaktionen (Peritonitis), erniedrigt jedoch systemische Toxizität.	Litterst u. a. 1982
Doxorubizin	MLV	PC:CH:PS 10:4:1 PC:CH:SA 10:4:3	i. v.	P388 i. p. Lewis lung s. c.	Konzentration im Herzen bei Einschluß in positive Liposomen erniedrigt, Myokardschäden vermindert; antitumorale Wirkung bei allen Liposomenpräparationen mit der der freien Substanz vergleichbar.	Rahman u. a. 1980
Doxorubizin		CL:PC:CH:SA 2:1:5:3	i. v.		Durch Liposomeneinschluß Plasmakonzentration 8fach erhöht, Herzkonzentration 2—3fach erniedrigt; geringere Leukopenie; an Hunden Vermeidung kardialer Schäden.	Rahman u. a. 1982c
Doxorubizin			i. v.	M5067 i. v.	DX in Liposomen > 50% ILS DX frei 20% ILS.	Mayhew und Rustum 1982
Doxorubizin	MLV	PC:CH:SA 50,6:20,7:14,8 PC:CH:SA 50,6:20,7:5,06	i. v.		Morphologische Punktebewertung ergab geringste Kardiotoxizität für DX in positiv geladenen Liposomen.	Rahman u. a. 1982d
Doxorubizin	MLV	PG:PC:CH 1:4:5	i. v.	Lewis lung s. c.; B16 s. c.; M5076 i. v., s. c.	Keine verbesserte Wirksamkeit an Lewis lung und B16. Liposomen 100fach effektiver gegen Lebermetastasen des M5076 Tumors.	Mayhew und Rustum 1983
Doxorubizin	SUV	PC:CH:DCP 7:4:2	i. v., i. p.		Nach i. v. Applikation erhöhte Konzentration in Leber und Milz, erniedrigte in Nieren, Herz u. a. Organen. Bei i. p. Applikation fehlt der erste „Peak", ansonsten gute Resorption.	Rosa und Clementi 1983
Daunorubizin (DR)	SUV	PC:CH:PA 7:2:1	i. v.	L1210 i. p. Sarkom 276A i. m.	An beiden Tumormodellen gleiche therapeutische Effekte bei verminderter Toxizität (Körpergewichtsreduktion, Leukopenie) des liposomalen DR.	Fichtner u. a. 1984
Daunorubizin	SUV	PC:CH:DCP 7:3:1 PC:CH:SA 7:3:1	i. v.		Durch Liposomeneinschluß verminderte Mortalität und Herztoxizität (Konzentration, CK-Aktivität, Elektronenmikroskopie).	Fichtner u. a. 1984

Tabelle 15. (Fortsetzung)

Arzneimittel	Liposomen		Applikation	Tumor	Ergebnis	Literatur
	-art	-zusammensetzung				
Bleomyzin	SUV	PC:CH 7:2 PC:CH:PA 7:2:1 PC:CH:SA 7:2:1	i. v.	6C3HED Meth. A	Verstärkte Aufnahme von liposomalem Bleomyzin in Leber und Tumore.	DAPERGOLAS u. a. 1976
Bleomyzin	SUV			6C3HED Meth. A., Lewis lung	Beladung der Liposomen mit tumorspezifischen Immunglobulinen führte zu verstärkter Anreicherung in den Zielgeweben.	NEERUNJUN u. a. 1977
Bleomyzin	SUV	PC:CH:DCP	i. p.	Ehrlich Ascites Carcinom i. p.	Höhere ILS-Werte und mehr Langzeitüberlebende mit liposomalem Bleomyzin.	SUR und ROY 1979
Neue Zytostatika						
Cis-DDP Derivat		PC:CH:PA 7:2:1	i. v.	ADJ/PC6A s. c.	Einschluß der kaum wasserlöslichen Substanz in Liposomen führte in vivo gegenüber der freien Substanz zu 15facher Anreicherung in Tumoren.	DELICONSTANTINOS u. a. 1977
Nocodazol	MLV	diff.		L1210 in vitro	Bester Liposomentyp für Anreicherung von Nocodazol in L1210-Zellen war DPPC:CH:SA 4:3:1.	FRÜHLING u. a. 1980
Nocodazol	MLV	DPPC:CH:SA 4:3:1		in vitro	Verkapselung des wasserunlöslichen Antimitotikums bringt keine Vorteile bei der intrazellulären Aufnahme in humane CFU-C Zellen.	LOOS u. a. 1981
Nocodazol	MLV	DPPC:CH:SA 4:3:1	i. p.	L1210 i. p., i. v.	Höhere ILS-Werte mit verkapselter Substanz.	LADURON u. a. 1983
Thaliblastin		PC:PA 7:1		in vitro	ID_{50} an Walker S und TLX5 Zellen liegt bei Liposomeneinschluß 1/3 niedriger als mit freier Substanz.	TODOROV und DELICONSTANTINOS 1982
Carboquone	REV	DSPC	i. v., i. p.	Ehrlich Ascites Carcinom i. p.	Durch Verkapselung höhere Plasmaspiegel, Leber-, Milz- und Lungenaufnahme; nach i. p. Applikation Transport in lokale Lymphknoten; am EAC höhere ILS-Werte bei gleicher Toxizität im Verhältnis zur freien Substanz.	HISAOKA u. a. 1982

Interferon	REV MLV	PC:CH:SA 8:7:2 PC:CH:SA 12:10:3	i. m.		Interferon-REV führten zu signifikant erhöhter Verweilzeit nach i. m. Applikation gegenüber freier Substanz.	Eppstein und Stewart 1982
Illudin S	SUV	PC:CH:SA 3,2:2,2:1	i. p.	Ehrlich Ascites Carcinom i. p.	Besserer Antitumoreffekt durch Liposomeneinschluß, eventuell durch Verminderung der Nebenwirkungen.	Shinozawa u. a. 1979
Neocarcinostatin	SUV	PC:CH:DCP 7:2:1 PC:CH:SA 7:2:1	i. p.	Ehrlich Ascites Carcinom i. p., i. v.	Bei i. p. Tumorzellgabe beste Überlebenszeiten mit negativen Liposomen, bei i. v. Gabe positive Liposomen überlegen.	Shinozawa u. a. 1982
WB 4325		DMPC:CH:PC 8:4:1	i. v.	PC6 s. c.	Im Vergleich zu in Ol. arach. gelösten Substanz bei Liposomeneinschluß ca. 6fach höhere Dosis zur Erreichung des gleichen therapeutischen Effekts notwendig. Gleichzeitig auch erhöhte Körpergewichtsreduktion.	Babbage und Berenbaum 1982
NSC 251635 (Chinazolonderivat)	SUV	PC:CH:SA 4:3:1	i. p., i. v., s. c.	L1210 i. p., i. v., s. c.	Wasserunlösliches Antimitotikum; in Suspension an L1210 unwirksam, in Liposomen 50—100% ILS.	Brassinne u. a. 1983a
NSC 251635	SUV	PC:CH:SA 4:3:1	i. v.	diff.	Erste Anwendung eines liposomenverkapselten Zytostatikums am Menschen. Außer vorübergehender Beeinflussung des Phospholipidgehaltes und des Komplementsystems bis zu einer Dosis von 400 ml keine toxischen Symptome.	Coune u. a. 1983
Phosphatidylinositol (PI)	MLV	PI:CH 2:1		9 Tumor-, 4 Normalzellinien in vitro	Selektive Zytotoxizität gegenüber 8/9 Tumorlinien, nicht gegen Normalzellen; keine Selektivität anderer Phospholipide und von tierischem PI.	Jett und Alving 1983

Siehe auch Anhang.

Cis-DDP

Diese Substanz hat in den letzten Jahren verstärkt Eingang in die klinische Praxis gefunden und wird vor allem bei Testikulartumoren, Tumoren im Kopf- und Nackenbereich, Neuroblastomen und Ovarialcarcinomen eingesetzt. Die hauptsächlichen Nachteile liegen in ihrer häufig dosislimitierenden Nephrotoxizität, ihrer schnellen urinären Ausscheidung und im Auftreten von Übelkeit und Erbrechen. Als Wirkmechanismus wird eine intrazelluläre Abspaltung der Chloridionen mit nachfolgendem elektrophilen Angriff des hydratisierten Schwermetallkomplexes auf die DNA diskutiert. Bei dieser Substanz führt eine Liposomenverkapselung anscheinend zu einem „Abschirmen" vom eigentlichen Wirkort, so daß wesentlich höhere Dosierungen zum Erreichen der mit der freien Substanz erzielten Effektivität notwendig sind. Das wird auch aus der Tatsache ersichtlich, daß die äquieffektive Dosis in „labilen" Liposomen (mit Lysolezithinen) niedriger liegt als in „stabilen" Liposomen (mit Cholesterol). Veränderungen der Gewebeverteilung und erhöhte Blutspiegelwerte scheinen eine untergeordnete Rolle bei der durch Liposomenverkapselung hervorgerufenen veränderten Wirksamkeit zu spielen. Ob die verminderte Toxizität (vor allem in den Nieren) stärker als die verminderte Effektivität ist oder nur mit dieser parallel läuft, muß in weiteren Vergleichsversuchen geklärt werden.

Daktinomyzin

Dieses Zytostatikum wird bei verschiedenen Neoplasmen wie WILMS' Tumor, Chorioncarcinom, Testikulartumoren und Lymphomen eingesetzt. Die toxischen Nebenwirkungen betreffen vor allem das gastrointestinale Epithel, das Knochenmark und das Immunsystem.

Ähnlich wie bei Cis-Platin führt eine Liposomenverkapselung von Daktinomyzin sowohl zur Verminderung von Toxizität als auch therapeutischer Effektivität, wahrscheinlich da die Arzneimittelwirkung vom Auftreten eines kurzzeitigen hohen Gewebsspiegels abhängig ist und bei protrahierter Freisetzung kleinerer Mengen aus den Liposomen nicht der für den Effekt notwendige Schwellenwert erreicht wird. Eine Überwindung von Resistenzen war nur in vitro möglich.

Doxorubizin, Daunorubizin

Diese Anthracyclin-Antibiotika gehören heute zu den wirksamsten antineoplastischen Substanzen. Sie werden bei einer breiten Palette von Tumoren wie Mammacarcinome, Coloncarcinome, Lymphome, erfolgreich eingesetzt. Ihren guten therapeutischen Eigenschaften stehen jedoch einige schwerwiegende Nebenwirkungen wie Myelosuppression, gastrointestinale Störungen und vor allem irreversible Kardiomyopathien gegenüber.

Eine Vielzahl von Arbeiten zum Liposomeneinschluß dieser Substanzen zeigen in guter Übereinstimmung, daß damit die Toxizität, vor allem die Herztoxizität, drastisch gesenkt werden kann, während die therapeutische Effektivität unbeeinflußt bleibt.

Eindeutige Vorteile scheinen Liposomenpräparationen gegenüber freien Substanzen bei der Behandlung von experimentellen Lebermetastasen zu haben.

7.2. Anwendung in der Immunologie

Neben dem Einsatz von Liposomen mit oberflächengebundenen Antigenen als Modelle zur Untersuchung der natürlich ablaufenden Immunreaktionen wie Antikörperbildung, Komplementstimulierung, Regulierung der zellulären und humoralen Immunreaktion

(KINSKY u. a. 1982, POSTE und NICOLSON 1983, OKADA u. a. 1983) spielen vor allem folgende die Immunologie betreffende Eigenschaften der Liposomen eine Rolle beim Einsatz am Menschen bzw. in der Onkologie:

- Liposomen üben eine Adjuvansfunktion für Proteinantigene aus, ohne, wie die üblichen Adjuvanzien eine Granulombildung an der Injektionsstelle hervorzurufen;
- durch Einschluß bestimmter Substanzen in Liposomen können Immunreaktionen beeinflußt werden.

7.2.1. Liposomen als Adjuvanzien

Obwohl Liposomen, die die für in vivo Versuche üblichen Lipidzusammensetzung aufweisen, selbst nicht immunogen sind (siehe auch Kapitel 8), wurde gezeigt, daß sie als leistungsfähige Adjuvanzien eingesetzt werden können.

ALLISON und GREGORIADIS (1974) wiesen an Mäusen die Bildung von höheren Antidiphtherietoxintitern nach Injektion von liposomal gekoppeltem im Vergleich zum freien Toxin nach. Behandelte man jedoch bereits immunisierte Tiere erneut mit liposomenverkapseltem Toxin, wurden allergische Reaktionen vollständig vermieden.

Folgende Antigene wurden in verschiedenartige Liposomen eingeschlossen bzw. an diese gekoppelt, wobei ausnahmslos ein Adjuvanseffekt nachgewiesen werden konnte (Tabelle 16). Siehe auch Anhang.

Tabelle 16. Adjuvanseffekt von Liposomen bei verschiedenen Antigenen

Rinderserumalbumin	HEATH u. a. 1976, SHEK 1983a und b
Humanserumalbumin	VAN ROOIJEN und VAN NIEUWMEGEN 1980
Rindergammaglobulin	VAN ROOIJEN und VAN NIEUWMEGEN 1980
Rinder β-Glukuronidase	HUDSON u. a. 1979
Lipid A	SCHUSTER u. a. 1979
Choleratoxin	ALVING u. a. 1980b
Adenovirusproteine	SIX u. a. 1980
Hepatitis B Oberflächenantigene	GREGORIADIS und MANESIS 1980, SANCHEZ u. a. 1980
Meerrettichperoxidase	VAN ROOIJEN und VAN NIEUWMEGEN 1983b
Gross-virus assoziierte Zelloberflächenantigene	GERLIER und DORE 1982, 1983
Influenzavirus Hämagglutinin und Neuraminidase	GREGORIADIS 1980
Influenzavirus Hämagglutinin und Neuraminidase	ALMEIDA u. a. 1975
Rinderserumalbumin	SHEK und SABISTON 1982
Tumorzellantigene	SCHROIT und KEY 1983

Besonders interessant sind Arbeiten, die sich mit der Kopplung von Virusbestandteilen an Liposomen beschäftigen. Die gebildeten sogenannten „Virosomen" haben die gleiche Immunogenität wie die kompletten Viren, ohne jedoch deren Pyrogenität zu besitzen (HACKETT u. a. 1983).

Allgemeine Prinzipien des Adjuvanseffekts der Liposomen wurden besonders von VAN ROOIJEN und VAN NIEUWMEGEN (1982) untersucht. Sie stellten fest, daß vor allem das an der Oberfläche der Liposomen assoziierte Antigen für die Vermittlung des Adjuvanseffektes verantwortlich ist, während die in tieferen Schichten eingeschlossenen Partikel erst nach „Verdauung" der Liposomen immunogen werden. Liposomen stimulieren vor allem die IgM-Reaktion gegen Humanserumalbumin, während die IgG-Reaktion im wesentlichen unbeeinflußt bleibt (VAN ROOIJEN und VAN NIEUWMEGEN 1983a). Der Adjuvanseffekt kommt durch einen direkten Kontakt mit spezifischen Oberflächenrezeptoren von Lymphozyten zustande, während Makrophagen nur eine untergeordnete Rolle, wahrscheinlich beim Aufbrechen der Lipidschicht und Demaskierung der Antigen-Determinanten spielen (siehe Abbildung 14).

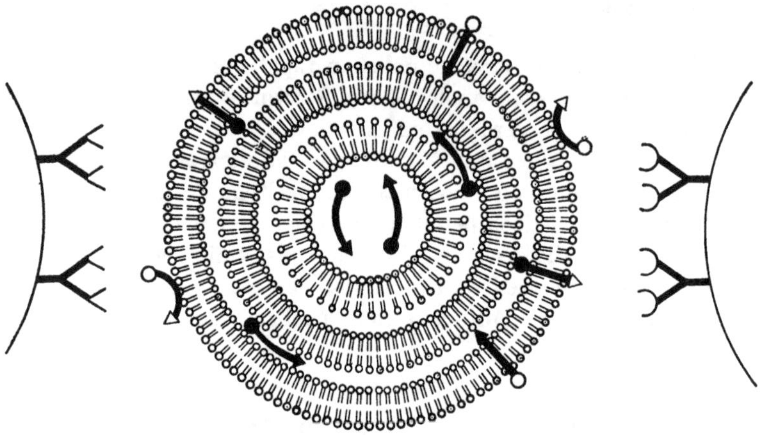

Abb. 14. Schematische Darstellung eines PC-Liposoms mit verkapselten Antigenmolekülen (geschlossene Symbole). Antigenspezifische Rezeptoren von Lymphozyten erkennen nur die auf der Oberfläche des Liposoms sitzenden Antigendeterminanten (offene Symbole) (VAN ROOIJEN u. a. 1982)

Endotoxine und Lipid A in der Lipidmembran steigern den Adjuvanseffekt, während Lysolezithin und Cholesterol die Effektivität vermindern. Sowohl die Ladung als auch die Lipidzusammensetzung der Liposomen spielen eine Rolle für das Erzielen optimaler Einschluß- bzw. Assoziationsraten für das entsprechende Antigen, haben jedoch keinen Einfluß auf die Höhe des Adjuvanseffektes.

Generell bieten Liposomen als immunologische Adjuvanzien, möglicherweise als Vehikel für Vakzine, folgende Vorteile (VAN ROOIJEN und VAN NIEUWMEGEN 1983b):

- biologische Metabolisierbarkeit;
- variable Herstellungsmöglichkeiten;
- Liposomenbestandteile selbst immunologisch inert;
- Steigerung sowohl der zellulären als auch der humoralen Immunität;
- Steigerung sowohl der primären als auch der sekundären Immunreaktion;
- Verstärkung des immunologischen Gedächtnisses;
- Veränderung des Typs der Immunreaktion.

Nachteilig können sich die Adjuvanseigenschaften der Liposomen auswirken, wenn beispielsweise eine gesteigerte Immunantwort gegen verkapselte Moleküle, die bestimmte Gewebe erreichen sollen, erzeugt wird. Auch beim Einschluß von Enzymen zur Behandlung angeborener Stoffwechselerkrankungen sollte der Adjuvanseffekt der Liposomen beachtet werden, da es auf Grund des Präparationsverfahrens kaum vermeidbar ist, daß sich Proteinmoleküle auch an der Oberfläche der Lipidmembran befinden. Ebenfalls nachteilig wirkt sich eine Immunantwort gegen Oberflächen-assoziierte Immunglobuline aus, die ein zielgerichtetes Lenken der Liposomen an bestimmte Targetzellen bewirken sollen. Auch bei der Kopplung monoklonaler Antikörper an Zytostatika-tragende Liposomen, die derzeitig unerläßlich für ein zielgerichtetes Lenken an Tumorzellen zu sein scheint, können Anti-idiotypische Antikörper gebildet werden, die bei wiederholter Applikation zu einer Maskierung der primären Antikörper führen (vgl. Kapitel 9.2.).

7.2.2. Beeinflussung des Immunstatus

Besonders eine Gruppe um FIDLER hat sich seit Ende der 70er Jahre ausführlich mit diesem Gebiet befaßt. Sie ging von der Zielsetzung aus, die im Verlaufe einer Tumorerkrankung entstehenden pulmonalen Metastasen durch zytotoxische Alveolarmakrophagen zu vernichten. Die Zytotoxizität sollte durch Bakterienpartikel oder Lymphokine erreicht werden, deren ungünstiges pharmakokinetisches Verhalten durch Liposomenverkapselung verbessert werden sollte. FIDLER u. a. untersuchten zunächst, welcher Liposomentyp nach i. v. Applikation bevorzugt in den Lungen angereichert wird und stellten fest, daß dies besonders für große REV und MLV der Zusammensetzung PC:PS zutraf, wobei sowohl Cholesterol als auch Lysolezithin keine Rolle bei der Retention in diesem Gewebe spielten (FIDLER u. a. 1980). Diese Liposomen transportierten bei Mäusen einen makrophagenaktivierenden Faktor (MAF), der aus Concanavalin A (Con A) stimulierten Rattenlymphozyten gewonnen worden war, zu Alveolarmakrophagen. Die durch diese Behandlung zytotoxisch gewordenen Makrophagen waren in der Lage, in vitro den ^{125}I-Desoxyuridineinbau in B16-Melanomzellen um zwei Drittel zu hemmen, während mit freiem MAF behandelte Makrophagen keine Einbauhemmung bewirkten. Durch diese Resultate ermutigt wandte man das gleiche Prinzip zur in vivo Behandlung von Lungenmetastasen des B16 Melanoms an und stellte fest, daß 73% der mit liposomalem MAF behandelten Tiere zum Tötungszeitpunkt metastasenfrei waren (FIDLER 1980). Ähnlich überzeugende Ergebnisse wurden mit Muramyldipeptid (MDP) erhalten. MDP ist die kleinstmögliche Struktureinheit von Mykobakterien, die in der Lage ist, eine Makrophagenstimulierung zu erzeugen. Durch liposomalen Einschluß von MDP kam es zur vollständigen Beseitigung pulmonaler Metastasen mit 65% Langzeitüberlebenden, während sowohl mit leeren Liposomen, als auch freiem MDP kein therapeutischer Effekt erzielt werden konnte (FIDLER und POSTE 1981). Daß tatsächlich die Makrophagen für die Zerstörung der Lungenmetastasen verantwortlich sind, konnte durch folgende Experimente bestätigt werden (FIDLER u. a. 1982):

- Wenn Lymphokine oder MDP in Liposomen eingeschlossen wurden, die nicht so effektiv in Lungen akkumulierten, kam es zu keiner Beeinflussung der Makrophagen bzw. des Metastasenwachstums.
- Der antimetastatische Effekt wurde vollständig beseitigt, wenn die Makrophagen durch Carageenan, Siliziumdioxid oder hyperchloriertes Trinkwasser blockiert worden waren.
- Nach i. v. Applikation waren auch in vitro aktivierte Makrophagen in der Lage, Lungenmetastasen zu beseitigen.
- Ein Einfluß von Lymphozyten konnte ausgeschlossen werden, da die gleichen Effekte auch an thymuslosen, T-Zell-defizienten nude-Mäusen erhalten wurden (FIDLER 1981).

Deodhar u. a. (1982b) konnten Lungenmetastasen (T241 Fibrosarkom) bei Versuchstieren mittels Liposomen-verkapseltem Lymphokin behandeln, während freie Lymphokine keinen Effekt hatten. Zur Erreichung einer optimalen Makrophagenaktivierung ist die endozytotische Aufnahme von Liposomen mit ihrem Inhalt erforderlich (Fidler u. a. 1981). Immunfluoreszenz- und elektronenmikroskopische Untersuchungen zeigten, daß nach 24 Stunden 15% der Alveolar- und 5% der Metastasen-assoziierten Makrophagen phagozytierte Liposomen enthielten (Fidler 1981). Bucana u. a. (1983) publizierten elektronenmikroskopische Aufnahmen zur Reaktion von MDP-Liposomen stimulierten menschlichen Makrophagen mit allogenen Melanomzellen, die zeigen, daß die Lymphokin-beladenen Vesikel zunächst von Monozyten phagozytiert werden, ehe diese ihre tumoricide Wirkung ausüben (siehe auch Key u. a. 1983). Damit wird es prinzipiell ermöglicht, auch andere Metastasenlokalisationen auf diesem Weg erfolgreich zu behandeln.

Umfangreiche Toxizitätsuntersuchungen mit Liposomen-verkapseltem MAF an Mäusen und Hunden zeigten kaum hämatologische Veränderungen und keine makroskopisch erkennbaren histologischen Schäden der wichtigsten Organsysteme (Hart u. a. 1981).

Als ein möglicher Beginn solch einer immunmodulierten Tumortherapie am Menschen können Untersuchungen von Kleinerman u. a. (1983a) angesehen werden, die menschliche Blutmonozyten mit liposomalem MAF (aus Con A stimulierten Lymphozyten) inkubierten und feststellten, daß diese Zytotoxizität gegenüber menschlichen Tumorzellen (Melanom, Glioblastom), jedoch nicht gegenüber Normalzellen (Niere, Lunge, Haut, Muskel) aufwiesen. Ähnliche Resultate wurden auch bei Verwendung des synthetischen Immunmodulators MTP-PE zur Monozytenstimulierung erhalten (Kleinermann u. a. 1983b). Sone und Tsubura (1982) behandelten humane Alveolarmakrophagen (von freiwilligen, nicht rauchenden Probanden) in vitro mit MDP und stellten fest, daß durch Liposomenverkapselung nur ein Tausendstel der Dosis zur Erreichung des gleichen zytotoxischen Effekts gegenüber allogenen Melanomzellen benötigt wurde.

Auch Pidgeon u. a. (1983) bestätigten, daß die tumoricide Aktivität eines Hybridom-produzierten MAF in Makrophagen 10^3—10^4fach gesteigert wurde, wenn dieses in Liposomen eingeschlossen wurde. Bei der Verkapselung verschiedener MDP-Derivate in Liposomen konnte eine 100fache Reduzierung der zur maximalen Makrophagenaktivierung erforderlichen Menge, wahrscheinlich durch verbesserte intrazelluläre Aufnahme, registriert werden (Lopez-Berestein u. a. 1983a).

Deodhar u. a. (1982a) setzten C-reaktives Protein als Immunmodulator ein, das gegenüber MAF den Vorteil der besseren Reinheit und Standardisierbarkeit hat, und stellten fest, daß noch mit einem Zehntel der Dosis in Liposomen ein besserer antimetastatischer Effekt bei Mäusen mit T241 Fibrosarkom erhalten werden konnte als mit der freien Substanz. Weitere Untersuchungen müssen zeigen, ob diese Therapiemöglichkeit auch am Menschen erfolgreich eingesetzt werden kann.

Es bleiben die bei allen Prinzipien, welche zur Immunotherapie von Tumoren derzeit benutzt werden, bestehenden Schwierigkeiten, wie:

- Tumorheterogenität;
- keine Beeinflussung großer Tumorvolumina;
- zu geringe Makrophagenzahl im Tumorgewebe auch bei optimaler Stimulierung.

Trotz dieser Vorbehalte scheint das Konzept der Makrophagenstimulierung zur Zerstörung von Mikrometastasen und als Adjuvanstherapie auch für klinische Fragestellungen tragfähig zu sein. Siehe auch Anhang.

7.3. Anwendung für den Transfer von genetischem Material

Diese Möglichkeit der Nutzung von Liposomen für die Einschleusung von genetischem Material in bestimmte Zellen gewinnt vor allem im Zuge der Entwicklung der Gentechnologie, im Zusammenhang mit genetisch bedingten Erkrankungen und der eventuellen Virusgenese bestimmter Tumore zunehmend an Bedeutung. Ausführliche Übersichten über bereits gewonnene Erfahrungen und Ergebnisse finden sich bei FRALEY und PAPAHADJOPOULOS (1982) und PAPAHADJOPOULOS u. a. (1982).

Für den Einschluß von Nukleinsäuren sind REV am geeignetsten, da ihr Durchmesser einen intakten Einschluß der relativ großen Moleküle erlaubt, die Einschlußraten genügend hoch sind und für ihre Präparation keine Beschallung notwendig ist.

Die verkapselten Nukleinsäuren sind über 3—4 Monate bei 4 °C unter Inertgas (Stickstoff, Argon) ohne Verlust ihrer Aktivität lagerbar (FRALEY u. a. 1980).

Folgende tabellarische Zusammenfassung (Tabelle 17) gibt einen Überblick über experimentelle Arbeiten mit Liposomen-verkapseltem tierischem genetischem Material (nach FRALEY und PAPAHADJOPOULOS 1982).

Quantitative Untersuchungen zeigten, daß die liposomenvermittelte Übertragung von Makromolekülen den herkömmlichen Transfektionsmethoden (mittels DEAE-Dextran, Calcium-phosphat oder Mikroinjektion) überlegen ist. So wurden bei Versuchen mit Poliovirus-RNA 100fach höhere Titer gemessen (PAPAHADJOPOULOS u. a. 1980).

Mit SV40DNA in Liposomen konnten unter optimalen Bedingungen 30% der Zellpopulation infiziert werden (FRALEY u. a. 1980). Das Thymidylatkinasegen konnte in 10% der Zellen übertragen werden (SCHAEFFER-RIDDER u. a. 1982) und 6% der Zellen exprimierten nach Transfektion mit dem pBR322 Plasmid β-Lactamaseaktivität (NICOLAU und SENE 1982).

Obwohl bereits einige Untersuchungen zum Mechanismus der Zell-Liposomen-Wechselwirkung (NICOLAU und SENE 1982) sowie zur Steigerung der zellulären Aufnahme durch geeignete Lipidpräparationen und Inkubationsbedingungen (FRALEY u. a. 1981) vorliegen, sind viele Fragen auf diesem Gebiet noch ungelöst. Besonders die in vivo Anwendbarkeit steht im Mittelpunkt des Interesses. Die Übertragung eines bakteriellen Plasmids in Protoplasten höherer Pflanzen gelang LURQUIN und SHEEHY (1982). MANNING und MILLSON (1983) berichten erstmals von einer erfolgreichen Übertragung einer liposomalen Encephalomyocarditis virus-RNA an Mäuse. Ebenso stellen die erfolgreiche Reinjektion von in vitro transformierten Zellen an Spendertiere (MERAOLA u. a. 1980) sowie die Kopplung von Liposomen mit Antikörpern erfolgversprechende Schritte zur Lösung dieses Problems dar.

7.4. Sonstige Anwendungsgebiete in der Medizin

Eines der ersten Anwendungsgebiete der Liposomen als Arzneimittelcarrier war ihr Einsatz zur Behandlung genetisch bedingter **Enzymmangelerkrankungen**, die zur Anhäufung toxischer Stoffwechselprodukte in bestimmten Zellen führten. Hierfür schienen die Liposomen besonders aussichtsreich, da sie als lysosomotrope Partikel für die zielgerichtete Abgabe der in ihnen eingeschlossenen Enzyme gute Voraussetzungen aufwiesen. Experimentelle Untersuchungen auf diesem Gebiet, wie der Einschluß von β-Fructofuranosidase (GREGORIADIS und RYMAN 1972b), Amyloglucosidase (ROERDINK u. a. 1976), Cysteamin (BUTLER u. a. 1978), δ-Aminolävulinatdehydratase (ESPINDA u. a. 1983), β-Galaktosidase (ONODERA u. a. 1983), Superoxiddismutase, Glutathion-

Tabelle 17. Einschluß von Nukleinsäuren in Liposomen und durch den Einschluß bewirkte Effekte

Nucleinsäure	Rezipient	Nachweis der Abgabe	Effekt	Literatur
DNA				
Maus und pMB 9 DNA			Erste erfolgreiche Verkapselung von DNA in Liposomen.	HOFFMANN u. a. 1978
Metaphase Chromosomen	$HGPRT^-$ A 9	Transformation zu $HGPRT^+$	Zehnfache Verbesserung der Transformationshäufigkeit.	MUKHERJEE u. a. 1978
pBR 322 DNA	E. coli	Transformation zu Tetrazyklinresistenz	DNA-Transfer wurde nicht durch DNase beeinflußt.	FRALEY u. a. 1979
Phage T 7 DNA			Einschlußrate in LUV ist von DNA-Größe abhängig.	MANNINO u. a. 1979
β-Lactamase Gen (pBR 322)	HeLa, Huhnembryonalzellen	β-Lactamaseaktivität	Ein prokaryotisches Gen wird in tierischen Zellen exprimiert.	WONG u. a. 1980
bla Gen (875 bp) pBR 322 Plasmid	HeLa, Detroit-6	β-Lactamaseaktivität	6% der Zellen transformiert, mindestens 6 Wochen stabiler Phänotyp; Zellen in der Mitose haben höchstes Aufnahmevermögen; Untersuchung des Aufnahmemechanismus.	NICOLAU und SENE 1982
SV 40 DNA	AGMK, HeLa, L Zellen	Plaquebildung, T Antigenbildung	PC:CH LUV sind beste Carrier, Abgabemenge bei Glycerolbehandlung gesteigert und von Vesikelbildung/-freisetzung abhängig.	FRALEY u. a. 1980
Huhn-Erythrozyten Zellkerne	CHO $Prolin^-$	Transformation zu $Prolin^+$	Transformationshäufigkeit höher als mit isolierten Chromosomen.	KONDOROSI und DUDAU 1980
Thymidinkinase-Gen	Mäuse L-Zellen, thymidinkinasedefizient	Thymidinkinaseaktivität	10% der Zellen zeigten Enzymaktivität; der transformierte Phänotyp war stabil.	SCHAEFFER-RIDDER u. a. 1982
SV 40 DNA	Mäuseplasmozytomnuclei	DNA	Hohe Transfektionsrate, biologische Aktivität erhalten.	MARCHETTI u. a. 1983
Präproinsulin I-Gen	Ratten in vivo	Insulin, Blutglukose	Vorübergehende Genexpression; Insulinnachweis in Blut, Leber und Milz; Absinken des Blutzuckerspiegels.	NICOLAU u. a. 1983

RNA				
Kaninchen Globin m RNA			Verkapselte RNA war RNase resistent; nach Reisolierung noch biologisch aktiv.	DIMITRIADIS 1978
E. coli RNA			Verkapselte RNA war RNase resistent.	OSTRO u. a. 1977
Polio RNA	HeLa, CHO, L-Zellen	Infektionszentren oder Plaquebildung	90% der Zellen konnten infiziert werden; Wirksamkeit höher als bei anderen Transfektionstechniken; zellinduzierte Freisetzung des Vesikelinhalts.	PAPAHADJOPOULOS u. a. 1980
Kaninchen Globin m RNA	Mäusemilzlymphozyten, Human-Epithelial-karzinom	Globinsynthese	Nachweis eines globinähnlichen Proteins nach Immunadsorptionschromatographie.	OSTRO u. a. 1980
E. Coli RNA	Möhrenprotoplasten, Kaninchen-Milz-Lymphozyten, Hep2 Zellen	Aufnahme radioaktiver RNA	RNA Aufnahme von Liposomen- und Membranfluidität abhängig; bei 20% RNA in menschlichen Epithelkarzinomzellen nachweisbar.	OSTRO u. a. 1980
Ratten Uterus m RNA	Kommunikationsdefekte Mäusezellen	Wiederherstellung der Zell-Zell-Kopplung	Abhängigkeit von Proteinsynthese; Verhinderung durch Vorbehandlung der m-RNA mit RNase.	DAHL u. a. 1981
EMC-Virus-RNA	Mäuse in vivo	Infektivität	Erster Bericht einer liposomenvermittelten in vivo Übertragung von RNA.	MANNING und MILLSON 1983

peroxidase und Glutathiontransferase (Michelson u. a. 1983, Puget u. a. 1983) führten in vitro bzw. in vivo zur Abgabe des Vesikelinhalts in den entsprechenden Zielzellen. Jedoch ist die Frage des Einflusses immunologischer Überwachungsmechanismen auf den Proteingehalt der Liposomen nicht eindeutig geklärt (siehe auch Kapitel 7.2.).

Es gibt zwei Berichte von einer Anwendung Enzym-enthaltender Liposomen an Patienten mit lysosomalen Speicherkrankheiten. Die Behandlung eines 8 Monate alten Kindes mit einer Typ II Glykogenspeicherkrankheit mittels Liposomen-verkapselter Glucoamylase von Aspergillus niger führte zwar zu einer Reduzierung der Lebergröße und ihres Glykogengehalts, jedoch nicht zu einer Beeinflussung der massiven Glykogenakkumulation in Skelett- und Herzmuskel (Tyrell u. a. 1976b). Der zweite Fall betrifft die Behandlung eines Erwachsenen mit Gaucher's Krankheit. Die 13 Monate dauernde Behandlung mit Glucocerebrosid-β-glucosidase in Liposomen führte zu einer Verminderung der Lebergröße und einem Nachlassen des Abdominaldruckes (Belchetz u. a. 1977).

Eine breitere Anwendung von Liposomen auf diesem Gebiet scheint momentan nicht sehr aussichtsreich, da das bevorzugte Abfangen in Leber und Milz zu einer erschwerten Anreicherung in anderen Zielgebieten führt und damit „Heilungen" weitestgehend ausschließt. Weitere Fortschritte auf dem Gebiet der Liposomentechnologie, des Targetings und der Genmanipulation (siehe auch Kapitel 7.3.) können jedoch in Zukunft zur Lösung dieses Problems beitragen.

Zur Behandlung von **Metallvergiftungen** werden häufig Chelatbildner wie EDTA, DTPA (Diethylentriaminpentaessigsäure) oder Desferrioxamin benutzt. Da diese Substanzen nach i. v. bzw. i. p. Applikation schnell durch Ausscheidung und metabolischen Abbau eliminiert werden, setzte Rahman (1979) liposomale Präparationen dieser Arzneimittel zur Behandlung einer Plutoniumanreicherung, bei Blei-, Quecksilber- und Goldvergiftungen sowie Akkumulation von Cadmium, Kupfer, Calcium und Thorium mit gutem Erfolg ein. Versuche zur Behandlung einer Eisenbelastung, wie sie bei Hämosiderose oder Hämachromatose vor allem in den Zellen des RHS auftreten kann, verliefen mit Desferrioxamin in Liposomen widersprüchlich (Jonah u. a. 1978, Seymor 1980).

Positive therapeutische Ergebnisse wurden mit HBED (N,N'-bis 2-hydroxylbenzylethylenediamine-N,N'-diessigsäure), einem lipidlöslichen Chelatbildner, in Liposomen erzielt (Rahman u. a. 1983).

Auf die Verkapselung von Insulin zur möglichen peroralen Therapie des **Diabetes mellitus** wurde bereits in Kapitel 6.2.2. ausführlich eingegangen. Zwei Patente auf diesem Gebiet belegen das Interesse der pharmazeutischen Industrie (Theurer 1978a und b). Neuere Berichte zur modifizierten Anwendung von Insulinliposomen (s. c., i. m., bukkal) mit durchaus positiven Resultaten, geben diesem Anwendungsgebiet eventuell zur Einstellung eines basalen Insulinspiegels bei bestimmten Diabetesformen berechtigte Zukunftschancen (Axt u. a. 1979, Weingarten u. a. 1981, Stevenson u. a. 1982). Die Verkapselung von Heparin, einem ebenfalls enteral nicht wirksamen Arzneimittel, bewirkte nach peroraler Gabe eine stärkere Beeinflussung der Blutungszeit von Hunden (Ueno u. a. 1982) im Vergleich zur freien Substanz.

Die Behandlung der **Hämophilie A** durch orale Gabe des liposomenverkapselten Gerinnungsfaktors VIII führte über 50 Stunden zu einem therapeutisch wirksamen Blutspiegel (Hemker u. a. 1980).

Ein besonders zukunftsträchtiges Einsatzgebiet scheint die Verwendung von Liposomen zur Behandlung **tropischer Infektionskrankheiten** zu sein, denen jährlich mehrere Millionen Menschen zum Opfer fallen. Da sich die Parasiten bzw. ihre Entwicklungsstadien bevorzugt im RHS oder im Leberparenchym ansiedeln, stellen Liposomen prädestinierte Vehikel für entsprechende antimikrobielle Pharmaka dar. Black u. a. (1977) setzten Pentostam (Natrium-Antimonstibogluconat) zur Behandlung einer experimentellen Leishmaniasis ein und stellten fest, daß die liposomenverkapselte Substanz ca. 200fach wirksamer als die freie war. Diese Ergebnisse wurden von Alving und Steck (1979) mit anderen Antimonverbindungen bestätigt. Sie benötigten nur $^1/_{700}$ der Dosis zur Erreichung des gleichen antimikrobiellen Effekts, konnten auch chronische Verlaufsformen und resistente Organismen mit gutem Erfolg behandeln. Beim Liposomeneinschluß von Primaquin (8-Aminochinolin), das zur Behandlung von Malaria eingesetzt wird, wurde eine Verminderung der akuten Toxizität um das 3,5fache bei einer gleichzeitig 8fachen Reduzierung der Ausscheidung und Verdopplung des Gehaltes in der Leber festgestellt (Pirson u. a. 1982). Bei zusätzlichem Einbau von Glykolipiden in die Liposomenmembran, die die parenchymalen Zellrezeptoren für die Parasiten blockieren sollen, kam es zu einer weiteren Steigerung des Effekts (Alving 1982). New u. a. (1983) konnten auch dann einen antiparasitären Effekt feststellen, wenn das Blut von Primaquin-behandelten auf infizierte Mäuse übertragen wurde und sahen das als Nachweis einer Aufnahme der Arzneimittel-beladenen Liposomen in Blutmonozyten an.

Der Liposomeneinschluß verschiedener **Antibiotika** (Penizillin G, Amphotericin B, Streptomycin, Chloramphenicol, Cephalothin) führte zu einer Verminderung toxischer Symptome und/oder zur Verbesserung des antiinfektiösen Effektes (Barsoum und Reich 1982, Taylor u. a. 1982, Graybill u. a. 1982, Juliano u. a. 1983a, Lopez-Berestein u. a. 1983, Stevenson u. a. 1983, Desiderio und Campbell 1983). Dies wurde vor allem in jenen Fällen erreicht, wo Mikroorganismen in Phagozyten überlebten und somit durch ein Liposomen-verkapseltes Arzneimittel gezielt beseitigt werden konnten.

Die zur Behandlung von **Arthritis** eingesetzten antiinflammatorischen Steroide wurden nach Liposomeneinschluß direkt in die erkrankten Gelenke appliziert. Damit wurden sowohl bei experimentell erzeugten Entzündungen an Kaninchen (Dingle u. a. 1978) und Ratten (Cleland u. a. 1982) als auch bei Arthritis am Menschen (Bird 1979, De Silva 1979) bessere therapeutische Ergebnisse als mit der freien Substanz erhalten.

Caride und Zaret (1977) schlugen vor, Liposomen als Träger für Pharmaka zur **Infarkttherapie** zu benutzen, nachdem sie festgestellt hatten, daß es zur Anreicherung positiver und neutraler Vesikel in experimentell erzeugten Infarktgebieten am Hund kommt. Zu ähnlichen Ergebnissen gelangten auch Wikman-Coffelt und Mason (1980) und Müller u. a. (1981), während Kayawake und Kato (1982) sowie Cole u. a. (1982) keine bevorzugte Aufnahme von Liposomen in ischämischen Myokardregionen feststellen konnten. Als Gründe für die mögliche Akkumulation von Liposomen in Infarktgebieten werden erhöhte Kapillarpermeabilität, Zerstörung von Myokardzellen, Veränderungen im Blutfluß, Abbau der MLV infolge lokaler Gewebsveränderungen und Nekrosen sowie beeinflußte Lymphdrainage diskutiert.

Zur Anwendung von Marker-Liposomen als mögliches Tumordiagnostikum siehe Kapitel 6.2.2.

In diesem Zusammenhang stehen weiterführende Arbeiten von Ryman u. a. (1983), die in experimentellen Modellen und an 4 Patienten einen liposomenverkapselten zweiten Antikörper zur Entfernung der in Blut und anderen Organen nach Gabe eines ersten, ^{125}I-markierten, CEA-Antikörpers auftretenden hohen Hintergrundswerte einsetzten. Hierdurch gelang eine bessere szintigrafische Darstellung (γ-Kamera) von Coloncarcinomen bzw. ihren Metastasen. Siehe auch Anhang.

8. Toxizität von Liposomen in vivo

Da Liposomen im wesentlichen aus metabolisch verwertbaren Stoffen bestehen, sind sie als Träger für verschiedene Arzneimittel besonders geeignet. Trotzdem müssen vor einer möglichen klinischen Anwendung ausführliche Prüfungen der Nebenwirkungen erfolgen, um zusätzliche toxische Symptome durch den Carrier auszuschließen.

Bereits bei in vitro Untersuchungen zeigte sich, daß Stearylamin als Liposomenbestandteil besonders zytotoxisch ist (PANZNER und JANSONS 1979, LAYTON u. a. 1980, RICHARDSON u. a. 1982). Dies bestätigte sich bei der Bestimmung der LD_{50} für verschiedene Liposomenpräparationen (OLSON u. a. 1982) an Mäusen:

Lipidzusammensetzung		LD_{50} (g/kg)
SA:PC:CH	1:4:5	1,1
PC:CH	1:1	7,2
PG:PC:CH	1:4:5	7,5

Auch hier waren SA-enthaltende Liposomen ca. 6fach toxischer als negative oder neutrale Vesikel. Stearylamin soll zu einer Störung der lysosomalen Integrität in der Leber führen (STEGER und DESNICK 1977). Drastische toxische Symptome traten bei der intrazerebralen Injektion Stearylamin- oder Dicetylphosphat-haltiger Liposomen auf, während mit Phosphatidsäure als Lipidbestandteil dieser Effekt nicht beobachtet wurde (ADAMS u. a. 1977).

Als Ursache für die mit Phosphatidylserin beobachtete Toxizität werden indirekte, wahrscheinlich durch die Bildung von Lysophosphatidylserin hervorgerufene Veränderungen der Glukoseverteilung, eine Erhöhung des Catecholaminmetabolismus im Gehirn mit einer Freisetzung von Acetylcholin aus dem Kortex verantwortlich gemacht (TOFFANO und BRUNI 1980). Auf Grund dieser Ergebnisse scheint es vom toxikologischen Standpunkt aus günstiger zu sein, keine geladenen Amphiphile bei der Liposomenpräparation zu verwenden. Toxikologische Untersuchungen mit neutralen Lipiden zeigten dann tatsächlich auch deren Unbedenklichkeit. So wurde beschalltes Soja-Phosphatidylcholin (Phospholipon A) in einer Dosierung bis zu 1 g/kg über mehrere Wochen an Ratten und Hunde verabreicht. Es wurden keine Verhaltensänderungen, keine Beeinflussung der Urinzusammensetzung und keine histologischen Schäden beobachtet. Auch die blutchemischen Untersuchungen ergaben normale Werte, bis auf eine vorübergehende Erhöhung des Gesamtfett-, des Phospholipid- und freien Cholesterolgehalts bei der höchsten Dosierung von 1 g/kg (GREGORIADIS 1978). Auch die von BERDICHEVSKI u. a. (1979) nach Liposomenapplikation beobachtete verminderte Aggregationsfähigkeit der Thrombozyten stellt keine dramatische Veränderung dar. Diese soll besonders durch negativ geladene Liposomen, deren Lipidzusammensetzung der der inneren Thrombozytenmembran entspricht, beeinflußt werden (ZWAAL u. a. 1977) und durch die Bindung der Liposomen an diskrete Membranproteine hervorgerufen werden (MARGOLIS 1983). JULIANO u. a. (1983b) untersuchten den Einfluß von Liposomen unterschiedlicher Lipidzusammensetzung auf die Thrombozytenaggregation in plättchenreichem Plasma mittels eines Aggregometers. Sie stellten fest, daß neutrale SUV weder die Aggregation noch den ADP-Effekt (Auslösen einer Aggregation) beeinflußten. Positive SUV verhinderten die ADP-induzierte, negative SUV die Thrombin-induzierte Aggregation. Generell wird jedoch auch von diesen Autoren festgestellt, daß die gemessenen Effekte keine dramatische Beeinflussung der normalen Thrombozytenfunktion darstellten.

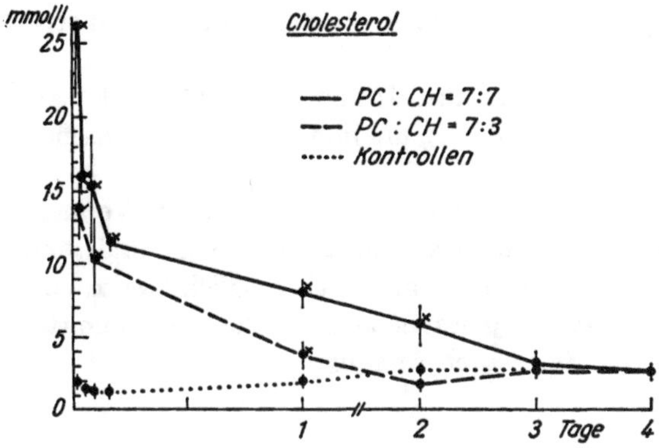

Abb. 15. Cholesterolgehalt im Blut nach i. v. Applikation von 1 ml liposomaler Präparation / Maus, x ... signifikant gegenüber Kontrollen (FICHTNER u. a., nicht publiziert)

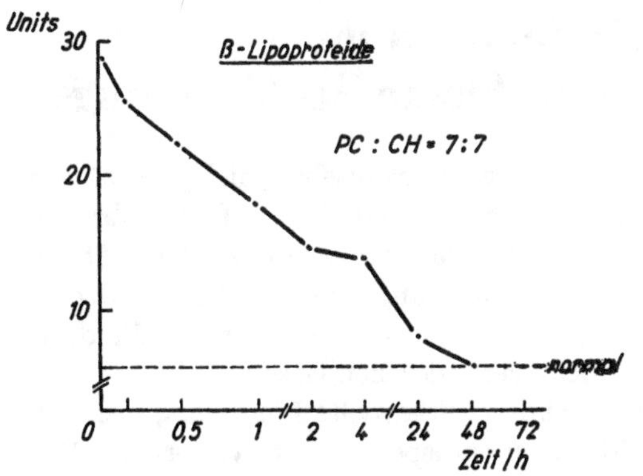

Abb. 16. Ergebnisse der β-Lipoproteinbestimmung nach i. v. Applikation von 1 ml liposomaler Präparation / Maus (FICHTNER u. a., nicht publiziert)

Den Verlauf von β-Lipoprotein- und Cholesterolkonzentrationen im Blut von C57 Bl/6 Mäusen nach i. v. Applikation von pufferenthaltenden Liposomen zeigen Abbildung 15 und 16.

Die Ergebnisse belegen, daß auch bei Applikation extrem großer Volumina (ca. 50% des Blutvolumens) mit hohem Cholesterolgehalt die Werte nach ca. 48 Stunden wieder normalisiert sind.

Bei Pilotversuchen am Menschen, auf die bereits an anderer Stelle eingegangen wurde, konnten keine mit der Liposomenapplikation im Zusammenhang stehenden toxischen Symptome beobachtet werden (TYRELL u. a. 1976, BELCHETZ u. a. 1977, RICHARDSON u. a. 1978, OSBORNE u. a. 1981, RYMAN u. a. 1983, COUNE u. a. 1983). Im Verhältnis zu kommerziellen Infusionslösungen wie Intralipid (Lipofundin), das 10–20% Phospholipid enthält, sind die durch Liposomenapplikation verabreichten Lipidmengen relativ gering.

Einige der zur Liposomenpräparation benutzten Lipide wie Sphingomyelin (STREJAN u. a. 1979), anionische Phosphoglyceride und Glykolipide (ALVING und RICHARDS 1977) sowie Liposomen mit Oberflächen-assoziierten Haptenen besitzen Antigeneigenschaften, d. h. mit ihnen kann es bei wiederholter Applikation zu einer Antikörper-induzierten Komplementlyse und damit zu einem vorzeitigen Freisetzen ihres Inhaltes kommen.

KINSKY u. a. (1982) registrierten vor allem mit Phospholipiden, deren Phasenübergangstemperatur über 23 °C lag (SM, DMPC, DPPC, DSPC), das Auftreten immunologischer Reaktionen am Meerschweinchen, während reine PC-Liposomen nicht immunogen waren.

Werden jedoch bestimmte Substanzen an solch eine PC-Liposomenmembran gekoppelt, wie z. B. das bakterielle Lipopolysaccarid Lipid A, entstehen auch Antikörper gegen die Vesikelmembran (SCHUSTER u. a. 1979).

Sollen Liposomen als Träger für Proteine (Enzyme, Insulin) benutzt werden, ist ihr Adjuvanseffekt zu berücksichtigen (s. Kapitel 7.2.1.), um immunologische Zwischenfälle zu vermeiden.

Zu beachten ist auch, daß sich für jede in Liposomen verkapselte Substanz Veränderungen in ihrem pharmakokinetischen Verhalten, ihrer Gewebsverteilung und ihren Ausscheidungscharakteristika ergeben, so daß sich hieraus auch möglicherweise neue toxische Erscheinungen ableiten, die somit für jedes neue Liposomen-Arzneimittel-Präparat sorgfältig geprüft werden müssen. Siehe auch Anhang.

9. Bindung spezifischer Proteine an die Liposomenoberfläche – Probleme des Targetings

Wie in den Kapiteln 5 bis 7 gezeigt, ergibt die liposomale Verkapselung biologisch aktiver Verbindungen verschiedene Vorteile, wie erleichterter Transport durch Biomembranen, Änderung der Pharmakokinetik, Schutz des Pharmakons vor metabolischem Abbau, Reduzierung von Pharmakonnebenwirkungen. Die ursprüngliche Absicht und der zuweilen geäußerte Anspruch einer selektiven Aufnahme von Liposomen, z. B. durch Tumorzellen, hat sich zumindest umfassend nicht verwirklichen lassen.

Generell bestehen folgende Möglichkeiten vesikulär verkapselte Pharmaka, insbesondere Antineoplastika, zielgerichtet zum Wirkort zu transportieren bzw. dort zur Wirkung zu bringen (Targeting) (WEINSTEIN 1983):

a) mittels rezeptorspezifischer Liganden (Antikörper, Hormone, Lektine, Kohlenhydrate),
b) mittels des natürlichen Metabolismus von korpuskulärem Material (Aufnahme durch phagozytotisch aktive Zellen),
c) mittels physikalischer Methoden (durch Verwendung temperatur-, pH- oder strahlungsempfindlicher Liposomen, bzw. durch Einwirkung eines Magnetfeldes auf Vesikel, die eine ferromagnetische Substanz enthalten),
d) mittels Applikation oder Anreicherung in ausgewählten Kompartmenten (Lunge, Peritoneum, Lymphsystem).

Hinsichtlich Spezifität und Universalität räumt man dabei der Kombination monoklonaler Antikörper mit Liposomen die größten Chancen ein (GREGORIADIS 1982). Im vorliegenden Kapitel werden daher in erster Linie die Methoden zur Kopplung von Proteinen, vorwiegend Immunglobulinen, an Liposomen beschrieben und die mit diesen Konjugaten erhaltenen Effekte in vitro und in vivo diskutiert. Die unter b bis d genannten Möglichkeiten werden einleitend kurz erörtert. Einerseits erscheint ihr Potential noch nicht ausgeschöpft, andererseits sind sie interessante Beispiele eines „rational drugs design“. Liposomen werden, wie in vitro Untersuchungen gezeigt haben, u. a. durch Endozytose von den Zellen aufgenommen, vgl. Kapitel 5. Noch in neueren Übersichten, (z. B. GROS u. a. 1981), werden Tumorzellen mit einer gegenüber Normalzellen erhöhten Endozytoserate belegt. Daher hat es nicht an Versuchen gefehlt, eine selektive Tumortherapie auf der vermeintlich größeren Phagozytose-Kapazität von neoplastischen Zellen zu gründen. Dabei zeigten jedoch in vitro Untersuchungen, daß nackte, nicht oberflächenmodifizierte Liposomen nur in geringem Maße durch

Endozytosemechanismen internalisiert werden (LESERMAN u. a. 1980a). Demgegenüber ergaben in vitro und in vivo Untersuchungen zur Effektivität von liposomalem Methotrexat eine erhöhte Aufnahme bzw. eine gesteigerte therapeutische Effektivität, wenn ein Leberhepatom (Maushepatom 129) als Zieltumor diente (PATEL u. a. 1982). Inwieweit hier eine erhöhte endozytotische Kapazität ursächlich für die beobachteten Effekte ist, bleibt offen. Ein weiteres natürliches Target von Liposomen stellen Makrophagen dar. Durch liposomalen Einschluß von Verbindungen, die eine Makrophagenaktivierung bewirken, z. B. Muramyldipeptid, hat man erfolgreich Alveolarmakrophagen tumoricid gemacht und Lungenmetastasen therapiert, vgl. Kapitel 7.2.2. und dort zitierte Literatur.

Interessante Möglichkeiten eröffnet das physikalische Targeting. Hierbei geht man von einer Verteilung systemisch applizierter Liposomen im gesamten Organismus aus, will aber durch physikalische Faktoren (Strahlung, Magnetfeld) bzw. durch pH-Differenzen eine gezielte Wirkstofffreisetzung aus den Liposomen erreichen. Dieser Ansatz läßt zugleich seine Begrenzung erkennen, in ihrer Lokalisation unbekannte Metastasen werden durch die Therapie nicht erfaßt. Bei den temperaturempfindlichen Liposomen nutzt man die außerordentlich hohe Permeabilität von Liposomen in unmittelbarer Nähe der Phasenübergangstemperatur T_t aus, vgl. Kapitel 3.6. und 4.9. Durch Verwendung von Liposomen mit einer Phasenübergangstemperatur T_t oberhalb der Körpertemperatur und lokaler Hyperthermie im Tumorbereich hat man versucht, Antineoplastika selektiv freizusetzen. Modelluntersuchungen bestätigten die Richtigkeit des konzeptionellen Ansatzes, Therapieversuche mit verkapseltem Zytarabin, MTX bzw. Cis-DDP brachten unbefriedigende Resultate (YATVIN u. a. 1978, WEINSTEIN u. a. 1979b, WEINSTEIN u. a. 1980b, WEINSTEIN u. a. 1981, YATVIN u. a. 1981). Bei pH-sensitiven Liposomen versucht man, die selektive Freisetzung des eingeschlossenen Antineoplastikums dadurch zu erreichen, indem man in die Lipiddoppelschicht Substanzen einbaut, die auf pH-Änderungen mit Strukturänderungen, ähnlich einem Indikator, reagieren, vgl. Abbildung 17. Durch die Strukturänderungen wird die Lipiddoppelschicht beeinflußt und die Permeabilität der Vesikel verändert (YATVIN u. a. 1980a und b). Voraussetzung dieses Konzepts sind pH-Differenzen zwischen Tumor- und Normalgewebe. Sowohl hinsichtlich einer generell höheren aeroben Glykolyse von Tumorzellen im Vergleich zu Normalzellen als auch hinsichtlich der durch diese Glykolyse bewirkten pH-Unterschiede ergeben sich Einschränkungen (SCHNEIDER 1981, WEINHOUSE 1982, VAN DEN BERG u. a. 1982).

Von der Arbeitsgruppe um HUNT wurden lichtempfindliche Liposomen dargestellt, die den eingeschlossenen, wasserlöslichen Marker vollständig verlieren, wenn sie für 30 bis 120 sec. mit Licht der Wellenlänge 360 nm bei einer Lichtintensität von 50 W m^{-2} bestrahlt werden (PIDGEON und HUNT 1983). Zum Targeting eisenhaltiger Partikel durch externe Magnetfelder vgl. WIDDER und SENYEI (1983).

Liposomen passieren im allgemeinen nicht biologische Schranken, so auch nicht das

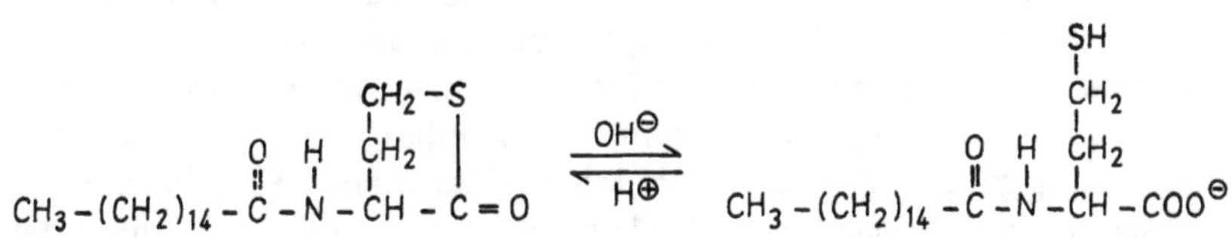

Abb. 17. Gleichgewicht zwischen der ungeladenen Thiolactonform und der geladenen, offenkettigen Form von N-Palmitoyl-homocystein (PHC) in Abhängigkeit von der Wasserstoffionenkonzentration

vaskuläre Endothel. Diese Einschränkung stellt jedoch auch einen Vorteil dar, gestattet sie doch die Fixierung der Vesikel mit dem eingeschlossenen Antineoplastikum in einem abgeschlossenen Kompartment. Verschiedene Arbeitsgruppen demonstrierten die über Stunden andauernde Anreicherung von Liposomen im Lymphknoten nach subkutaner, intraperitonealer oder direkter Applikation in das Lymphsystem (LEAK 1971, PARKER u. a. 1981, KALEDIN 1982).

9.1. Methoden zur Bindung spezifischer Proteine an die Liposomenoberfläche

Ältere Literatur zur Proteinimmobilisierung in oder an Liposomenoberflächen ist umfassend referiert (GREGORIADIS u. a. 1982, JULIANO 1980, FINKELSTEIN und WEISSMANN 1981).

Die dabei ausgewiesenen unbefriedigenden bzw. widersprüchlichen Ergebnisse haben ihre Ursachen in der Heterogenität der verwendeten Antikörper und in Mängeln der verwendeten Kopplungsreaktionen, die u. a. zu einem Verlust der spezifischen Affinität der Antikörper führten. Der letztgenannte Punkt unterstreicht die Bedeutung geeigneter Methoden zur Bindung von Proteinen an Liposomen und impliziert folgende Forderungen an das Protein-Liposom-Konjugat:

a) Die spezifische Affinität des Proteins muß nach Immobilisierung erhalten sein.
b) Das Protein muß ausreichend fest an das Liposom gebunden sein.
c) Eine ausreichende Menge von Proteinmolekülen muß an ein Liposom assoziiert sein.
d) Die Integrität des Liposoms einschließlich eingeschlossenen Wirkstoffs soll durch die Anlagerung des Proteins nicht beeinflußt sein.
e) Die Bindungstechnik muß einfach sein und hohe Bindungsraten ergeben.

Ein erfolgreiches Targeting in vivo mit Konjugaten, die diesen Forderungen genügen, ist weiterhin erst dann möglich, wenn die Addukte nicht vor Erreichen der Zielgewebe durch RHS-Zellen abgefangen werden. Die Aufnahme durch RH-aktive Organe, wie Leber und Milz, kann vermindert werden, indem die Liposomenoberfläche mit geeigneten Proteinen (Sialoglycoproteine, z. B. Fetuin) überzogen werden (TORCHILIN u. a. 1980, 1983). Die wesentlichsten Methoden zur Herstellung von Protein-Liposom-Konjugaten sind:

a) Adsorption von Proteinen an Liposomen
b) Inkorporation von Proteinen während der Liposomenbildung
c) Kovalente Immobilisation von Proteinen an Liposomen
d) Nichtkovalente Immobilisation chemisch modifizierter Proteine an Liposomen.

Die älteste und zugleich einfachste Methode zur Assoziation von Proteinen an Liposomen ist die Adsorption-Inkubation von Proteinen mit präformierten Liposomen verschiedener Zusammensetzung, Übersicht: TORCHILIN und KLIBANOV (1981).

Die Anlagerungsrate ist gering; nur wenige Proteinmoleküle sind pro Liposom assoziiert. Eine Steigerung der Bindungsrate ist durch Verwendung von Liposomen mit elektrischer Ladung entgegengesetzt der des Proteins (KIMELBERG 1976) bzw. durch hydrophobe Wechselwirkung (JULIANO u. a. 1971) möglich. Ein weiterer Nachteil der Adsorptionsmethode ist die geringe Festigkeit der Protein-Liposom-Bindung, wodurch insbesondere unter physiologischen Bedingungen wieder eine Desorption bzw. ein Austausch mit anderen Proteinen, z. B. aus dem Serum, erfolgt.

Die Inkorporation von Proteinen in die Liposomenmembran während deren Formierung wurde zuerst bei der Rekonstitution membrangebundener ATPase beschrieben (KAGAWA und RACKER 1971). Membranbeständige Proteine verfügen über hydrophobe Gruppierungen, die auf Grund ihrer sterischen Lage zur Wechselwirkung mit der ebenfalls hydrophoben Liposomenmembran befähigt sind. Demgegenüber sind die hydrophoben Domänen der Immunoglobuline im Inneren des Peptidknäules lokalisiert und einer Wechselwirkung mit dem Lipid nicht ohne weiteres zugänglich. Daher versagt diese Methode bei einer Reihe hydrophiler Proteine, z. B. β-Galaktosidase (HUANG und KENNEL 1979). Die gleichen Autoren demonstrieren mit 50% Anlagerung bei Erhaltung von 30—50% der Antikörperaktivität die Grenzen der Leistungsfähigkeit gleichzeitiger Beschallung von Lipid und Protein. GREGORIADIS konnte mit der gleichen Methode Fetuin bzw. Immunoglobulin zu 7—28% an Liposomen binden, wobei durch Pronasebehandlung demonstriert wurde, daß 14—28% des Proteins an der Außenfläche der Liposomen gebunden waren (GREGORIADIS und NEERUNJUN 1975a). Die erste kovalente Kopplung eines Antikörpers an Liposomen wurde von DUNNIK beschrieben. Carboxylgruppen in thyroglobulin-spezifischen Antikörpern wurden mit dem wasserlöslichen 1-Cyclohexyl-3-(2-morpholinoethyl)-carbodiimid umgesetzt und das aktivierte Protein dann mit präformierten PE-haltigen Liposomen inkubiert (DUNNIK u. a. 1975). Die Menge liposomal gebundenen Proteins war hier außerordentlich niedrig. Eine deutliche Steigerung der Assoziationsrate gelang TORCHILIN. Dabei dienten Glutardialdehyd bzw. Dimethylsuberimidat als bifunktionelle Kopplungsreagenzien (TORCHILIN u. a. 1978, 1979). Die Bindung des Antikörpers (^{125}I-markierter Antikörper gegen Myosin) an Liposomen, die ^{111}In enthielten, wurde aus der Anwesenheit der Antikörper zusammen mit den Liposomen im Ausschlußvolumen nach Sepharose 4B Gelchromatographie geschlossen.

Zu Arbeitsvorschriften zur Bindung von α-Chymotrypsin an Liposomen mittels Glutardialdehyd bzw. Dimethylsuberimidat vgl. TORCHILIN (1983). Die bisher genannten Kopplungsmethoden haben den Nachteil, zur Bildung von Homopolymeren von Vesikeln und Proteinen zu führen (LESERMAN 1981, TORCHILIN 1984). Von derartigen Störungen frei ist ein Verfahren, bei dem der Zuckeranteil in Glykolipiden mittels Per-

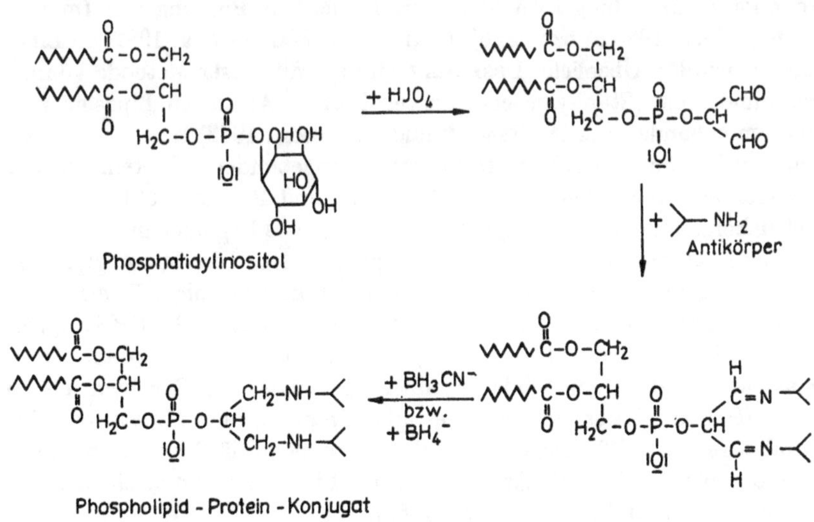

Abb. 18. Kovalente Kopplung von Antikörpern an Phospholipide mittels HIO_4 aktivierten Phosphatidylinositols

iodat vor oder nach Vesikelbildung zu Lipiden mit freien Aldehydgruppen oxidiert wird (HEATH u. a. 1981). Im zweiten Reaktionsschritt reagieren dann Proteine bei pH 9,5 mit diesen CHO-Gruppen zu SCHIFFschen Basen, die dann nachfolgend mit Natriumborhydrid bei pH 8,4 zu stabilen Aminen reagieren, vgl. Abbildung 18, mit dieser Methode können Bindungsraten von 100—200 µg Protein pro µmol Lipid erreicht werden (HEATH u. a. 1981).

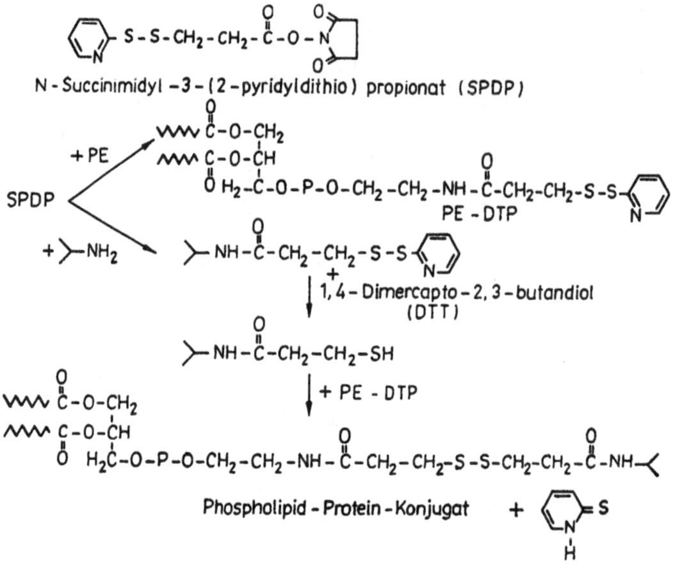

Abb. 19. Kovalente Kopplung von Antikörpern an Phospholipide mittels SPDP

N-Hydroxysuccinimidyl-3-(2-pyridilyldithio)propionat (SPDP) ist ein heterofunktionelles Reagens, bei dessen Anwendung ebenfalls das Problem der Homopolymerisation vermieden werden kann (Abbildung 19) und das erfolgreich zur Bindung von Immunglobulinen (LESERMAN u. a. 1980 b) bzw. Fab'-Fragmenten (MARTIN u. a. 1981) an Liposomen angewendet wurde; Übersicht LESERMAN (1981). Mit dieser Methode können bis zu 100 Proteinmoleküle (Staphylococcus aureus Protein A) an ein Liposom vom Durchmesser 400 nm gebunden werden (MACHY und LESERMAN 1983).

Wie schon erwähnt, verläuft die Inkorporation membrangebundener Proteine in oder an Lipiddoppelschichten außerordentlich glatt (KAGAWA und RACKER 1971). Ursache sind der Wechselwirkung mit dem Lipid zugängliche hydrophobe Regionen im Membranprotein. Analog dazu hat man durch Einbau hydrophober Anker in Immunglobuline der hydrophoben Wechselwirkung mit der Liposomenmembran befähigte Domänen in hydrophilen Proteinen geschaffen. SINHA und KARUSH benutzten dazu das SH-Gruppen bindende Reagenz N-(N^{α}-Iodacetyl,N-dansyl-lysyl)-phosphatidylethanolamin (Iod-DLPEA), das sie an λ-Ketten menschlicher Antikörper fixierten. Der hydrophobe Anker ließ sich einfach und mit ausreichender Festigkeit in präformierte Liposomen einbauen (SINHA und KARUSH 1979). Die Bindung des Proteins an die Liposomen wurde durch Gelchromatographie und durch Aggregation der Liposomen durch einen Anti-Antikörper bewiesen (SINHA und KARUSH 1979, 1982).

Nachteilig bei dieser Methode sind die relativ rigorosen Verfahren zur Gewinnung der reduzierten Antikörperfragmente. Aufgegriffen und weiterentwickelt wurde die Idee des Einbaus eines hydrophoben Ankers oder Schwanzes in Proteine auch von der Arbeitsgruppe um HUANG. Die Derivatisierung erfolgt hier einfach und schonend durch Anknüpfung langkettiger Fettsäurereste, vorzugsweise Palmitinsäure. Das so hydrophobisierte Protein läßt sich dann durch eine Detergens-Dialyse-Methode in und an Liposomen binden (HUANG u. a. 1980). Besonders hohe Inkorporation (über 80%), wobei mehr als 50% des Proteins an der Außenseite der Liposomen lokalisiert ist, wird erreicht, wenn der Palmitoylreste tragende Antikörper in 0,15% Desoxycholat einer REV-Liposomen-Suspension zugesetzt wird, nachdem der Hauptteil des organischen Lösungsmittels entfernt ist (SHEN u. a. 1982). Das Detergens wird nachfolgend durch Dialyse, nicht inkorporierte Antikörper und freie, nicht liposomal verkapselte Wirkstoffe mittels der Ficoll-Flotations-Technik entfernt. Mit dieser Methode lassen sich bis zu 200 Antikörpermoleküle an ein Liposom vom Durchmesser 0,15 μm binden, wobei die spezifischen Bindungseigenschaften des Antikörpers voll erhalten bleiben (SHEN u. a. 1982). Die Modifikation des Proteins durch Einbau eines hydrophoben Ankers in Liposomenmembranen wurde auch für eine Reihe anderer Proteine wie α-Chymotrypsin (TORCHILIN u. a. 1980b), sowie monoklonale Antikörper gegen Schafserythrozyten benutzt (HARSCH u. a. 1981). Im letzteren Falle erfolgte die Bildung der Liposomen und Abtrennung des Detergens nach der Methode der schnellen, kontrollierten Dialyse (MILSMANN und SCHWEDENER 1978, MAYERHOFER 1983). Die guten Ergebnisse, die bei der kovalenten Kopplung von Proteinen an Liposomen via aktivierte Derivate von Glykolipiden erhalten wurden, legten es nahe, auf diese Weise Proteine zu modifizieren und dann anschließend nichtkovalent in Liposomen einzulagern. Beim Einbau von Phosphatidylinositol-modifiziertem α-Chymotrypsin (Präparationsvorschrift TORCHILIN 1984) und nachfolgendem Einbau in REV-Liposomen entsprechend SHEN u. a. (1982) wurde Bindung von 80 Enzymmolekülen an ein Liposom bei voller Erhaltung der enzymatischen Aktivität erreicht (KLIBANOV und ARNDT 1983, unveröffentlichte Ergebnisse). In einer vergleichenden Studie wurden verschiedene Methoden zur Assoziation von L-Asparaginase und Meerrettichperoxidase an Liposomenoberflächen (SUV) untersucht (CLAASEN und VAN ROIJEN 1983). Folgende Techniken wurden miteinander verglichen:

a) Inkubation von SUV mit den Proteinen,
b) Inkorporation nach Hydrophobisierung der Proteine mit Palmitoylchlorid,
c) Inkorporation nach Hydrophobisierung der Proteine mit Dodecansäure,
d) Inkorporation durch Kopplung mit PI,
e) Inkorporation durch Kopplung mit PE.

Als Maßstab für die Qualität der verschiedenen Methoden diente das Ausmaß der Enzymaktivität im Protein-Liposomen-Konjugat. Die besten Ergebnisse wurden nach Hydrophobisierung der Proteine mittels Dodecansäure und nachfolgendem Einbau des modifizierten Proteins in die Lipiddoppelschicht der Vesikel erhalten. Der Einbau des hydrophoben Dodecansäurerestes in die Enzyme erfolgte dabei nach einer von COON und HUNTER angegebenen Vorschrift (COON und HUNTER 1973). Bei der Diskussion ihrer Ergebnisse weisen die Autoren darauf hin, daß die Präsenz der Enzymaktivität an der Liposomenoberfläche keine Aussagen über die Antigenität der vesikelgebundenen Proteine gestattet. Enzymaktivität und Enzymantigenität können an verschiedenen Stellen des Moleküls lokalisiert und letztere durch die Konjugation an die Vesikeloberfläche unzugänglich sein (CLAASEN und VAN ROIJEN 1983).

Für das Targeting von Liposomen mit organspezifischen Kohlenhydratliganden nahm die Entwicklung einen ähnlichen Verlauf, wie für Antikörper beschrieben. Die gemeinsame Beschallung von Kohlenhydratderivat und Phospholipid ergibt ausreichende Mengen der Zuckerkomponente an der Außenseite der Vesikel und ermöglicht ein in vivo Targeting von Lactosylceramid-haltigen SUV zu Hepatozyten (SPANJER und SCHERPHOF 1983). Zur nichtspezifischen Assoziierung weiterer Glykolipide (Ganglioside, Glycoshingolipide) an die Liposomenmembran (RICHARDS u. a. 1983, MANSSOU und OLOFSSON 1983).

Zur kovalenten Kopplung von p-Aminophenylglykosiden an Phosphatidylethanolamin PE diente die schon beschriebene Verknüpfung mit Glutardialdehyd (GHOSH und BACHHAWAT 1980). Als Anker wurden auch langkettige Amine benutzt (WILLIAMS u. a. 1979) bzw. Cholesterol, über eine Alkylkette mit dem Zucker verbunden (CHABALA und SHEN 1978, ORR u. a. 1979, PONPIPOM u. a. 1980, WU u. a. 1981). Verschiedene Lectine (Sojabohnenagglutinin, Erdnußagglutinin und Concanavalin A) wurden via oxidierte Ganglioside bzw. Ceramide kovalent mit diesen Glykolipiden verknüpft und in die Doppelschicht von MLV und LUV eingebaut (SHEEHY und LURQUIN 1983).

9.2. Targetingexperimente mit Liposomen

Letztliches Ziel des Targetings von Liposomen ist die gezielte Wechselwirkung mit pathogenen Zellen in vivo. Wie schon im Kapitel 6 gezeigt, wird das Verhalten von Liposomen in vivo durch eine Vielzahl komplexer Faktoren bestimmt. Liposomen unterliegen der unspezifischen Aufnahme durch Zellen des RHS, durch Wechselwirkung zwischen Liposomen und Lipoproteinen des Serums können die Vesikel undicht werden und ihren Inhalt, den biologisch aktiven Wirkstoff, vor Erreichen des Targets verlieren; schließlich ist es notwendig, daß nach Erreichen der zu zerstörenden Zellen und nachdem Wechselwirkung zwischen Antikörper und antigenen Determinanten auf der Oberfläche der Zielzelle eingetreten ist, die Liposomen in das Innere der Zellen gelangen und dort ihren zytotoxischen Inhalt freisetzen. Um überschaubare Verhältnisse zu bekommen, werden beim derzeitigen Stand der Kenntnisse Targetingexperimente vielfach als in vitro Untersuchungen durchgeführt. Eine Zusammenfassung der Untersuchungsergebnisse zur Abhängigkeit der Liposomenstabilität in vitro und in vivo von Lipidzusammensetzung und Cholesterolgehalt wurde von GREGORIADIS gegeben. Dabei wird am Beispiel der Zytostatika Vinkristin und Melphalan die geringe Permeation dieser Wirkstoffe aus CH-reichen bzw. SM- oder DMPC-haltigen Liposomen als Voraussetzung eines erfolgreichen Targetings demonstriert (GREGORIADIS u. a. 1982).

Die Aufnahme von liposomal verkapseltem Methotrexat in Targetzellen in Abhängigkeit vom Vesikeldurchmesser untersuchten MACHY und LESERMAN in vitro. Dazu wurden Liposomen (SUV 80 nm ⌀, REV 200 bzw. 400 nm ⌀), die MTX bzw. 6-Carboxyfluorescein enthielten, kovalent mit Staphylococcus areus Protein A gekuppelt. Protein A hat Affinität zu verschiedenen Klassen von Mausantikörpern und wird spezifisch an Zellen gebunden, die mit diesen Antikörpern präinkubiert sind. Im Versuch wurden die Zahl der zellgebundenen Liposomen durch Messung der zellassoziierten Fluoreszenz, der Wirkstoffeffekt durch Ermittlung der MTX bedingten Reduzierung des Desoxyuridineinbaus in die Zellen bestimmt. Obwohl die größeren REV-Liposomen in einem höheren Maße an Zellen (RDM4 Tumorzellen bzw. Lymphoblasten) gebunden wurden, war der MTX-Effekt am stärksten, wenn der Wirkstoff in SUV-Liposomen vom Durchmesser 80 nm eingeschlossen war. Aus der Nichtproportionalität von Wirkstoffbindung und -wirkung schließen die Autoren Fusion zwischen Zellmembran und Liposomen aus und folgern, daß ein über Endozytose verlaufender Aufnahmemechanismus für kleinere

Liposomen effektiver vonstatten geht als für größere (MACHY und LESERMAN 1983). Mit der gleichen Technik wurde von der Gruppe um LESERMAN demonstriert, daß T und B Lymphozyten unterschiedliche Endozytosekapazität besitzen (MACHY u. a. 1982).

In einer Reihe weiterer in vitro Arbeiten wird die spezifische Bindung und teilweise die Aufnahme antikörpertragender Liposomen an bzw. in entsprechende Targetzellen demonstriert: Schafserythrozyten (HARSCH u. a. 1981, ENDOH u. a. 1981), menschliche Erythrozyten (HEATH u. a. 1980, BRAGMAN u. a. 1983), L 929 Mauszellen (HUANG u. a. 1980), MM 46 bzw. MM 48 Ascitestumorzellen eines spontanten Mammatumors (HASHIMOTO u. a. 1983), menschliche Leukämiezellen K 562 (BRAGMAN u. a. 1983), Maus T und L Zellen (TRUNEH u. a. 1983). Das Verhalten von Liposomen mit spezifischen Proteinen an ihrer Oberfläche ist komplex. Ein Teil der Schwierigkeiten, die der Durchführung entsprechender in vivo Tests entgegenstehen, wurden bereits am Anfang dieses Abschnitts diskutiert.

Weitere Hindernisse sind:

a) Die Kreuzreaktion mit normalem Gewebe.
b) Der mangelnde Zugang zu soliden Tumoren auf Grund unzureichender Blutzufuhr.
c) Mangelnder Zugang zu Mikrometastasen, die sich an unzugänglichen Stellen angesiedelt haben.
d) Die Heterogenität eines Tumors und die Ausbildung von Mutanten mit veränderten Eigenschaften.
e) Die Präsenz von freien Tumorantigenen im Blut, die die Antikörper-Liposomen-Konjugate binden, bevor sie die Zielzellen erreichen.
f) Abwehrreaktion des Organismus gegenüber dem körperfremden Protein.

Liposomen, die Proteine an ihrer Oberfläche tragen, werden rascher mittels unspezifischer Absorption durch Makrophagen in Leber und Milz abgefangen als entsprechende Vesikel ohne Proteine. Durch Einbau von Sialoglykoproteinen in die Liposomenmembran kann die erhöhte unspezifische Bindung durch das RHS wieder reduziert werden (TORCHILIN u. a. 1980, KHAW u. a. 1983). Eines der ersten Targetingexperimente in vivo wurde von der Gruppe um TORCHILIN durchgeführt (TORCHILIN u. a. 1979, vgl. auch KHAW u. a. 1978). Dazu wurden, wie schon erläutert, ^{111}In enthaltende Liposomen kovalent mit Antikörpern gegen Myosin (Hund) gekoppelt. Die Infusion der antikörpertragenden Liposomen erfolgte in die Koronararterie von Hunden, die einen experimentellen Myokardinfarkt hatten. Anschließend wurden scintigraphische Aufnahmen gemacht und eine Anreicherung der Radioaktivität im Infarktbereich demonstriert. Bei dem Versuch wird die Tatsache ausgenutzt, daß nach Zerfall der Zellmembran in der Infarktzone das hochmolekulare und schwerlösliche Myosin dort verbleibt, aber für das Antikörper-Liposomen-Konjugat zugänglich wird. HUTCHCRAFT assoziierte Antithymus-Antikörper mit Liposomen, die Methotrexat (MTX) enthielten. In vitro wurde zwar eine Verdopplung der thymuszellassoziierten MTX-Konzentration gemessen, jedoch konnte keine Korrelation zur MTX-Zelltoxizität hergestellt werden. Entsprechende in vivo Versuche an AKR-Mäusen ergaben keine spezifische Thymusbindung des Antikörper-Liposomen-Konjugates (HUTCHCRAFT 1980, zitiert nach TOONEN und CROMMELIN 1983).

Grundlagen eines erfolgreichen Targeting-Experimentes in vivo — allerdings gegen Leberzellen — sind:

a) Präsenz eines Rezeptors an der Oberfläche von Hepatozyten, der spezifisch β-Galaktose enthaltende Glykolipide bindet.

b) Öffnungen (fenestrations) im Leberendothel, die Hepatozyten im besonderen Maße für in die Zirkulation appliziertes korpuskuläres Material zugänglich machen.

Durch Inkorporation von 8 Mol-% Lactosylceramid in SUV (DMPC, CH, PS 4:5:1) wurde nach intracardialer Injektion in Ratten eine Verdopplung der Aufnahme in die Leber und eine auf ein Drittel reduzierte Halbwertszeit der Vesikel im Blut im Vergleich zu Liposomen ohne Lactosylceramid gemessen. Die erhöhte Aufnahme in die Leber wird dabei in erster Linie durch einen gesteigerten Eintritt in Leberparenchymzellen verursacht, während die Aufnahme in die Nichtparenchymzellen der Leber, z. B. KUPFFER-Zellen, gegenüber den Kontrollen wenig verändert ist (SPANJER und SCHERPHOF 1983). Ein ähnlicher Versuch wurde mit REV durchgeführt, die ein Plasmid (Präproinsulin I Gen) enthielten und ebenfalls mit Lactosylceramid (LacCer) assoziiert waren. Das Targeting mit LacCer ergab in vivo eine erhöhte Aufnahme der Plasmid DNA in Endothelzellen und Hepatozyten der Leber (SORIANO u. a. 1983). In einem anderen in vivo Experiment wurden antikörpertragende Liposomen bzw. Kontroll-Liposomen in Mäuse injiziert, die sich in einer Antigendeterminante unterschieden. In Tieren, denen diese Determinante fehlte, zirkulierten die antikörpertragenden Liposomen genauso lange wie Kontroll-Liposomen, während in Mäusen mit dieser Determinante die antikörperhaltigen Liposomen rasch aus dem Plasma verschwanden. Ein weiteres Ergebnis war die geringe antiidiotypische Antwort der Mäuse gegen das Antikörper-Liposomen-Konjugat im Vergleich zur deutlich ausgeprägten Reaktion bei Applikation der gleichen Menge Antikörper zusammen mit FREUNDschem Adjuvans (LESERMAN u. a. 1983). Siehe auch Anhang.

10. Probleme der Herstellung von Liposomen im industriellen Maßstab, Vergleich mit anderen Drug Carriern

In vielen Publikationen zum Einsatz von Liposomen in der Krebsforschung wird — zumindest in der Einleitung — der Anspruch formuliert, Verbesserungen in die Tumordiagnostik bzw. -therapie bringen zu wollen. „Everybody wants to contribute to the solution of the cancer problem.“ (BUSCH 1979). Echte Beiträge müssen jedoch in eine klinische Anwendung münden, und damit taucht das Problem der Herstellung von Liposomen im industriellen Maßstab, z. B. in der pharmazeutischen Industrie, auf. In einer Zusammenfassung, unter einer ähnlichen Fragestellung wie in der Überschrift dieses Kapitels, vertritt FILDES die Meinung, daß möglicherweise auf anderen Gebieten, z. B. Umwandlung der Lichtenergie oder selektive chemische Synthesen, nicht aber auf dem Gebiet der Medizin der Durchbruch zur industriellen Herstellung von Liposomen erreicht werden könnte (FILDES 1981). Betrachtet man zum Zeitpunkt der Fertigstellung des Manuskriptes für dieses Buch die Situation (Frühjahr 1984), kann von einem echten Durchbruch auf keinem Gebiet gesprochen werden. Die hoffnungsvollen Ansätze ergeben sich jedoch aus medizinischen Fragestellungen. Beispielsweise erschienen 1983/84 die ersten Berichte zur Anwendung liposomaler Antineoplastika bzw. Diagnostika beim Menschen (COUNE u. a. 1983, LOPEZ-BERESTEIN 1984). Es wurde ein Schnelltest zur Feststellung einer Autoimmunkrankheit entwickelt, der auf der Reaktion eines liposomal verkapselten Farbstoffs beruht (JANOFF u. a. 1983). Der baldige Einsatz von Liposomen in der Impftechnologie wurde vorausgesagt (WOLFF 1983).

Innovationen werden von der pharmazeutischen Industrie unter folgenden Blickwinkeln betrachtet (Fildes 1981):

a) Medizinische Notwendigkeit,
b) Technische Durchführbarkeit,
c) Alternative Lösungen für das Problem,
d) Ökonomische Gesichtspunkte.

Die medizinische Notwendigkeit des Einsatz liposomaler Pharmaka könnte möglicherweise zuerst auf dem Feld der Tumorchemotherapie gegeben sein, indem die bislang in Tierversuchen erhaltenen graduellen Verbesserungen (vgl. Kapitel 7.1.) durch nachfolgende klinische Tests bestätigt werden. Die Begründung dieser Aussage wird aus dem lebensbedrohenden Charakter der Tumorerkrankung und dem Fehlen anderer tragfähiger Konzepte und Lösungen auf diesem Gebiet abgeleitet. Dabei wird eingeräumt, daß es im Stadium vorklinischer Forschungen schwierig ist, Aussagen darüber zu machen, welchen Umfang die durch den liposomalen Einschluß bewirkten Vorteile haben müssen. Ist beispielsweise eine deutliche Reduzierung der von Anthracyclinglykosiden verursachten Kardiotoxizität nach liposomaler Verkapselung bei gleichbleibender therapeutischer Effektivität ausreichend? Siehe dazu auch Weinstein (1984).

Die Frage der technischen Durchführbarkeit ist eng mit der medizinischen Notwendigkeit verknüpft. Überragende pharmakologische Wirksamkeit des liposomalen Wirkstoffs im Vergleich zum freien Wirkstoff würde in jedem Falle den notwendigen technischen und finanziellen Mehraufwand für die vesikuläre Verkapselung des Pharmakons kompensieren. Die bisher vorliegenden Resultate genügen diesem Anspruch nur zum Teil, und so bedarf es weiterer Anstrengungen, sowohl der Grundlagenforschung als auch der angewandten Forschung, diesem Ziel näher zu kommen. Eine Analyse der Patentsituation spiegelt das Interesse der pharmazeutischen Industrie an den Liposomen wider. Dabei umfassen die angemeldeten Patente folgende Bereiche:

a) Gewinnung zur Vesikelbildung befähigter Amphiphile,
b) Methoden zur Präparation von Vesikeln bei gleichzeitigem Einschluß ausgewählter Wirkstoffe,
c) Verfahren zur Erhöhung der Beständigkeit von Liposomen in vitro und in vivo,
d) Einsatz von Liposomen.

Wie in Tabelle 18 ausgewiesen, umspannen die angemeldeten Patente alle Bereiche der Herstellung und Anwendung von Liposomen, wobei unter den Anmeldern ein eindeutiges Vorherrschen der pharmazeutischen Industrie festzustellen ist. Hinter dem Patent-Titel „Lipide in wäßriger Phase" der Ciba-Geigy AG, vgl. Nr. 11 in Tabelle 18, verbirgt sich das in Kapitel 4.2. beschriebene Verfahren zur Herstellung von SUV durch Alkalisieren einer Phosphatidsäurelösung (Hauser und Gains 1982). Inwieweit das Problem der Lagerungsstabilität von Liposomen durch Abkühlen auf —196 °C bis —30 °C, wie in einem Patent beansprucht, (Nr. 12 in Tabelle 18), zu lösen ist, bleibt abzuwarten. Ohne die mit einer Herstellung von Liposomen im größeren Maßstab verbundenen Probleme bagatellisieren zu wollen, erscheinen sie lösbar und sind, verglichen mit den Erfordernissen der Gentechnologie, gering. Offene Fragen bestehen in verschiedener Richtung, insbesondere hinsichtlich der Lagerungsstabilität von vesikulär verkapselten Wirkstoffen:

a) Stabilität des Einschlusses von Substanzen,
b) Stabilität der Vesikel hinsichtlich Aggregation, Fusion usw.,
c) Chemische Stabilität der Komponenten im System Wirkstoff, Amphiphil, Wasser.

Tabelle 18. Patente zur Herstellung, Lagerung und biologischen Anwendung von Liposomen

	Patenttitel	Anmelder	Land	Patent-Nr.
1.	Phospholipid analogues and their preparation	Nattermann + Cie	Großbritannien	2020663
2.	Stabilising microvesicles	Ash und Hider	Großbritannien	2026340
3.	New polymerisable phospholipids and polymers thereof, methods for their preparation, methods for their use in coating substrates and forming liposomes and the resulting coated substrates and liposome compositions	D. Chapman	Europa	0032622
4.	Lipid membrane structure for drug delivery and composition containing a lipid-membrane drug system	Procter + Gamble	Europa	0009842
5.	Lipid vesicles bearing carbohydrate surfaces as lymphatic directed vesicles for therapeutic and diagnostic substances, their use and method of preparing them	Merck + Co CALTECH	Europa	0028917
6.	Bilayer-Vesikel, Verfahren zu ihrer Herstellung, ihre Verwendung sowie Dialysierungseinrichtung	Merck Patent Ges.	Europa	0032578
7.	Verfahren zur Herstellung von Lipid-Vesikeln durch Ultraschallbehandlung, Anwendung des Verfahrens und Vorrichtung zur Durchführung des Verfahrens	K. Gersonde	Europa	0052322
8.	Method for the oral administration of substances in the form of liposomes, and relative pharmaceutical compositions	Ausonia Pharmaceutici	Europa	0084169
9.	Encapsulation of volatile liquids	Unilever	Europa	0070719
10.	Verfahren zur Herstellung von liposomalen Arzneimitteln	H. G. Weder	Europa	0056781
11.	Lipide in wäßriger Phase	Ciba-Geigy	Europa	0088046
12.	Verfahren zur Herstellung von lagerungsstabilen Lipid-Vesikeln, Anwendung des Verfahrens und nach dem Verfahren hergestellte Lipid-Vesikel	K. Gersonde	Europa	0065292
13.	Synthetic phospholipid compounds and their preparation	Lipid Specialities	Europa	0072111
14.	Melange pulverulent de constituants lipidiques et de constituants hydrophobes, procede pour le préparer	C. Dior	Europa	0087993
15.	Polymerisierbare Phospholipide, Verfahren zu ihrer Herstellung, polymere Phospholipide, Verfahren zu ihrer Herstellung sowie Verwendung polymerer Phospholipide	Max-Planck-Ges.	Europa	0036155

16.	Magnetically-localizable, biodegradable lipid microspheres	Eli Lilly	Europa	0042249
17.	Method of making uniformly sized liposomes and liposomes so made	Univ. California, Berkeley	Europa	0036676
18.	Verfahren zur extemporierten Herstellung von Liposomen	Istituto Farcologico	BRD	OS 2946601
19.	Liposomen als Trägerstoffe für Medikamente	Sandoz	BRD	OS 2902672
20.	Verfahren zum Reinigen von Liposomensuspensionen	Farmitalia	BRD	OS 3001842
21.	Verfahren zur Herstellung von injizierbaren Liposomen	Sozieta Farmaceutici	BRD	OS 2842608
22.	Verfahren zur Herstellung von Liposomen, Liposomenlösungen und -gelen	Hoffmann La Roche	Europa	0069307
23.	Liposome Drug Delivery Systems	Sandoz	USA	4356167
24.	Verfahren zur Erhöhung der Inkorporation und der Expression von genetischem Material in die Kerne von intakten Zellen mit Hilfe von Liposomen	Studiengesellschaft Kohle	BRD	OS 3023787

Zweifellos stellt der relativ rasche Austritt niedermolekularer, in der Wasserphase von Liposomen lokalisierter Substanzen ein Problem dar. Siehe auch Anhang.

Ist der Wirkstoff lipidlöslich oder geht er Wechselwirkungen mit der Lipidmatrix ein, wird im allgemeinen eine geringe Permeation der Substanz aus den Vesikel beobachtet, vgl. Kapitel 4.9. Für Verbindungen, die bei geeigneter Wahl des Wirkstoff-Lipid-Verhältnisses vollständig an das Amphiphil gebunden werden, existieren Verfahren zur Herstellung lagerungsstabiler Vorprodukte. Dazu wird ein wasserfreies Substanz-Lipid-Gemisch hergestellt und erst unmittelbar vor Applikation der Puffer zugegeben (Imperial Chemical Industries Limited, Belg. P. 866697). Neben den Liposomen werden eine Reihe anderer Drug Carrier bzw. Arzneimittelfreisetzungssysteme derzeit intensiv untersucht:

a) Synthetische und biologische Polymere, Übersichten: Gros u. a. (1981), Poznansky und Cleland (1980),
b) Nanopartikel, Übersicht: Kreuter (1983),
c) Emulsionen und Mikroemulsionen, Übersichten: Davis (1982), Luisi u. a. (1984),
d) Mikrosphären, Tomlinson und Mc Vie (1983),
e) Arzneimittelfreisetzungssysteme, Roll (1983).

Von den genannten Systemen haben in letzter Zeit — allerdings außerhalb der Tumorchemotherapie — Arzneimittelfreisetzungssyteme die größte Entwicklung durchgemacht und gelangten bis zur therapeutischen Anwendung beim Menschen. Als Beispiele seien die transdermalen Systeme zur Freisetzung von Nitroglycerin genannt, „Nitrodisc" von Searle, „Transderm Nitro" von Ciba Geigy und „Nitro-Dur" von Key. Sie enthalten den Wirkstoff in einer Kunststoffmatrix und werden auf die Haut aufgebracht, ähnlich einem Pflaster. Über eine Fläche von 8—20 cm^2 gewährleisten sie einen gleichmäßigen Pharmakonspiegel über mindestens 24 h im Körper, wobei etwa 10—30% des Wirkstoffs in den Organismus gelangen (Banker u. a. 1983). Im Stadium der experimentellen Bearbeitung befinden sich rückkoppelbare Freisetzungssysteme, z. B. für Insulin, die keine mechanischen oder elektronischen Elemente enthalten. Sie bestehen aus einer Membran, die einen Insulinvorrat vom Körpergewebe abgrenzt. Die Membran enthält freie Aminogruppen und das Enzym Glucoseoxidase. Bei steigenden Glukosekonzentrationen im Blut penetriert der Zucker in die Membran, wird dort durch das Enzym in Glukonsäure umgewandelt. Die dabei gebildeten Wasserstoffionen protonieren die Aminogruppe. Durch die Ladungsänderung steigt die Permeabilität der Membran, Insulin tritt aus und puffert zugleich die freigesetzten Protonen ab, die Poren in der Membran schließen sich wieder (Ratner und Horbet 1983).

Die unter a—d genannten Carrier unterliegen den gleichen Begrenzungen wie Liposomen. Als korpuskuläre Materialien werden sie bevorzugt durch das RHS abgefangen. Weitere Limitierungen sind:

a) Darstellung des geeigneten Carriers;
b) Stabilität des Systems Carrier — Wirkstoff bei Lagerung und in vivo;
c) Einschluß ausreichender Wirkstoffmengen;
d) Notwendigkeit der parenteralen Administration;
e) Begrenzte Fähigkeit, das Endothel der Blutgefäße zu passieren;
f) Begrenzte Aufnahme durch Zellen, die nicht phagozytotisch aktiv sind;
g) Immunogenität;
h) Begrenzte oder gar nicht vorhandene Selektivität zu Zielzellen;
i) Abbaubarkeit.

Jeder der genannten Carriertypen hat dabei innerhalb der genannten Begrenzungen Vor- und Nachteile. Für die Liposomen sind dabei folgende Vorteile herauszustellen: Sie können relativ einfach aus biogenem Material in breiter Vielfalt hergestellt werden. Sie sind wenig oder nicht immunogen. Ihre Elimination aus dem Organismus ist problemlos. Umfassende vergleichende Untersuchungen der verschiedenen Carrier untereinander sind den Autoren nicht bekannt. Eine Gegenüberstellung eigener Messungen zur Organverteilung von Nanopartikeln mit Literaturdaten zur Verteilung von Mikrosphären, Liposomen und Emulsionen publizierte KREUTER und konstatierte ein weitgehend uniformes Verhalten der einzelnen Vesikelgruppen (KREUTER 1983). Siehe Anhang.

11. Schlußbemerkungen

Es lohnt die Überlegung, warum Wissenschaftler unterschiedlichster Fachrichtungen sich Liposomen als Forschungsgegenstand erkoren haben. Antworten sind in verschiedener Richtung möglich. Einmal sind diese Vesikel sehr leicht aus bequem verfügbaren Biochemikalien herstellbar. Zum anderen gestattet ihre Variabilität ein weitgehendes Anpassen an die unterschiedlichsten Fragestellungen. Seit ihrer ersten Beschreibung haben Liposomen in dreifacher Hinsicht eine Entwicklung erfahren. Einmal wurden mit ihnen physikalisch-chemische Untersuchungen, u. a. zur Selbstordnung von Molekülen durchgeführt, zum anderen dienten sie als Membranmodelle und wurden drittens als Carrier einer großen Zahl biologisch aktiver Verbindungen intensiv untersucht. Die umfangreichen Ergebnisse zum Einschluß von Pharmaka in Liposomen belegen, daß die Lipiddoppelschicht vielfach mehr als eine bloße Hülle für die Substanz darstellt. Aus der Wechselwirkung der amphiphilen Lipidmoleküle mit den verkapselten Verbindungen ergeben sich neue, oft unerwartete Verhaltensweisen des Liposomen-Substanz-Komplexes. Den an anderer Stelle ausführlich dargelegten Vorteilen von Liposomen, auch im Vergleich zu anderen Drug Carrier, stehen derzeit eine Reihe Nachteile gegenüber:

- ihre bevorzugte Aufnahme durch das retikulohistiozytäre System, insbesondere in Leber und Milz,
- ihre unzureichende Stabilität im biologischen Milieu,
- ihre begrenzte Fähigkeit, Endothelschranken zu überwinden und damit den Blutstrom zu verlassen.

Durch den Einbau halb- oder vollsynthetischer Lipide in die Liposomenmembran, durch Präparation von Vesikeln, die hinsichtlich Ladung, Größe und Phasenzustand genau definiert sind, durch Ausnutzung immunologischer Targets oder durch eine Blockierung des RHS versucht man, optimalere Lösungen zu finden.

Bei der Anwendung von Liposomen für medizinische Probleme haben vor allem diejenigen Fragestellungen Erfolgsaussichten, die das natürliche Target (RHS) für therapeutische oder diagnostische Zwecke nutzen. So stellen Liposomen für die Behandlung parasitärer (Malaria, Leishmaniasis) oder anderer Infektionskrankheiten (Candida albicans, Salmonellosis), bei denen sich die Krankheitserreger in Strukturen des RHS ansiedeln, geeignete Vehikel zum Einschleusen der entsprechenden Medikamente in die Zielzellen dar. Es resultieren Effekte wie Erniedrigung der erforderlichen Dosis, Vermeidung von Nebenwirkungen und damit Erhöhung der therapeutischen Breite.

Jedoch auch Einsatzgebiete wie die Behandlung lysosomaler Speicherkrankheiten, des respiratorischen Notsyndroms bei Neugeborenen, der Arthritis, bestimmter Formen des Diabetes mellitus und von Vergiftungen, müssen bei Überwindung der derzeit noch bestehenden Schwierigkeiten als realistisch angesehen werden. Der Transfer von genetischem Material mittels Liposomen steht noch am Anfang seiner Entwicklung, so daß die Leistungsfähigkeit dieser Methode für die Lösung von Problemen auf Gebieten wie Gentechnologie, Behandlung genetisch bedingter Erkrankungen und evtl. auch Tumoren noch nicht klar abgeschätzt werden kann.

Demgegenüber scheinen die Adjuvanseigenschaften der Liposomen eindeutig erwiesen und ihr Einsatz als Vehikel für Vakzine in absehbarer Zeit möglich zu sein.

Speziell in der Onkologie werden drei hauptsächliche Anwendungsgebiete für Liposomen gesehen:

1. Liposomal verkapselte Zytostatika

   Nahezu jedes in der Klinik angewandte Antineoplastikum wurde in Liposomen eingeschlossen. Die bei der vergleichenden experimentellen Testung der verkapselten und freien Substanz erhaltenen Resultate sind unterschiedlich. Die Aufwand-Nutzen-Relation muß für jeden Liposom-Arzneimittel-Komplex gesondert kalkuliert werden. Vorteile eines liposomalen Einschlusses sind vor allem dort zu sehen, wo eine Verlängerung der Eliminationshalbwertszeit, eine Verminderung toxischer Nebenwirkungen oder eine Erniedrigung der therapeutisch notwendigen Dosis erzielt werden. Fragen der möglichen Überwindung von Resistenzen, der Behandlung bestimmter Metastasenlokalisationen oder der Anreicherung im Tumorgewebe sind noch nicht ausreichend geklärt.

2. Tumoricide Makrophagen

   Die auf diesem Gebiet experimentell erhaltenen Resultate mit liposomal verkapselten Lymphokinen oder Muramyldipeptid sind ermutigend. Es bleibt abzuwarten, ob auch am Menschen eine der Tumormasse und -charakteristik adäquate Makrophagenstimulierung und damit ein therapeutischer Effekt erreicht werden kann. Entscheidend für einen breiteren Einsatz wird auch das Vorhandensein genügender Mengen eines standardisierten Stimulans sein.

3. Tumordiagnostik durch liposomale Marker

   Die erfolgreiche Anwendung am Menschen wird von der Wahl des geeigneten Markers, der Applikationsweise und der Tumorlokalisation abhängen. ^{99m}Technetium und ^{125}I-CEA stellen die derzeit bevorzugten Marker dar.

Generell bleiben vor einer breiten klinischen Anwendung von Liposomen noch folgende Probleme zu lösen:

- Herstellbarkeit im industriell-technischen Maßstab;
- Genügend lange Haltbarkeit bei allgemein verfügbaren Bedingungen;
- Klärung möglicher, bei chronischem Gebrauch vorkommender Nebenwirkungen;
- Nachweis eines eindeutigen therapeutischen Vorteils, der den höheren präparativen und galenischen Aufwand rechtfertigt.

Eine derartige Orientierung von Forschungsarbeiten scheint der sicherste Weg zu sein, um in absehbarer Zeit die Frage entscheiden zu können: Sind Liposomen ein universell anwendbarer Drug Carrier oder stellen sie nur ein interessantes und sehr variables Modell zur Lösung wissenschaftlicher Grundsatzfragen dar. Siehe auch Anhang.

12. Literatur

ABRA, R. M., M. E. BOSWORTH, C. A. HUNT (1980): Liposome disposition in vivo: effects of predosing with liposomes. Res. Commun. Chem. Pathol. Pharmacol. **29**, 349–359.

ABRA, R. M., C. A. HUNT (1981): Liposome disposition in vivo III. Dose and vesicle-size effects. Biochim. Biophys. Acta **666**, 493–503.

ABRA, R. M., C. A. HUNT (1982): Liposome disposition in vivo. IV: The interaction of sequential doses of liposomes having different diameters. Res. Commun. Chem. Pathol. Pharmacol. **36**, 17–31.

ABRA, R. M., H. SCHREIER, F. C. SZOKA (1982): The use of a new radioactive-iodine labelled lipid marker to follow in vivo disposition of liposomes: comparison with an encapsulated aqueous space marker. Res. Commun. Chem. Pathol. Pharmacol. **37**, 199–213.

ACKERS, G. K. (1967): A new calibration procedure for gel filtration columns. J. Biol. Chem. **242**, 3237–3238.

ADAMS, D. H., G. JOYCE, V. J. RICHARDSON, B. E. RYMAN, H. M. WISNIEWSKI (1977): Liposome toxicity in the mouse central nervous system. J. Neurol. Sciences **31**, 173–179.

ADRIAN, G., L. HUANG (1979): Entrapment of proteins in phosphatidylcholine vesicles. Biochemistry **18**, 5610–5614.

AHMED, M., J. S. BURTON, J. HADGRAFT, I. W. KELLAWAY (1980): Partioning and efflux of phenothiazines from liposomes. Biochem. Pharmacol. **29**, 2361–2365.

AITZETMÜLLER, K. (1975): The liquid chromatography of lipids, a critical review. J. Chromatogr. **113**, 231–266.

ALLAN, D., S. COCKROFT (1982): A modified procedure for thinlayer chromatography of phospholipids. J. Lipid Res. **23**, 1373–1374.

ALLEN, R. J. L. (1940): Estimation of phosphorus. Biochem. J. **34**, 858–865.

ALLEN, T. M., L. G. CLELAND (1980): Serum-induced leakage of liposome contents. Biochim. Biophys. Acta **597**, 418–426.

ALLEN, T. M., L. MC ALLISTER, S. MAUSOLF, E. GYORFFY (1981): Liposome-cell interactions. A study of the interactions of liposomes containing entrapped anti-cancer drugs with the EMT 6, S 49 and AE_1 (transport-deficient) cell lines. Biochim. Biophys. Acta **643**, 346–362.

ALLEN, T. M., J. M. EVEREST (1983): Effect of liposome size and drug release properties on pharmacokinetics of encapsulated drug in rats. J. Pharmacol. Exp. Therap. **226**, 539–544.

ALLISON, A. C., G. GREGORIADIS (1974): Liposomes as immunological adjuvants. Nature **252**, 252.

ALLISON, A. C., G. GREGORIADIS (1976): Liposomes as immunological adjuvants. Recent Results Cancer Res. **56**, 58–64.

ALMEIDA, J. D., D. C. EDWARDS, C. M. BRAND, T. D. HEATH (1975): Formation of virosomes from influenza subunits and liposomes. Lancet II 899–901.

ALVING, C. R., R. L. RICHARDS (1977): Immune reactivities of antibodies against glycolipids. II. Comparative properties, using liposomes, of purified antibodies against mono-, di- and trihexosyl ceramide haptens. Immunochemistry **14**, 383–389.

ALVING, C. R., E. A. STECK (1979): The use of liposome-encapsulated drugs in leishmaniasis. Trends in Biochem. Sci. **4**, N 175–N 177.

ALVING, C. R., B. H. IGLEWSKI, K. A. URBAN, J. MOSS, R. L. RICHARDS, J. D. SADOFF (1980 a): Binding of dipththeria toxin to phospholipids in liposomes. Proc. Natl. Acad. Sci. USA **77**, 1986–1990.

ALVING, C. R., B. BANERJI, T. SHIBA, S. KOTANI, J. D. CLEMENTS, R. L. RICHARDS (1980 b): Liposomes as vehicles for vaccines. Progr. Clin. Biol. Res. **47**, 339–355.

ALVING, C. R. (1982): Therapeutic potential of liposomes as carriers in leishmaniasis, malaria, and vaccines. In: Targeting of drugs (G. GREGORIADIS, J. SENIOR, A. TROUET, Eds.) Plenum Publishing Corporation.

ANGHILERI, L. J., N. FIRUSIAN, K. P. BRUKSCH (1976): In vivo distribution of ^{99m}Tc-labelled liposomes. J. Nucl. Biol. Med. **20**, 165–167.

ARNDT, D., I. FICHTNER, R. RESZKA, B. ELBE (1983): Präparation, Eigenschaften und therapeutische Effektivität von daunorubicinhaltigen Liposomen. Pharmazie **38**, 331–335.

ARNDT, D., I. FICHTNER (1983): Untersuchungen zum liposomalen Einschluß von Ambazon[R] (1,4-Benzochinonguanylhydrazonthiosemicarbazon) in MLV und REV (PC:CH:DCP 4,4:4,4:1). unveröffentlicht.

ARNDT, D., I. FICHTNER, R. RESZKA (1983): Verfahren zur liposomalen Verkapselung von Pharmaka. WP (DDR) A 61 J/254 375 5.

ARRIETA-MOLERO, J. F., K. ALECK, M. K. SINHA, C. M. BROWNSCHEIDLER, L. J. SHAPIRO, M. A. SPERLING (1982): Orally administered liposome-entrapped insulin in diabetic animals. Hormone Res. **16**, 249–256.

AXT, J., D. SARRACH, J. ZIPPER (1979): Liposomen als potentielle Peptidwirkstoff-Carrier Untersuchungen mit Insulin als Modell. Pharmazie **34**, 350–351.

BABBAGE, J. W., M. C. BERENBAUM (1982): Increased therapeutic efficiency of a lipid-soluble alkylating agent incorporated in liposomes. Brit. J. Cancer **45**, 830–834.

BAKOUCHE, O., D. GERLIER (1983): Physical separation of the aqueous phase and lipoidal lamellae from multilamellar liposomes: An analytical and preparative procedure. Analyt. Biochem. **130**, 379–384.

BALI, A., S. DHAWAN, C. M. GUPTA (1983): Stability of liposomes in circulation is markedly enhanced by structural modification of their phospholipid component. FEBS Lett. **154**, 373–377.

BANGHAM, A. D., R. W. HORNE (1964): Negative staining of phospholipids and their structural modification by surface-active agents as observed in the elektron mikroscope. J. Mol. Biol. **8**, 660–668.

BANGHAM, A. D., M. M. STANDISH, J. C. WATKINS (1965): Diffusion of univalent ions across the lamellae of swollen phospholipids. J. Mol. Biol. **13**, 238–252.

BANGHAM, A. D., M. W. HILL, N. G. MILLER (1974): Preparation and use of liposomes as models of biological membranes. Methods Membrane Biology **1**, 1–68.

BANGHAM, A. D. (1980): Development of the liposome concept. In: Liposomes in biological systems. (G. GREGORIADIS, A. C. ALLISON, Eds.) John Wiley and Sons, New York.

BANGHAM, A. D., Ed. (1983): Liposome Letters. Academic Press, London.

BANGHAM, A. D. (1983): Liposomes in nuce. Biol. Cell **47**, 1–10.

BANKER, G. S., N. R. ANDERSON, D. O. KILDSIG (1983): The future of pharmacotherapeutics; trends in drugs, dosage forms and drug delivery. Pharm. Intern. **4**, 9–12.

BARD, D. R., C. G. KNIGHT, D. P. PAGE-THOMAS (1982): Toxicity of liposomal N-acyl daunorubicins to L 929 cells in culture. Brit. J. Cancer **45**, 783–785.

BARENHOLZT, Y., S. ANSELEM, D. LICHTENBERG (1979): A new method for preparation of phospholipid vesicles (liposomes) — French Press. FEBS Letters **99**, 210–214.

BARON, C., T. E. THOMSON (1975): Solubilization of bacterial membrane proteins using alkyl glucosides and dioctanoyl phosphatidylcholine. Biochim. Biophys. Acta **382**, 276–285.

BARSOUM, I. S., M. REICH (1982): The effect of liposome-entrapped penicillin G on Staphylococcus aureus infection in mice. ICRS Med. Sci. **10**, 358.

BARROW, D. A., B. R. LENTZ (1980): Large vesicle contamination in small, unilamellar vesicles. Biochim. Biophys. Acta **597**, 92–99.

BARTLETT, G. R. (1959): Phosphorus assay in column chromatography. J. Biol. Chem. **234**, 466–468.

BATZRI, S., E. D. KORN (1973): Single bilayer liposomes prepared without sonication. Biochim. Biophys. Acta **298**, 1015–1019.

BATZRI, S., E. D. KORN (1975): Interaction of phospholipid vesicles with cells. Endocytosis and fusion as alternate mechanisms foı the uptake of lipid soluble and water soluble molecules. J. Cell Biol. **66**, 621–635.

BAUMGARTNER, E., J.-H. FUHRHOP (1980): Vesikeln mit einer einschichtigen und redoxaktiven Membran. Angew. Chem. **92**, 564–566.

BEAUMIER, P. L., K. J. HWANG (1982): An efficient method for loading Indium-111 into liposomes using acetylacetone. J. Nucl. Med. **23**, 810–815.

BEAUMIER, P. L., K. J. HWANG (1983a): Effects of liposome size on the degradation of bovine brain sphingomyelin/cholesterol liposomes in the mouse liver. Biochim. Biophys. Acta **731**, 23–30.

BEAUMIER, P. L., K. J. HWANG, J. T. SLATTERY (1983b): Effect of liposome dose to the elimination of small unilamellar sphingomyelin/cholesterol vesicles from the circulation. Res. Commun. Chem. Pathol. Pharmacol. **39**, 277–289.

BELCHETZ, P. E., I. P. BRAIDMAN, J. C. W. CRAWLE, G. GREGORIADIS (1977): Treatment of Gaucher's disease with liposome-entrapped glucocerebroside: β-glucosidase. Lancet II, 116 to 117.

BERGELSON, L. D. (1979): Paramagnetic hydrophilic probes in NMR investigations of membrane systems. Meth. Membr. Biol. **9**, 275–335.

BERGELSON, L. D., Ed. (1980): Lipid biochemical preparations. Elsevier/North-Holland Biomedical Press. Amsterdam, New York, Oxford.

BERGELSON, L. D., Ed. (1981): Präparation biochemischer Lipide (russ.), Verlag Nauka.

BERNE, B. J., R. PECORA (1976): Dynamic light scattering with applications to chemistry, biology and physics. Wiley, New York.

BIRD, H. A. (1979): Liposomes in arthritis. The Lancet **8136**, 247.

BLACK, C. D. V., G. GREGORIADIS (1976): Interaction of liposomes with blood plasma proteins. Biochem. Soc. Transact. **4**, 253–256.

BLACK, C. D. V., G. J. WATSON, R. W. WARD (1977): The use of pentostam liposomes in the chemotherapy of experimental leishmaniasis. Trans. R. Soc. Trop. Med. Hyg. **71**, 550–552.

BOSWORTH, M. E., C. A. HUNT (1982): Liposome disposition in vivo II: Dose dependency. J. Pharm. Sci. **71**, 100–104.

BOSWORTH, M. E., C. A. HUNT, D. PRATT (1982): Liposome dialysis for improved size distributions. J. Pharm. Sci. **71**, 806–812.

BRAGMAN, K. S., T. D. HEATH, D. PAPAHADJOPOULOS (1983): Simultaneous interaction of monoclonal antibody-targeted liposomes with two receptors on K 562 cells. Biochim. Biophys. Acta **730**, 187–195.

BRASSINNE, C., R. VANHAELEN-FASTRE, M. VANHAELEN (1981): High performance liquid chromatography determination of nocadazole[R] in liposomes and L 1210 cells. J. Chromatogr. **213**, 170–172.

BRASSINNE, C., A. COUNE, J. HILDEBRAND, J. M. RUYSSCHAERT, C. LADURON (1983a): Chemotherapeutic activity of NSC 251635 entrapped in liposomes on L 1210 murine leukemia. Biol. of the Cell **47**, 137.

BRASSINNE, C., G. ATASSI, J. FRÜHLING, W. PENASSE, A. CHOUNE, J. HILDEBRAND, J.-M. RUYSSCHAERT, C. LADURON (1983b): Antitumor activity of a water-insoluble compound entrapped in liposomes on L 1210 leukemia in mice. J. Natl. Cancer Inst. **70**, 1081–1085.

BROWNING, J. L. (1981): NMR studies of the structural and motional properties of phospholipids in membranes. In: Liposomes: From physical structure to therapeutic application (G. KNIGHT, Ed.). Elservier/North-Holland, Amsterdam, New York, Oxford, S. 189–242.

BRUNNER, J., P. SKRABAL, H. HAUSER (1976): Single bilayer vesicles prepared without sonication, physico-chemical properties. Biochim. Biophys. Acta **455**, 322–331.

BUCANA, C. D., L. C. HOYER, A. J. SCHROIT, E. KLEINERMAN, I. J. FIDLER (1983): Ultrastructural studies of the interaction between liposomes-activated human blood monocytes and allogenic tumor cells in vitro. Amer. J. Pathol. **112**, 101–111.

BURTON, G. W., K. H. CHEESEMAN, K. U. INGOLD, T. F. SLATER (1983): Lipid antioxidants and products of lipid peroxidation as potential tumour protective agents. Biochem. Soc. Transact. **11**, 261–262.

BUSCH, H., E. FUJIWARA, D. C. FIRSZT (1961): Studies on the metabolism of radioactive albumin in tumour bearing rats. Cancer Res. **21**, 371–375.

BUSCH, H. (1979): The complexity of the cancer problem. Federation Proc. **38**, 94–96.

BUTLER, J., F. TIETZE, F. PELLETIGUE, S. P. SPIELBERG, J. D. SCHULMAN (1978): Depletion of cystine in cystinotic fibroblasts by drugs enclosed in liposomes. Pediatr. Res. **12**, 46–51.

CANTENYS, D., Y. CREACH, L. PRADAYROL, E. HOLLANDE, M. MASSOL (1983): Covalent attachment of insulin to the outer surface of liposomes. Biochem. Biophys. Res. Commun. **117**, 399–405.

CARIDE, V. J., B. L. ZARET (1977): Liposome accumulation in regions of experimental myocardial infarction. Science **198**, 735–738.

CARNIE, S., J. N. ISRAELACHVILI, B. A. PAILTHORPE (1979): Lipid packing and transbilayer asymmetries of mixed lipid vesicles. Biochim. Biophys. Acta **554**, 340–357.

CHABALA, J. C., T. Y. SHEN (1978): The preparation of 3-cholesteryl-6-(glycosylthio) hexyl ethers and their incorporation into liposomes. Carbohyd. Res. **67**, 55–63.

CHAPMAN, D. (1975): Phase transitions and fluidity characteristics of lipids and cell membranes. Quart. Rev. Biophys. **8**, 185–235.

CHEBANOV, S. M., V. P. TORCHILIN, V. R. BERDICHEVSKII, A. S. LOGINOV, V. N. SMIRNOV (1983): Ultrastructure of myelin-like particles of the liver of mice administered liposomes with varying content of cholesterol and phosphatidylcholin. Bull. Exp. Biol. Med. **95** (4) 110 to **113**.

CHOBANIAN, J. V., A. R. TALL, P. I. BRECHER (1979): Interaction between unilamellar egg yolk lecithin vesicles and human high density lipoprotein. Biochemistry **18**, 180–187.

CHONG, C. S., K. COLBOW (1976): Light scattering and turbidity measurements in lipid vesicles. Biochim. Biophys. Acta **436**, 260–282.

CLAASEN, E., N. VAN ROOIJEN (1983): A comperative study on the effectiveness of various procedures for attachment of two proteins (L-asparaginase and horse radish peroxidase) to the surface of liposomes. Preparative Biochemistry **13**, 167–174.

CLELAND, L. G., B. V. ROBERTS, R. GARRATT, T. M. ALLEN (1982): Cortisol palmitate liposomes: enhanced antiinflammatory effect in rats compared with free cortisol. Agents and actions **12**, 348–352.

COHEN, C. M., G. WEISSMANN, S. HOFFSTEIN, Y. C. AWARTHI, S. K. SRIVASTAVA (1976): Introduction of purified hexosaminidase A into Tay-Sachs leukocytes by means of immunoglobulin-coated liposomes. Biochemistry **15**, 452–460.

COLE, A. W. G., R. O. KINGABY, M. J. LAB, T. N. PALMER (1982): Myocardial liposome uptake in the early stages of myocardial infarction. Cardiovascular Res. **16**, 516–523.

COLLEY, C. M., B. E. RYMAN (1975): Liposomes as carriers in vivo for methotrexate. Biochem. Soc. Trans. **3**, 157–159.

COON, J., R. HUNTER (1973): Selective induction of delayed hypersensitivity by a lipid conjugated protein antigen which is localized in thymus dependent lymphoid tissue. J. Immunol. **110**, 183–190.

COUNE, A., J. P. SCULIER, J. FRÜHLING, P. STRYCKMANS, C. BRASSINNE, J. M. RUYSSCHAERT, J. HILDEBRAND (1983): Iv administration of a water-insoluble antimitotic compound entrapped in liposomes. Preliminary report on infusion of large volumes of liposomes to man. Cancer Treat. Rep. **67**, 1031–1033.

CULLIS, P. R., D. DE KRUIJFF, M. J. HOPE, R. NAYAR, S. L. SCHMID (1980): Canad. J. Biochem. **58**, 1091–1100.

DAHL, C., R. AZARNIA, R. WERNER (1981): Induction of cell-cell channel formation by mRNA. Nature **289**, 683–685.

DAMEN, J., M. WAITE, G. SCHERPHOF (1979): The in vitro transfer of [^{14}C] dimyristoylphosphatidylcholine from liposomes to subfractions of human plasma high density lipoproteins. FEBS Lett. **105**, 115–119.

DAMEN, J. (1982): Interactions of liposomes with plasma lipoproteins. Ph.D. Thesis, Universität Groningen.

DAPERGOLAS, G., G. GREGORIADIS (1976): Hypoglycaemic effect of liposome-entrapped insulin administered intragastrically into rats. Lancet II, 824–827.

DAPERGOLAS, G. E., E. D. NEERUNJUN, G. GREGORIADIS (1976): Penetration of target areas in the rat by liposome-associated bleomycin, glucoseperoxidase and insulin. FEBS Lett. **63**, 235–239.

Davis, S. S. (1982): Emulsion systems for the delivery of drugs by the parenteral route. In: Optimization of drug delivery, Alfred Benzon Symposium 17 (H. Bundgaard, A. B. Hausen, H. Kofod, Eds.), Munksgaard, Kopenhagen , S. 333–345.

Day, D., H. H. Hub, H. Ringsdorf (1979): Polymerization of mono- and bi-functional diacetylene derivatives in monolayers at the gas-water interface. Israel J. Chem. 18, 325–329.

Deamer, D., A. D. Bangham (1976): Large volume liposomes by an ether vaporization method. Biochim. Biophys. Acta 443, 629–634.

Deliconstantinos, G., G. Gregoriadis, G. Abel, M. Jones, D. Robertson (1977): Incorporation of cis-dichlorobiscyclopentylamineplatinum (II) into liposomes enhances its uptake by ADJ/PC 6A tumors implanted subcutaneously into mice. Biochem. Soc. Trans. 5, 1326 to 1328.

Demel, R. A., B. de Kruyff (1976): The function of sterols in membranes. Biochim. Biophys. Acta 457, 109–132.

Deodhar, S. D., K. James, T. Chiang, M. Edinger, B. P. Barna (1982a): Inhibition of lung metastases in mice bearing a malignant fibrosarcoma by treatment with liposomes containing human C-reactive protein. Cancer Res. 42, 5084–5088.

Deodhar, S. D., B. P. Barna, M. Edinger, T. Chiang (1982b): Inhibition of lung metastases by liposomal immunotherapy in a murine fibrosarcoma model. J. Biol. Response Modifiers 1, 27–43.

Deshmukh, D. S., W. D. Bear, H. W. Wisniewski, H. Brocheroff (1978): Long living liposomes as potential drug carriers. Biochem. Biophys. Res. Commun. 82, 328–334.

Deshmukh, D. S., W. D. Bear, H. Brocheroff (1981): Can intact liposomes be absorbed in the gut? Life Sci. 28, 239–242.

De Silva, M., B. L. Hazleman, D. P. Page-Thomas, P. Wright (1979): Liposomes in arthritis: a new approach. The Lancet 8130, 1320–1322.

Deuticke, B., M. Grunze, C. W. M. Heast (1980): In: Membrane transport in erythrocytes (U. V. Lassen, H. H. Ussing, J. O. Wieth, Eds.), Munksgaard, Kopenhagen, S. 143–172.

Dijkstra, J., W. J. M. Vangalen, F. H. Roerdink, D. Regst, G. L. Scherphof (1982): Uptake of liposomes by Kupffer cells in vitro. In: 2nd Kupffer cell Symposium 1982 (D. L. Knook, E. Wisse, Eds.), Elsevier Biomed. Press, Amsterdam, S. 297–304.

Dimitriadis, G. (1978): Translation of rabbit globin mRNA introduced by liposomes into mouse lymphocytes. Nature 274, 923–924.

Dingle, J. T., J. L. Gordon, B. E. Hazleman, C. G. Knight, D. P. Page-Thomas, N. C. Philipps, I. H. Shaw, F. J. T. Fildes, J. E. Oliver, G. Jones, E. H. Turner, J. S. Lowe (1978): Novel treatment for joint inflammation. Nature 271, 372–373.

Dittmer, J., R. C. Lester (1964): A simple specific spray for the detection of phospholipids on thin-layer chromatograms. J. Lipid Res. 20, 126–127.

Dousset, N., L. Papchine, J.-C. Dousset, L. Douste-Blazy (1982): Influence of dicarboxylic phosphatidylcholines on phosphatidylcholine liposomes as revealed by gel chromatography and electron microscopy. Biochim. Biophys. Acta 692, 223–230.

Duck-chong, C. G. (1979): A rapid sensitive method for determining phospholipid phosphorus involving digestion with magnesium nitrate. Lipids 14, 492–497.

Dunik, J. K., I. R. Mac Dougall, S. Aragon, M. L. Goris, J. P. Kriss (1975): Vesicle interactions with polyaminoacids and antibody. J. Nucl. Med. 16, 483–487.

Edelman, G. M. (1976): Surface modulation in cell recognition and cell growth. Science 192, 218–226.

Eibl, H., W. E. M. Lands (1970): Phosphorilation of 1-alkenyl-2-acylglycerol and preparation of 2-acylphosphoglycerides. Biochemistry 9, 423–428.

Eibl, H. (1980): Syntheses of glycerophospholipids. Chem. Phys. Lipids 26, 405–429.

Ellens, H., H. Morselt, G. Scherphof (1981): In vivo fate of large unilamellar sphingomyelin-cholesterol liposomes after intraperitoneal and intravenous injection into rats. Biochim. Biophys. Acta 674, 10–18.

Ellens, H., Y. Rustum, E. Mayhew, E. Ledesma (1982a): Distribution and metabolism of liposome-encapsulated and free 1-β-D-Arabinofuranosylcytosin. J. Pharmacol. Exp. Therap. **222**, 324—330.

Ellens, H., E. Mayhew, Y. M. Rustum (1982b): Reversible depression of the reticuloendothelial system by liposomes. Biochim. Biophys. Acta **714**, 479—485.

Ellens, H., H. W. M. Morselt, B. H. J. Dontje, D. Kalicharan, C. E. Hulstaert, G. L. Scherphof (1983): Effects of liposome dose and the presence of lymphosarcoma cells on blood clearance and tissue distribution of large unilamellar liposomes in mice. Cancer Res. **43**, 2927—2934.

Ellens, H., J. Bentz, F. C. Szoka (1984): pH-Induced destabilization of phosphatidylethanolamine — containing liposomes: Role of bilayer contact. Biochemistry **23**, 1532—1537.

Endoh, H., Y. Suzuki, Y. Hashimoto (1981): Antibody coating of liposomes with 1-ethyl-3-(3-dimethylaminopropyl) carbodiimide and the effect on target specifity. J. Immunol. Methods **44**, 79—85.

Eppstein, D., W. E. Stewart (1982): Altered pharmacological properties of liposome-associated human interferon-alpha. J. Virol. **41**, 575—582.

Espinola, L. G., E. A. Wider, A. M. Stella, A. M. Del, C. Batlle (1983): Enzyme replacement therapy in porphyrias. II. Entrapment of δ-aminolaevulinate dehydratase in liposomes. Int. J. Biochem. **15**, 439—445.

Evans, E. A. (1974): Bending resistance and chemically induced moments in membrane bilayers. Biophys. J. **14**, 923—931.

Eytan, G. D. (1982): Use of liposomes for reconstitution of biological functions. Biochim. Biophys. Acta **694**, 185—202.

Eytan, G. D., R. Broza, B. E. Notsani, D. Dachir, A. E. Gad (1982): Interaction of acidic liposomes with red blood cells. Induction of endocytosis and shedding of particles. Biochim. Biophys. Acta **689**, 464—474.

Faller, D. V., D. Baltimore (1984): Liposome encapsulation of retrovirus allows efficient superinfection of resistant cell lines. J. Virology **49**, 269—272.

Fendler, J. H., A. Romero (1976): Encapsulation of 8-azaguanine in single multiple compartment liposomes. Life Sci. **18**, 1453—1458.

Fichtner, I., R. Reszka, B. Elbe, D. Arndt (1981): Therapeutic evaluation of liposome-encapsulated daunoblastin in murine tumor models. Neoplasma **28**, 141—149.

Fichtner, I., D. Arndt, B. Elbe, R. Reszka (1984): Cardiotoxicity of free and liposomally encapsulated rubomycin (da unorubicin) in mice. Oncology **41**, 363—369.

Fidler, I. J. (1980): Therapy of spontaneous metastases by intravenous injection of liposomes containing lymphokines. Science **208**, 1469—1471.

Fidler, I. J., A. Raz, W. E. Fogler, R. Kirsh, P. Bugelski, G. Poste (1980): Design of liposomes to improve delivery of macrophage-augmenting agents to alveolar macrophages. Cancer Res. **40**, 4460—4466.

Fidler, I. J. (1981): The in situ induction of tumoricidal activity in alveolar macrophages by liposomes containing muramyl dipeptide is a thymus-independent process. J. Immunol. **127**, 1719—1720.

Fidler, I. J., G. Poste (1981): Activation of tumoricidal properties in murine macrophages by intravenous injection of muramyl dipeptide encapsulated within liposomes as a treatment for spontaneous metastasis. Prog. Clin. Biol. Res. **75**, 257—267.

Fidler, I. J., A. Raz, W. E. Fogler, L. C. Hoyer, G. Poste (1981): The role of plasma membrane receptors and the kinetics of macrophage activation by lymphokines encapsulated in liposomes. Cancer Res. **41**, 495—504.

Fidler, I. J., Z. Barnes, W. E. Fogler, R. Kirsh, P. Bugelski, G. Poste (1982): Involvment of macrophages in the eradication of established metastases following intravenous injection of liposomes containing macrophage activators. Cancer Res. **42**, 496—501.

Fildes, F. J. T. (1981): Liposomes: The industrial viewpoint. In: Liposomes: From physical structure to therapeutic application (C. G. Knight, Ed.) Elsevier/North-Holland Biomedical press, S. 465—485.

FINKELSTEIN, M. C., G. WEISSMANN (1978): The introduction of enzymes into cells by means of liposomes. J. Lipid Res. **19**, 289–303.

FINKELSTEIN, M. C., G. WEISSMANN (1979): Enzyme replacement via liposomes. Variations in lipid composition determine liposomal integrity in biological fluids. Biochim. Biophys. Acta **587**, 202–216.

FINKELSTEIN, M. C., S. H. KUHN, H. SCHIENEN, G. WEISSMANN, S. HOFFSTEIN (1980): Selectivity in the uptake of liposomes by human leukocytes: A comparison of monocytes, lymphocytes and polymorphonuclear leukocytes. In: Liposomes and Immunobiology (B. H. TOM, H. R. SIX, Eds.). Elsevier/North-Holland, Amsterdam.

FINKELSTEIN, M. C., G. WEISSMANN (1981): Targetting of liposomes. In: Liposomes: From physical structure to therapeutic application (C. G. KNIGHT, Ed.). Elsevier/North-Holland Biomedical Press, S. 443–464.

FORSSEN, E. A., Z. A. TÖKES (1979): In vitro and in vivo studies with adriamycin liposomes. Biochem. Biophys. Res. Commun. **91**, 1295–1301.

FORSSEN, E. A., Z. A. TÖKES (1981): Use of anionic liposomes for the reduction of chronic doxorubicin-induced cardiotoxicity. Proc. Natl. Acad. Sci. USA **78**, 1873–1877.

FORSSEN, E. A., Z. A. TÖKES (1983a): Attenuation of dermal toxicity of doxorubicin by liposome encapsulation. Cancer Treatment Rep. **67**, 481–484.

FORSSEN, E. A., Z. A. TÖKES (1983b): Improved therapeutic beneftis of doxorubicin by entrapment in anionic liposomes. Cancer Res. **43**, 546–550.

FRALEY, R., C. FORNARI, S. KAPLAN (1979): Entrapment of a bacterial plasmid in phospholipid vesicles: Potential for gene transfer. Proc. Natl. Acad. Sci. USA **76**, 3348–3352.

FRALEY, R., S. SUBRAMANI, P. BERG, D. PAPAHADJOPOULOS (1980): Introduction of liposomes-encapsulated SV40 DNA into cells: Effect of vesicle composition and incubation conditions. J. Biol. Chem. **255**, 10431–10435.

FRALEY, R., R. M. STRAUBINGER, G. RULE, E. SPRINGER, D. PAPAHADJOPOULOS (1981): Liposome-mediated delivery of deoxyribinucleic acid to cells: enhanced efficiacy of delivery related to lipid composition and incubation conditions. Biochemistry **20**, 6978–6987.

FRALEY, R., D. PAPAHADJOPOULOS (1982): Liposomes: The development of a new carrier system for introducing nucleic acids into plant and animal cells. In: Current Topics in Microbiology and Immunology, Vol 96 (W. HENLE, Ed.), Springer-Verlag, Berlin, Heidelberg, S. 171–191.

FREISE, J., P. MAGERSTEDT, F. W. SCHMIDT (1979a): Die in vitro und in vivo Stabilität des Einschlusses von Methotrexat in negativ geladenen Liposomen nach Sterilfiltration. Z. Naturforsch. **34c**, 114–119.

FREISE, J., F. W. SCHMIDT, P. MAGERSTEDT (1979b): Effect of liposome-entrapped methotrexate on Ehrlich Ascites tumor cells and uptake in primary liver cell tumor. J. Cancer Res. Clin. Oncol. **94**, 21–27.

FREISE, J., W. H. MÜLLER, S. RAUCH (1980a): Distribution of negatively charged liposomes on rat liver hepatocytes and nonhepatocytes in cell suspension. Exper. Cell Res. **126**, 57–62.

FREISE, J., W. H. MÜLLER, CH. BRÖLSCH, F. W. SCHMIDT (1980b): „In vivo" distribution of liposomes between parenchymal and nonparenchymal cells in rat liver. Biomedicine **32**, 118–123.

FREISE, J., W. H. MÜLLER, P. MAGERSTEDT (1981): Uptake of liposomes and sheep red blood cells by the liver and spleen of rats with normal or decreased function of the reticuloendothelial system. Res. Exp. Med. **178**, 263–269.

FREISE, J., W. H. MÜLLER, P. MAGERSTEDT, H. J. SCHMOLL (1982): Pharmacokinetics of liposome encapsulated Cisplatin in rats. Arch. int. Pharmacodyn. **258**, 180–192.

FRISCHLEDER, F., R. GRUPE, M. GRUNDEL, H. WINKELMANN (1978): Abriebfreie 800 kHz-Beschallung von Eilecithin-Dispersionen. Studia Biophysica **68**, 195–202.

FROKJAER, S., E. L. HJORTH, O. WORTS (1982): Stability and storage of liposomes. In: Optimization of drug delivery, A. Benzon Symposium 17, (H. BUNDGAARD, A. HANSEN, H. KOFOD, Eds.). Kopenhagen.

FROMHERZ, P. (1983): Lipid-vesicle strukture: Size control by edge-active agents. Chem. Phys. Letters **94**, 259–266.

Frühling, J., W. Penasse, G. Laurent, C. Brassine, J. Hildebrand, M. Vanhaelen, R. Vanhaelen-Fastre M. Deleers, J. M. Ruysschaert (1980): Intracellular penetration of liposomes containing a water insoluble antimitotic drug in L1210 cells. Europ. J. Cancer **16**, 1409–1416.

Fry, D. W., I. D. Goldmann (1982): Further studies on the charge-related alterations of methotrexat transport in Ehrlich ascites tumor cells by ionic liposomes: correlation with liposome-cell association. J. Membrane Biol. **66**, 87–95.

Fuhrhop, H.-J., H. Bartsch (1983): Monolayer and bilayer vesicle membranes from p-phenylenediamin derivatives. Liebigs Ann. Chem. 802–815.

Fuhrhop, H.-J., J. Mathieu (1984): Wege zu funktionalen Vesikelmembranen ohne Proteine. Angew. Chem. **96**, 124–137.

Fujisawa, S., Y. Kadoma, E. Masuhara (1982): Action of drugs, detergents, and monomers on liposomes. J. Dent. Res. **61**, 1206–1210.

Fujisawa, S., Y. Kadoma, E. Masuhara (1983): Action of drugs on liposomes with varying charges. J. Dent. Res. **62**, 65–68.

Fukazawa, K., A. Tokumara, S. Ouchi, H. Tsukatani (1982): Antioxidant activities of tocopherols on Fe^{2+}-ascorbate-induced lipid peroxidation in lecithin liposomes. Lipids **17**, **511** to **513**.

Gabizion, A., A. Dagan, D. Goren, Y. Barenholz, Z. Fuks (1982): Liposomes as in vivo carriers of adriamycin: Reduced cardiac uptake and preserved antitumor activity in mice. Cancer Res. **42**, 4734–4739.

Gabizion, A., Y. Barenholz, A. Z. Fuks (1983): Liposomes as in vivo carriers of adriamycin: enhanced drug delivery to liver metastatic cells with increased tumoricidal effect. Biol. of the Cell **47**, 134–135.

Gains, N., H. Hauser (1983): Characterisation of small unilamellar vesicles produced in unsonicated phosphatidic acid and phosphatidylcholine-phosphatidic acid dispersions by pH adjustment. Biochim. Biophys. Acta **731**, 31–39.

Ganapathi, R., A. Krishan, I. Wodinsky, C. G. Zubrod, L. J. Lesko (1980): Effect of cholesterol content on antitumor activity and toxicity of liposome-encapsulated 1-β-D-arabinofuranosylcytosine in vivo. Cancer Res. **40**, 630–633.

Gast, K., D. Zirwer, A.-M. Ladhoff, J. Schreiber, R. Koelsch, K. Kretschmer, J. Lasch (1982): Auto-oxidation-induced fusion of lipid vesicles. Biochim. Biophys. Acta **686**, 99–109.

Gawrisch, K., K. Arnold, H.-J. Rüger, P. Kertscher, P. Nuhn (1977): NMR and calorimetric studies of changes in phasetransition of headgroup modified phospholipids. Chem. Physics Lipids **20**, 285–293.

Gerlier, D., J. F. Dore (1982): Adjuvant effect of liposome presentation of soluble tumor associated antigen. In: Targeting of Drugs (G. Gregoriadis, J. Senior, A. Trouet, Eds.), Plenum Publishing Corporation

Gerlier, D., O. Bakouche, J. F. Dore (1983): Liposomes as a tool to study the role of membrane presentation in the immunogenicity of a MuLV related tumor antigen. J. Immunol. **131**, 485–490.

Geurts van Kessel, W. S. M., W. M. A. Hax, R. A. Demel, J. de Gier (1977): High performance liquid chromatographic separation and direct ultraviolet detection of phospholipids. Biochim. Biophys. Acta **486**, 524–530.

Ghose, T., R. C. Nairn, J. E. Fothergill (1962): Uptake of proteins by malignant cells. Nature **196**, 1108–1113.

Ghosh, P., B. K. Bachhawat (1980): Grafting of different glycosides on the surface of liposomes and its effect on the tissue distribution of ^{125}J-labelled γ-globulin encapsulated in liposomes. Biochim. Biophys. Acta **632**, 562–572.

Gigg, R. (1980): Syntheses of glycolipids. Chem. Phys. Lipids **26**, 287–404.

Goormaghtigh, E., P. Chatelain, J. Caspers, J. M. Ruysschaert (1980): Evidence of a specific complex between adriamycin and negatively-charged phospholipids. Biochim. Biophys. Acta **597**, 1–14.

GORDON, D. T. und R. G. JENSEN (1972): Synthesis of 1,2-dilinoyl and 1,2-dipalmitoyl-sn-3-glycerophosphocholine. Lipids **7**, 261–262.

GOTFREDSEN, C. F., T. J. C. VAN BERKEL, J. K. KRUIJT, A. GOETHALS (1983a): Cellular localization of stable solid liposomes in the liver of rats. Biochem. Pharmacol. **32**, 3389–3396.

GOTFREDSEN, C. F., S. FROKJAER, E. HJORTH, K. D. JORGENSEN, M.-C. DEBROUX-GUISSET (1983b): Disposition of intact liposomes of different compositions and of liposomal degradation products. Biochem. Pharmacol. **32**, 3381–3387.

GRAYBILL, J. R., P. C. CRAVEN, R. L. TAYLOR, D. M. WILLIAMS, W. E. MAGEE (1982): Treatment of murine cryptococcosis with liposome-associated amphotericin B. J. Infect. Dis. **145**, 748 to 752.

GREGORIADIS, G., B. E. RYMAN (1972a): Fate of protein-containing liposomes injected into rats. An approach to the treatment of storage diseases. Europ. J. Biochem. **24**, 485–491.

GREGORIADIS, G., B. E. RYMAN (1972b): Lysosomal localization of β-fructofuranosidase containing liposomes injected into ratsimplications in the treatment of genetic disorders. Biochem. J. **129**, 123–133.

GREGORIADIS, G. (1973): Drug intrapment in liposomes. FEBS Lett. **36**, 292–296.

GREGORIADIS, G., E. J. WILLS, C. P. SWAIN, A. S. TAVILL (1974): Drugs-carrier potential of liposomes in cancer chemotherapy. The Lancet 1313–1316.

GREGORIADIS, G., E. D. NEERUNJUN (1975a): Homing of liposomes to target cells. Biochem. Biophys. Res. Commun. **65**, 537–544.

GREGORIADIS, G., E. D. NEERUNJUN (1975b): Treatment of tumourbearing mice with liposome-entrapped actinomycin D. Res. Commun. Chem. Path. Pharmacol. **10**, 351–362.

GREGORIADIS, C., E. D. NEERUNJUN, R. HUNT (1977): Fate of a liposome-associated agent injected into normal and tumor-bearing rodents. Attempts to improve localization in tumor tissues. Life Sci. **21**, 357–369.

GREGORIADIS, G. (1978): Liposomes in therapeutic and preventive medicine: The development of the drug-carrier concept. Ann. N. Y. Acad. Sci. **308**, 343–370.

GREGORIADIS, G. (1979): Liposomes. In: Drug Carriers in biology and medicine, (G. GREGORIADIS, Ed.), Academic Press, London, New York, San Francisco

GREGORIADIS, G., A. C. ALLISON, Eds. (1980): Liposomes in biological systems. John Wiley u. Sons, Ltd. Chichester, New York, Brisbane, Toronto,

GREGORIADIS, G., E. K. MANESIS (1980): Liposomes as immunological adjuvants for hepatitis B surface antigens. In: Liposomes and immunobiology (B. H. TOM, H. R. SIX, Eds.), Elsevier/North-Holland,

GREGORIADIS, G., J. SENIOR (1980): The phospholipidkomponent of small unilamellar liposomes controls the rate of clearance of entrapped solutes from the circulation. FEBS Lett. **119**, 43 to 46.

GREGORIADIS, G. (1982): Use of monoclonal antibodies and liposomes to improve drug delivery, present status and future implications. Drugs **24**, 261–266.

GREGORIADIS, G., C. KIRBY, P. LARGE, A. MEEHAN, J. SENIOR (1982): Targeting of liposomes: Study of influencing factors. In: Targeting of drugs. (GREGORIADIS, Senior und TROUET, Eds.), Plenum Publ. Corp., S. 155–184.

GREGORIADIS, G., Ed. (1984): Liposome technology. Vol. 1: Preparation of liposomes; Vol. 2: Incorporation of drug, proteins and genetic material; Vol. 3: Targeted drug delivery and biological interaction. CRC Press, Boca Raton.

GROS, L., H. RINGSDORF, H. SCHUPP (1981): Polymere Antitumormitel auf molekularer und zellulärer Basis. Angew. Chemie **93**, 311–332.

GROSSMANN, A., D. ARNDT (1984): Gehaltsbestimmung von Alkylantien in Liposomen. Pharmazie **39**, 719.

GUIOT, P., P. BAUDHUIN, J. BARTHOLEYNS, J. QUINTARD (1980): Quantitative study of the interaction between liposomes and macrophages. Arch. Int. Physiol. Biochim. **88**, B 136–137.

GUIOT, P., D. BAUDHUIN (1983): Effect of glucocerebrosides and glycophorin on the interaction between liposomes and macrophages in culture. Arch. Intern. Physiol. Biochim. **91**, B 15.

Guo, L. S., R. L. Hamilton, J. Goerke, J. N. Weinstein, R. J. Havel (1980): Interactions of unilamellar liposomes with serum lipoproteins and apolipoproteins. J. Lipid Res. **21**, 993 to 1003.

Guy, R. H., J. Hadgraft, M. J. Taylor, I. W. Kellaway (1983): Release of non-electrolytes from liposomes. J. Pharm. Pharmacol. **35**, 12–14.

Hackett, C. J., P. M. Taylor, B. A. Askonas (1983): Stimulation of cytotoxic T-cells by liposomes containing influenza virus or its components. Immunol. **49**, 255–264.

Hamilton Jr., R. L., J. Goerke, L. S. S. Guo, M. C. Williams, R. J. Havel (1980): Unilamellar liposomes made with the French pressure cell: a simple preparative and semiquantitative technique. J. Lipid. Res. **21**, 981–992.

Hanahan, D. J. (1961): Sphingomyelin. Biochem. Prep. **8**, 121–124.

Harsch, M., P. Walther, H. G. Weder, H. Hengartner (1981): Targeting of monoclonal antibody-coated liposomes to sheep red blood cells. Biochem. Biophys. Res. Commun. **103**, 1069 to 1076.

Hart, I. R., W. E. Fogler, G. Poste, I. J. Fidler (1981): Toxicity studies of liposome-encapsulated immunomodulators administered intravenously to dogs and mice. Cancer Immunol. Immunother. **10**, 157–166.

Hashimoto, Y., M. Sugawara, H. Endoh (1983): Coating of liposomes with subunits of monoclonal IgM antibody and targeting of the liposomes. J. Immunol. Methods **62**, 155–162.

Hauser, H. O. (1971): The effect of ultrasonic irradiation on the chemical structure of egg lecithin. Biochem. Biophys. Res. Commun. **45**, 1049–1055.

Hauser, H., N. Gains (1982): Spontaneous vesiculation of phospholipids: A simple and quick method of forming unilamellar vesicles. Proc. Natl. Acad. Sci. USA **79**, 1683–1687.

Hauser, H., N. Gains, M. Müller (1983): Vesiculation of unsonicated phospholipid dispersions containing phosphatidic acid by pH adjustment: Physical properties of the resulting unilamellar vesicles. Biochemistry **22**, 4775–4781.

Hawthorne, J. N., G. B. Ansell, Eds. (1982): Phospholipids. Elsevier Biomedical Press, Amsterdam, New York, Oxford,

Heath, T. D. (1976): The effect of liposomes upon the immune response. Ph. D. Thesis, University of London,

Heath, T. D., D. C. Edwards, B. E. Ryman (1976): The adjuvant properties of liposomes. Biochem. Soc. Trans. **4**, 129–133.

Heath, T. D., R. T. Fraley, D. Papahadjopoulos (1980): Antibody targeting of liposomes: Cell specifity obtained by conjugation of $F(ab)_2$ to vesicle surface. Science **210**, 539–541.

Heath, T. D., B. A. Macher, D. Papahadjopoulos (1981): Covalent attachment of immunoglobulins to liposomes via glycosphingolipids. Biochim. Biophys. Acta **640**, 66–81.

Heath, T. D., R. T. Fraley, J. Bentz, E. W. Voss Jr., J. N. Herron, D. Papahadjopoulos (1984): Antibody directed liposomes. Determination of affinity constants for soluble and liposome-bound antifluorescein. Biochim. Biophys. Acta **770**, 148–158.

Helfrich, W. (1973): Elastic properties of lipid bilayers: Theory and possible experiments. Z. Naturforsch. **28c**, 693–703.

Hemker, H. C., W. T. Hermes, A. T. Müller, R. F. A. Zwaal (1980): Oral treatment of haemophilia A by gastrointestinal absorption of factor VIII entrapped in liposomes. The Lancet **8159**, 70–71.

Hentschel, M. (1984): ^{31}P- und ^{1}H-NMR Untersuchungen zum Permeationsverhalten von Modellmembranen aus Eilezithin unter Einfluß von Phosphonsäuredialkylestern. Dissertation, Karl-Marx-Universität Leipzig,

Hinz, H.-H., J. M. Sturtevant (1972): Calorimetric studies of dilute aqueous suspensions of bilayers from synthetic L-α-Lecithins. J. Biol. Chem. **247**, 6071–6075.

Hisaoka, M., K. Tsukada, T. Morioka (1982): Studies on liposome-encapsulated carboquone. III. Enhancement of lymphatic transport of carboquone by encapsulation. J. Pharm. Dyn. **5**, 27–33.

Hisaoka, M., K. Tsukada, T. Morioka, T. Inomata, M. Arakawa (1982): Studies on liposome encapsulated carboquone. IV. Enhancement of antitumor activity of carboquone against Ehrlich ascites carcinoma by encapsulation. J. Pharm. Dyn. **5**, 34–39.

HNATOWICH, B. J., B. GLASSY (1980): Investigations of a new highly negative liposome with improved body distribution for imaging. J. Nucl. Med. **21**, 662–669.

HO, S. C., L. HUANG (1983): A novel cytochemical marker for liposome decomposition in lysosomes. J. Histochem. Cytochem. **31**, 404–410.

HOEKSTRA, D., G. SCHERPHOF (1979): Effect of fetal calf and serum protein fractions on the uptake of liposomal phosphatidylcholine by rat hepatocytes in primary monolayer culture. Biochim. Biophys. Acta **551**, 109–121.

HOFFMANN, R., L. MARGOLIS, L. BERGELSON (1978): Binding and entrapment of high molecular weight DNA by lecithin liposomes. FEBS Lett. **93**, 365–368.

HOLMAN, R. T., W. O. LUDBERG, T. MOLHIN, Eds. (1954): Progress in the chemistry of fats and other lipids. Vol. 2, Pergamon Press, London,

HONG, K., D. S. FRIEND, C. G. GLABE, D. PAPAHADJOPOULOS (1983): Liposomes containing colloidal gold are a usefull probe of liposome-cell interactions. Biochim. Biophys. Acta **732**, 320–323.

HSIEH, J. Y. K., D. K. WELCH, J. G. TURCOTTE (1981): General method for the analysis of phosphatidylcholines by high-performance liquid chromatography. J. Chromatogr. **208**, 398–403.

HSU, M. J., R. L. JULIANO (1982): Interactions of liposomes with the reticuloendothelial system. II. Nonspecific and receptor-mediated uptake of liposomes by mouse peritoneal macrophages. Biochim. Biophys. Acta **720**, 411–419.

HUANG, C. (1969): Studies on phosphatidylcholine vesicles. Formation and physical characteristics. Biochemistry **8**, 344–352.

HUANG, L., S. J. KENNEL (1979): Binding of IgG to phospholipid vesicles by sonication. Biochemistry **18**, 1702–1707.

HUANG, A., L. HUANG, S. J. KENNEL (1980): Monoclonal antibody covalently coupled with fatty acid. J. Biol. Chem. **255**, 8015–8018.

HUB, H.-H., B. HUPFER, H. KOCH, H. RINGSDORF (1980): Polymerisierbare Phospholipidanaloga — neue stabile Biomembran — und Zellmodelle. Angew. Chem. **92**, 962–964.

HUDSON, L. D. S., M. B. FIDDLER, R. J. DESNICK (1979): Enzyme therapy. X. Immune response induced by enzyme- and buffer-loaded liposomes in C3H/HeJ Gus mice. J. Pharm. Exp. Ther. **208**, 507–514.

HUNT, C. A., Y. M. RUSTUM, E. MAYHEW, D. PAPAHADJOPOULOS (1979): Retention of cytosine arabinoside in mouse lung following intravenous administration in liposomes of different size. Drug Metab. Dispos. **17**, 124–128.

HUNT, C. A., S. TSANG (1981): α-Tocopherol retards autooxidation and prolongs the shelf-life of liposomes. Intern. J. Pharmaceutics **8**, 101–110.

HUNT, C. A. (1982): Liposomes disposition in vivo. V. Liposome stability in plasma and implications for drug carrier function. Biochim. Biophys. Acta **719**, 450–463.

HUNT, G. R. A. (1980): A comparison of triton X-100 and the bile salt taurocholate as micellar ionophores or fusogens in phospholipid vesicular membranes. FEBS Letters **119**, 132–135.

HURLEY, J. K., F. CASTELLI, G. TOLLIN (1981): Chlorophyll-quinone photochemistry in liposomes: Mechanisms of radical fromation and decay. Photochemistry and Photobiology **34**, 623–631.

HWANG, K. J., K.-F. S. LUK, P. L. BEAUMIER (1980): Hepatic uptake and degradation of unilamellar sphingomyelin/cholesterol liposomes: a kinetic study. Proc. Natl. Acad. Sci. USA **77**, 4030–4034.

HWANG, K. J., J. E. MERIAM, P. L. BEAUMIER, K.-F. S. LUK (1982): Encapsulation, with high efficiency, of radioactive metal ions in liposomes. Biochim. Biophys. Acta **716**, 101–109.

INABA, M., N. YOSHIDA, S. TSUKAGOSHI (1981): Preferential action of liposome entrapped 1-(2-chloroethyl)-3-(4-methylcyclohexyl)-1-nitrosourea on lung metastases of Lewis lung carcinoma as compared with the free drug. Gann **72**, 341–345.

ISRAELACHVILI, J. N., D. J. MITCHELL, B. W. NINHAM (1976): Theory of self-assembly of hydrocarbon amphiphiles into micelles and bilayers. J. Chem. Soc. Faraday Trans II **72**, 1525 to 1568.

Israelachvili, J. N., D. J. Mitchell, B. W. Ninham (1977): Theory of self-assembly of lipid bilayers and vesicles. Biochim. Biophys. Acta **470**, 185–201.

Jacobs, R. E., E. Oldfield (1981): NMR of membranes. Progr. NMR Spectroscopy **14**, 113 to 136.

Jacobson, K., D. Papahadjopoulos (1975): Phase transitions and phase separations in phospholipid membranes induced by changes in temperature, pH and concentration of bivalent cations. Biochemistry **14**, 152–161.

Jacobson, K. und D. Papahadjopoulos (1976): Effect of a phase transition on the binding of 1-anilino-8-naphthalenesulfonate to phospholipid membranes. Biophys. J. **16**, 549–560.

Jahani, M., A. G. Lacko (1982): Study of the lecithin: cholesterol acyltransferase reaction with liposome and high density lipoprotein substrates. Biochim. Biophys. Acta **713**, 504–511.

Jain, M. K., F. Ramirez, T. M. Mc Caffrey, P. V. Ionnou, J. F. Maracek, J. Jeunissen-Bijvelt (1980): Phosphatidylcholesterol bilayers. A model for phospholipid-cholesterol interaction. Biochim. B'ophys. Acta **600**, 678–688.

Janoff, A. S., S. Carpenter-Green, A. L. Weiner, J. Seibold, G. Weissmann und M. J. Ostro (1983): Novel liposome composition for a rapid colorimetric test for systemic lupus erythematosus. Clin. Chemistry **29**, 1587–1592.

Jansons, V. K., P. Weis, T. Chen, W. R. Redwood (1978): In vitro interaction of L 1210 cells with phospholipid vesicles. Cancer Res. **38**, 531–535.

Jansson, B., H. O. Sjögren (1983): Inhibition of antibody binding to viable cells by liposomes containing purified rat spleen glycoprotein. J. Immunol. Methods **65**, 159–169.

Jay, M., G. A. Digenis (1982): Enhanced entrapment of a quaternary ammonium compound in liposomes by ion-pairing. J. Pharm. Sci. **71**, 958–960.

Jederström, G., G. Russell (1981): Size exclusion chromatography of liposomes on different media. J. Pharm. Sci. **70**, 874–878.

Jett, M., C. R. Alving (1983): Selective cytotoxicity of tumor cells induced by liposomes containing plant phosphatidylinositol. Biochem. Biophys. Res. Commun. **114**, 863–871.

Jewkes, R. F., K. Jeyasingh, V. Richardson (1979): Approaches to tumor localization with Technetium-99m labelled liposomes. Brit. J. Radiol. **52**, 762.

Jonah, M. M., E. M. Cerny, Y. E. Rahman (1975): Tissue distribution of EDTA encapsulated within liposomes of varying surface properties. Biochim. Biophys. Acta **401**, 336–348.

Jonah, M. M., E. A. Cerny, Y. E. Rahman (1978): Tissue distribution of EDTA encapsulated within liposomes containing glycolipids or brain phospholipids. Biochim. Biophys. Acta **541**, 321–333.

Johnson, S. M. (1973): The effect of charge and cholesterol on the size and thickness of sonicated phospholipid vesicles. Biochim. Biophys. Acta **307**, 27–41.

Johnson, S. M. (1975): The inability of macrophages to digest liposomes containing a high proportion of cholesterol. Biochem. Soc. Trans. **3**, 160–163.

Johnston, D. S., L. R. Mc Lean, M. A. Whittam, A. D. Clark, D. Chapman (1983): Spectra and physical properties of liposomes and monolayers of polymerizable phospholipids containing diacetylene groups in one or both acyl chains. Biochemistry **22**, 3194–3202.

Juliano, R. L., H. K. Kimelberg, D. Papahadjopoulos (1971): Synergistic effects of a membran protein (spectrin) and Ca^{2+} on the Na^{+} permeability of phospholipid vesicles. Biochim. Biophys. Acta **241**, 894–905.

Juliano, R. L., D. Stamp (1975): The effect of particle size and charge on the clearance rates of liposomes and liposome-encapsulated drugs. Biochem. Biophys. Res. Commun. **63**, 651–658.

Juliano, R. L., D. Stamp (1978): Pharmacokinetics of liposome-encapsulated antitumor drugs and implications for therapy. Annals New York Acad. Sci. **308**, 411–425.

Juliano, R. L., D. Stamp (1978): Pharmacokinetics of liposome-encapsulated anti-tumor drugs. Studies with vinblastine, actinomycin D, cytosine arabinoside and daunomycin. Biochem. Pharmacol. **27**, 21–27.

JULIANO, R. L., D. STAMP (1979): Interactions of drugs with lipid membranes: characteristics of liposomes containing polar or non-polar antitumor drugs. Biochim. Biophys. Acta **586**, 137—145.

JULIANO, R. L., Ed. (1980): Drug delivery systems. Oxford University Press, New York, Oxford, 1—320.

JULIANO, R. L., D. LAYTON (1980): Liposomes as drug delivery systems. In: Drug delivery systems. (R. L. JULIANO, Ed.). Oxford University Press, New York, Oxford, 189—236.

JULIANO, R. L., G. LOPEZ-BERESTEIN, R. MEHTA, R. HOPFER, K. MEHTA, L. KASI (1983a): Pharmacokinetic and therapeutic consequences of liposomal drug delivery: fluorodeoxyuridine and amphtericin B as examples. Biol. of the Cell **47**, 39—46.

JULIANO, R. L., M. J. HSU, D. PETERSON, S. L. REGEN, A. SINGH (1983b): Interactions of conventional or photopolymerized liposomes with platelets in vitro. Exper. Cell Res. **146**, 422—427.

JUNGALWALA, F. B., R. J. TUREL, J. E. EVANS, R. H. MC CLUER (1975): Sensitive analysis of ethanolamine- and serine-containing phosphoglycerides by high-performance liquid chromatography. Biochem. J. **145**, 517—526.

KAGAWA, Y., E. RACKER (1971): Partial resolution of the enzymes catalyzing oxidative phosphorylation. XXV. Reconstitution of vesicles catalyzing ^{32}Pi-adenosine triphosphate exchange. J. Biol. Chem. **246**, 5477—5487.

KALEDIN, V. I., N. A. MATIENKO, V. P. NIKOLIN, Y. V. GRUTENKO, V. K. BUDKER (1981): Intralymphatic administration of liposome-encapsulated drugs to mice: possibility for suppression of the growth of tumor metastases in the lymph nodes. J. NCI **66**, 881—887.

KALEDIN, V. J., N. A. MATIENKO, V. P. NIKULIN, Y. V. GRUTENKO, V. G. BUDKER, T. E. VAKRUSHEVA (1982): Subcutaneously injected radiolabelled liposomes: transport to the lymph nodes in mice. J. NCI **69**, 67—71.

KANG, C.-H., W. VOIGT, D. H. HAYNES (1983): Increasing the tumor uptake of liposomally-entrapped substances by prior injection of empty liposomes. IRCS Med. Sci. Biochem. **11**, 420—421.

KAO, Y. J., R. L. JULIANO (1981): Interactions of liposomes with the reticuloendothelial system. Effects of reticuloendothelial blockade on the clearance of large unilamellar vesicles. Biochim. Biophys. Acta **677**, 453—461.

KARCZMAR, G. S., T. R. TRITTON (1979): The interaction of adriamycin with small unilamellar vesicle liposomes, a fluorescence study. Biochim. Biophys. Acta **557**, 306—319.

KAYAWAKE, S., K. KATO (1982): Association of liposomes with the isolated perfused rabbit heart. Basic Res. Cardiol. **77**, 668—681.

KAYE, S. B. (1980): M. D. Thesis, University of London, An evaluation of Liposomes as drug carriers in cancer chemotherapy.

KAYE, S. B., B. E. RYMAN (1980): The fate of liposome-entrapped actinomycin D in vivo and its therapeutic effect in a solid murine tumor. Biochem. Soc. Trans. **8**, 107—108.

KAYE, S. B., J. A. BODEN, B. E. RYMAN (1981): The effect of liposome (phospholipid vesicle) entrapment of actinomycin D and methotrexate on the in vivo treatment of sensitive and resistant solid murine tumours. Europ. J. Cancer **17**, 279—289.

KEDAR, A., E. G. MAYHEW, R. H. MOORE, G. P. MURPHY (1981): Failure of actinomycin D entrapped in liposomes to prolong survival in renal cell adenocarcinoma-bearing mice. Oncology **38**, 311—314.

KEOUGH, K. M. W., P. J. DAVIS (1979): Gel to liquid-crystalline phase transitions in water dispersions of saturated mixed-acid phosphatidylcholines. Biochemistry **18**, 1453—1459.

KENDALL, D. A., R. C. MAC DONALD (1982): A fluorescence assay to monitor vesicle fusion and lysis. J. Biol. Chem. **257**, 13892—13895.

KERCRET, H., R. CHIOVETTI, M. W. FOUNTAIN, J. P. SEGREST (1983): Plasma membrane-mediated leakage of liposomes induced by interaction with murine thymocytic leukemia cells. Biochim. Biophys. Acta **733**, 65—74.

KEY, M. E., J. E. TALMADGE, W. E. FOGLER, C. BUCANA, I. J. FIDLER (1982): Isolation of tumoricidal macrophages from lung melanoma metastases of mice treated systemically with liposomes containing a lipophilic derivative of muramyl dipeptide. J. NCI **69**, 1189—1198.

KHATO, J., E. R. PRIESTER, S. M. SIEBER (1982): Enhanced lymph node uptake of melphalan following liposomal entrapment and effects on lymph node metastasis in rats. Cancer Treat. Rep. **66**, 517—527.

KHAW, B. A., H. K. GOLD, R. C. LEINBACH, J. T. FALLON, W. STRAUSS, G. M. POHORST, E. HABER (1978): Early imaging of experimental myocardial infarction by intracoronary administration of ^{131}J-labelled anticardiac myosin $(Fab')_2$ fragments. Circulation **58**, 1137—1142.

KIMELBERG, H. K., E. MAYHEW, D. PAPAHADJOPOULOS (1975): Distribution of liposome-entrapped cations in tumor-bearing mice. Life Sci. **17**, 715—723.

KIMELBERG, H. K. (1976): Protein-liposome interactions and the relevance to the structure and function of cell membranes. Mol. Cell Biochem. **10**, 171—190.

KIMELBERG, H. K., T. F. TRACY, S. M. BIDDLECOME, R. S. BOURKE (1976): The effect of entrapment in liposomes on the in vivo distribution of ^{3}H-methotrexate in a primate. Cancer Res. **36**, 2949—2958.

KIMELBERG, H. K., M. L. ATCHISON (1978): Effects of entrapment in liposomes on the distribution, degradation and effectiveness of Methotrexate in vivo. Ann. N. Y. Acad. Sci. **308**, 395—410.

KIMELBERG, H. K., T. F. TRACY, R. E. WATSON, D. KUNG, F. L. REISS, R. S. BOURKE (1978): Distribution of free and liposome-entrapped [^{3}H] methotrexate in the central nervous system after intrace-rebroventricular injection in a primate. Cancer Res. **38**, 706—712.

KINSKY, S., T. YASUDA, T. TADAKUMA (1982): Humoral immune response to liposomes. Immunology today **3**, 308—310.

KIRBY, CH., J. CLARKE, G. GREGORIADIS (1980): Effect of the cholesterol content of small unilamellar liposomes on their stability in vivo and in vitro. Biochem. J. **186**, 591—598.

KIRBY, CH., G. GREGORIADIS (1980): The Effect of the cholesterol content of small unilamellar liposomes on the fate of their lipid components in vivo. Life Sci. **27**, 2223—2230.

KIRBY, CH., G. GREGORIADIS (1981): Plasma-induced release of solutes from small unilamellar liposomes is associated with pore formation in the bilayer. Biochem. J. **199**, 251—254.

KIRBY, CH., G. GREGORIADIS (1983): The effect of lipid composition of small unilamellar liposomes containing melphalan and vincristine on drug clearance after injection into mice. Biochem. Pharmacol. **32**, 609—616.

KIRKLAND, J. J., W. W. YAU, F. C. SZOKA (1982): Sedimentation field flow fractionation of liposomes. Science **215**, 296—298.

KITAGAWA, T., K. INOUE, S. NOJIMA (1976): Properties of liposomal membranes composed of short-chain lecithins; Properties of liposome membranes composed of short-chain lecithin. J. Biochem. **79**, 1123—1133, 1147—1155.

KLEIN, R. A. (1970): The detection of oxidation in liposome preparations. Biochim. Biophys. Acta **210**, 486—489.

KLEINERMAN, E. S., A. J. SCHROIT, W. E. FOGLER, I. J. FIDLER (1983a): Tumoricidal activity of human monocytes activated in vitro by free and liposome-encapsulated human lymphokines. J. Clin. Invest. **72**, 304—315.

KLEINERMAN, E. S., K. L. ERICKSON, A. J. SCHROIT, W. E. FOGLER, I. J. FIDLER (1983b): Activation of tumoricidal properties in human blood monocytes by liposomes containing lipophilic muramyl tripeptide. Cancer Res. **43**, 2010—2014.

KNIGHT, C. G., Ed. (1981): Liposomes: From physical structure to therapeutic application. Elsevier/North-Holland Biomedical Press, Amsterdam, New York, Oxford.

KOBAYASHI, T., S. TSUKAGOSHI, Y. SAKURAI (1975): Enhancement of the cancer chemotherapeutic effect of cytosine arabinoside entrapped in liposomes in mouse leukemia L1210. Gann **66**, 719—720.

KOBAYASHI, T., T. KATAOKA, S. TOUKAGOSHI, Y. SAKURAI (1977): Enhancement of anti-tumor activity of 1-β-D-arabinofuranosylcytosine by encapsulation in liposomes. Intern. J. Cancer **20**, 581—587.

KOCH, H., H. RINGSDORF (1981): Topochemical polymerization of a diacetylene sulfolipid analog in monolayers and liposomes. Makromol. Chem. **182**, 255—259.

KONDOROSI, E., E. DUDA (1980): Introduction of foreign genetic material into cultured mammalian cells by liposomes loaded with isolated nuclei. FEBS Lett. **120**, 37–40.

KOSLOSKI, M. J., F. ROSEN, R. J. MILHOLLAND, D. PAPAHADJOPOULOS (1978): Effect of lipid vesicle (liposome) encapsulation of Methotrexate on its chemotherapeutic efficacy in solid rodent tumors. Cancer Res. **38**, 2848–2853.

KRAMERS, M. T. C., J. PATRICK, J. M. BOTTOMLEY, P. J. QUINN, D. CHAPMAN (1980): Studies of liposome interactions with rat thymocytes. Europ. J. Biochem. **110**, 579–585.

KREISSLER, M., B. LEMAIRE, P. BOTHOREL (1983): Theoretical conformational analysis of phospholipids. I. Study of the interactions between phospholipid molecules by use of semi-empirical methods with the explicit introduction of polar headgroup interactions. II. Role of hydration in the gel to liquid crystal transition of phospholipids. Biochim. Biophys. Acta **735**, 12–34.

KREMER, J. M. H., M. W. J. VON DER ESKER, C. PATHMAMANOHARAN, P. H. WIERSEMA (1977): Vesicles of variable diameter prepared by a modified injection method. Biochemistry **16**, 3932–3935.

KREUTER, J. (1983): Evaluation of nanoparticles as drug-delivery systems. Pharm. Acta Helv. **58**, 196–209, 217–226.

KRUPP, L., A. V. CHOBANIAN, P. I. BRECHER (1976): The in vivo transformation of phospholipid vesicles to a particle resembling HDL in the rat. Biochem. Biophys. Res. Commun. **72**, 1251 to 1258.

KUNITAKE, T., T. SAKAMOTO (1978): Catalytic hydrolysis of phenylesters in aqueous didodecyldimethylammonium vesicles: Remarkable rate difference between intra- and intervesicle reactions. J. Amer. Chem. Soc. **100**, 4615–4617.

KUNITAKE, T., Y. OKAHATA, S. YASUNAMI (1982): Formation and enhanced stability of fluoralkyl bilayer membranes. J. Amer. Chem. Soc. **104**, 5547–5549.

LADBROOKE, B. D., D. CHAPMAN (1969): Thermal analysis of lipids, proteins and biological membranes a review and summary of some recent studies. Chem. Phys. Lipids **3**, 304–367.

LADURON, C., G. ATASSI, J. HILDEBRAND, J. M. RUYSSCHAERT, A. COUNE, P. STRYCKMANS, C. BRASSINNE (1983): Chemotherapeutic efficacy of Nocodazole^{R} encapsulated in liposomes on L 1210 murine leukemia. Res. Commun. Chem. Pathol. Pharmacol. **39**, 419–436.

LAMMERS, J. G., T. J. LIEFKENS, J. BUS, J. VAN DER MEER (1978): Synthesis and spectroscopic properties of α- and β-phosphatidylcholines and phosphatidylethanolamines. Chem. Phys. Lipids **22**, 293–305.

LARGE, P., G. GREGORIADIS (1983): Phospholipid composition of small unilamellar liposomes containing melphalan influences drug action in mice bearing PC 6 tumours. Biochem. Pharmacol. **32**, 1315–1317.

LASCH, J., V. R. BERDICHEVSKY, V. P. TORCHILIN, R. KOELSCH, K. KRETSCHMER (1983): A method to measure critical detergent parameters. Preparation of liposomes. Analyt. Biochem. **133**, 486–491.

LASIC, D. D. (1983): A molecular model for vesicle and liposome formation. Period. Biol. **85**, 147–149.

LAURENT, G., C. LADURON, J. M. RUYSSCHAERT, M. DELEERS (1981): Inhibition by cationic liposomes of [^{3}H] Thymidine incorporation into DNA of L 1210 cells. Res. Commun. Chem. Pathol. Pharmacol **31**, 515–527.

LAWACZEK, R., M. KAINOSHO, S. I. CHAN (1976): The formation and annealing of structural defects in lipid bilayer vesicles. Biochim. Biophys. Acta **443**, 313–330.

LAYTON, D., G. A. LUCKENBACH, R. ANDREESEN, P. G. MUNDER (1980): The interaction of liposomes with cells: the relation of cell specific toxicity to lipid composition. Europ. J. Cancer **16**, 1529–1533.

LAYTON, D., A. TROUET (1980); A comparison of the therapeutic effects of free and liposomally encapsulated vincristine in leukemic mice. Europ. J. Cancer 16, 945–950.

LEAK, L. V. (1971): Studies on the permeability of lymphatic capillaries. J. Cell Biol. **50**, 300 to 323.

LEAVER, J., A. ALONSO, A. DURRANI, D. CHAPMAN (1983): The physical properties and photopolymerization of diacetylene-containing phospholipid liposomes. Biochim. Biophys. Acta **732**, 210–218.

LEE, A. G. (1975): Lipid phase transitions and phase diagrams. I. Lipid phase transitions. II: Mixtures involving lipids. Biochim. Biophys. Acta **472**, 237–281, 285–344.

LESERMAN, L. D., J. N. WEINSTEIN, R. BLUMENTHAL, W. D. TERRY (1980a): Receptor-mediated endocytosis of antibody opsonized liposomes by tumor cells. Proc. Natl. Acad. Sci. USA **77**, 4089–4093.

LESERMAN, L. D., J. BARBET, F. M. KOURILSKY, J. N. WEINSTEIN (1980b): Targeting to cells of fluorescent liposomes covalently coupled with monoclonal antibody or protein A. Nature **288**, 602–604.

LESERMAN, L. D. (1981): Immunologic targeting of liposomes. In: Liposomes, drugs and immunocompetent cell functions. (C. NICOLAU, Ed.). Academic Press, London, 109–122.

LESERMAN, L. D., P. MACHY, C. DEVAUX, J. BARBET (1983): Antibodybearing liposomes: Targeting in vivo. Biol. Cell **47**, 111–116.

LI, K.-P., Y.-Y. LI, L. BOLEY (1983): Liposomal uptake of microcrystalline benzo(a)pyrene studied with synchronous fluorescence. Biochem. Biophys. Res. Commun. **112**, 1069 to 1076.

LIAO, M. J., J. H. PRESTEGARD (1980): Fusion kinetics of phosphatidylcholine-phosphatidicacid mixed lipid vesicles. A proton nuclear magnetic resonance study. Biochim. Biophys. Acta **599**, 81–94.

LITTERST, C. L., S. M. SIEBER, M. COPLEY, R. J. PARKER (1982): Toxicity of free and liposome-encapsulated adriamycin following large volume, short-term intraperitoneal exposure in the rat. Toxicol. Appl. Pharmacol. **64**, 517–528.

LOOR, F. (1980): Plasma membrane and cell cortex interactions in lymphocyte functions. Advances Immunol. **30**, 1–120.

LOOS, M., A. DELFORGE, M. MATTELAER, C. LADURON, C. BRASSINNE, J. HILDEBRAND, P. STRYKMANS (1981): Nocodazol[R] entrapped into liposomes: no more effect on human CFU-C than free Nocodazole. Anticancer Res. **1**, 393–396.

LOPEZ-BERESTEIN, G., K. MEHTA, R. MEHTA, R. L. JULIANO, E. M. HERSH (1983a): The activation of human monocytes by liposome encapsulated muramyl dipeptide analogues. J. Immunol. **130**, 1500–1502.

LOPEZ-BERESTEIN, G., R. MEHTA, R. L. HOPFER, K. MILLS, L. KASI, K. MEHTA (1983b): Treatment and prophylaxis of disseminated infection due to candida-albicans in mice with liposome-encapsulated Amphotericin B. J. Infect. Dis. **147**, 939–945.

LOPEZ-BERESTEIN, G., L. KASI, M. G. ROSENBLUM, T. HAYNIE, M. JAHUS, H. GLENN, R. MEHTA, G. M. MAVLIGIT, E. M. HERSH (1984): Clinical pharmacology of ^{99m}Tc-labeled liposomes in patients with cancer. Cancer Res. **44**, 375–378.

LUISI, P. L., V. E. IMRE, H. JAECKLE, A. PANDE (1984): Microemulsions: Proteins and nucleic acids as guest molecules. In: Reverse Micelles (P. L. LUISI, B. STRAUB, Eds.) Plenum Press, New York,

LUNA, E. J., H. M. MC CONNELL (1977): Lateral phase separations in binary mixtures of phospholipids having different charges and different crystalline structures. Biochim. Biophys. Acta **470**, 303–316.

LURQUIN, P. F., R. E. SHEEHY (1982): Binding of large liposomes to plant protoplasts and delivery of encapsulated DNA. Plant Science Lett. **25**, 133–146.

MABREY, S., J. M. STURTEVANT (1976): Investigation of phase transitions of lipids and lipid mixtures by high sensitivity differential scanning calorimetry. Proc. Natl. Acad. Sci. USA **73**, 3862–3866.

MACHY, P., J. BARBET, L. D. LESERMAN (1982): Differential endocytosis of T and B lymphocyte surface molecules evaluated with antibody-bearing fluorescent liposomes containing methotrexate. Proc. Natl. Acad. Sci. USA **79**, 4118–4152.

MACHY, P., L. D. LESERMAN (1983): Small liposomes are better than large liposomes for specific drug delivery in vitro. Biochim. Biophys. Acta **730**, 313–320.

MAGEE, W. E., C. W. GOFF, J. SCHOKNECHT, D. SMITH, K. CHERIAN (1974): The interaction of cationic liposomes containing entrapped horseradish peroxidase with cells in culture. J. Cell Biol. 63, 492–504.

MAGEE, W. E., J. CORTEZ (1982): Therapy of L1210 leukemia by a slow release dosage form of 1-β-D-Arabinofuranosylcytosin (Ara-C) entrapped in liposomes. 13th International Cancer Congress, Seattle.

MAGIN, R. L., P. D. MORSE II (1983): Rapid measurement of drug release from temperature-sensitive liposomes by electron paramagnetic resonance and radioisotope techniques. Biochim. Biophys. Acta 760, 357–362.

MANNING, E. J., G. C. MILLSON (1983): Infectivity of liposomally encapsulated nucleic acids isolated from EMC virus and scrapieinfected mouse brain. Intervirology 20, 164–168.

MANGOLD, H. K., F. PALTAUF, Eds. (1983): Ether lipids, biomedical aspects. Academic Press, London,

MANNINO, R., E. ALLEBACH, W. STROHL (1979): Encapsulation of high molecular weight DNA in large unilamellar phospholipid vesicles. FEBS Lett. 101, 229–232.

MANSSON, J.-E., S. OLOFSSON (1983): Binding specifities of the lectins from Helix pomatia, soybean and peanut against different glycosphingolipids in liposome membranes. FEBS Lett. 156, 249–252.

MARCHETTI, D., P. I. BLAUSTEIN, D. GIACOMINI (1983): Liposome-mediated insertion of intact DNA into isolated nuclei. Exper. Cell Res. 149, 177–187.

MARGOLIS, L. B., A. A. NEYFAKH (1983): Liposomes inhibit intercellular attachment. Exper. Cell Res. 148, 536–540.

MARTIN, F. J., W. L. HUBBELL, D. PAPAHADJOPOULOS (1981): Immunospecific targeting of liposomes to cells: A novel and efficient method for covalent attachment of Fab′-fragments via disulfide bonds. Biochemistry 20, 4229–4238.

MASON, J. T., C. HUANG (1978): Hydrodynamic analysis of egg phosphatidylcholine vesicles. Ann. N. Y. Acad. Sci. 308, 29–49.

MATHE, G., P. BOTHOREL (1981): In vivo enhancement of the experimental oncostatic effect of RFCNU by its encapsulation in liposomes. Biomedicine 35, 201–202.

MAYERHOFER, G. (1983): Liposomen — Präparation und Anwendung. GIT Fachz. Lab. 27, 266–270.

MAYHEW, E., D. PAPAHADJOPOULOS, Y. N. RUSTUM, C. DAVE (1976): Inhibition of tumor cell growth in vitro and in vivo by 1-β-D-Arabinofuranosylcytosine entrapped within phospholipid vesicles. Cancer Res. 36, 4406–4411.

MAYHEW, E., Y. M. RUSTUM, F. SZOKA, D. PAPAHADJOPOULOS (1979): Role of cholesterol in enhancing the antitumor activity of cytosine arabinoside entrapped in liposomes. Cancer Treatm. Rep. 63, 1923–1928.

MAYHEW, E., C. GOTFREDSEN, Y.-J. SCHNEIDER, A. TROUET (1980): Interaction of liposomes with cultured cells: effect of serum. Biochem. Pharmacol. 29, 877–886.

MAYHEW, E., Y. M. RUSTUM, F. SZOKA (1981): Efficacy of liposome-entrapped cytosine arabinoside (Ara-C) compared with infused „free" Ara-C against L1210 tumor. Proc. Amer. Assoc. Cancer Res. 21, 293.

MAYHEW, E., Y. M. RUSTUM (1982): Effects of liposome entrapped adriamycin and 1-β-D-arabinofuranosylcytosin (Ara-C) against ovarian tumor M5076 „metastastic" to the liver. 13th International Cancer Congress, Seattle.

MAYHEW, E., Y. M. RUSTUM (1983): Effects of liposomes entrapped chemotherapeutic agents on mouse primary and metastatic tumors. Biol. of the Cell 47, 81–86.

MAZER, N. A., G. B. BENEDECK, M. C. CAREY (1980): Quasielastic light-scattering studies of aqueous biliary lipid systems. Mixed micelle formation in bile salt-lecithin solutions. Biochemistry 19, 601–615.

MC BRIEN, D. C. H., T. F. SLATER, Eds. (1982): Free radicals, lipid peroxidation and cancer. Academic Press. London,

MC CULLOGH, H. N., R. L. JULIANO (1979): Organ-selective action of an antitumor drug: pharmacologic studies of liposome-encapsulated β-Cytosine arabinoside administered via the respiratory system of the rat. J. NCI **63**, 727–731.

Mc Dougall, I. R., J. K. Dunnick, M. G. Mc Namee, J. P. Kriss (1974): Distribution and fate of synthetic lipid vesicles in the mouse. A combined radionuclide and spin label study. Proc. Natl. Acad. Sci. USA **71**, 3487–3491.

Mehta, K., G. Lopez-Berestein, E. M. Hersh, R. L. Juliano (1982): Uptake of liposomes and liposome-encapsulated muramyl dipeptide by human peripheral blood monocytes. J. Reticuloendothel. Soc. **32**, 155–164.

Meister, N., M. Müller (1980): Demonstration of small liposomes by a combined freeze substitution negative-staining technique. Electron Microscopy **118**, 135–141.

Melchior, D. L., J. M. Steim (1976): Thermotropic transitions in biomembranes. Ann. Rev. Biophys. Bioeng. **5**, 205–238.

Melchior, V., C. J. Hollingshead, M. E. Cahoon (1980): Stacking in lipid vesicle-tubulin mixtures is an artifact of negativ staining. J. Cell Biol. **86**, 881–884.

Mercola, K., H. Stang, J. Browne, W. Salser, M. Cline (1980): Insertion of a new gene of viral origin into bone marrow cells of mice. Science **208**, 1033–1035.

Michelson, A. M., O. Dangeon, K. Puget, P. Durosay, B. Perdereau, C. Barbaroux (1983): Comparative studies of glutathione peroxidase as free enzyme or liposome encapsulated in rats and rabbits. Molec. Physiol. **3**, 27–35.

Milner, H. W., N. S. Lawrence, C. S. French (1950): Colloidal dispersion of chloroplast material. Science **111**, 633–634.

Milsmann, M. H. W., R. A. Schwendener, H. G. Weder (1978): The preparation of large single bilayer liposomes by a fast and controlled dialysis. Biochim. Biophys. Acta **512**, 147 to 155.

Morgan, J. R., K. E. Williams (1980): Preparation and properties of liposome-associated gentamycin. Antimicrobial Agents and Chemotherapy **17**, 544–548.

Morimoti, Y., Y. Adachi (1982): Pulmonary uptake of liposomal phosphatidylcholine upon intratracheal administration to rats. Chem. Pharm. Bull. **30**, 2248–2251.

Morrison, W. R. (1964): A fast, simple and reliable method for the microdetermination of phosphorus in biological material. Anal. Biochem. **7**, 218–224.

Mortara, R. A., F. H. Quina, H. Chaimovich (1978): Formation of closed vesicles from a simple diester. Biochem. Biophys. Res. Commun. **81**, 1080–1086.

Müller, M., T. Marti, S. Kriz (1980): Improved structural preservation by free-substitution. In: Proceedings of the seventh european congress on electron microscopy, Vol. 2 (P. Brederoo, W. de Priester, Es.), 720–721.

Müller, M. (1981): Demonstration of liposomes by electron microscopy. In: Membrane Proteins (A. Azzi, U. Brodbeck, P. Zahler, Eds.), Springer-Verlag, Berlin, Heidelberg, 252 to 256.

Müller, U., K. Munz, G. P. Waser (1983): Incorporation of small unilamellar liposomes loaded with horseradish peroxidase into isolated nerve endings from electric organ of Torpedo marmorata. J. Neurocytology **12**, 507–516.

Mueller, T. M., M. L. Marcus, H. E. Mayer, J. K. Williams, K. Hermsmeyer (1981): Liposome concentration in canine ischemic myocardium and depolarized myocardial cells. Circulation Res. **49**, 405–415.

Mukherjee, A. B., S. Orloff, J. D. Butler, T. Triche, P. Lalley, J. D. Schulman (1978): Entrapment of metaphase chromosomes into phospholipid vesicles (lipochromosomes): Carrier potential in gene transfer. Proc. Natl. Acad. Sci. USA **75**, 1361–1365.

Murphree, S. A., D. Murphy, A. C. Sartorelli, T. R. Tritton (1982): Adriamycin-liposome interactions. A magnetic resonance study of the differential effects of cardiolipin on druginduced fusion and permeability. Biochim. Biophys. Acta **691**, 97–105.

Musja, G. I., L. I. Barsukov, N. P. Gorkowa, I. P. Sorokina, L. A. Pirusjan, L. D. Bergelson, J. S. Moschkowski (1981): Antitumorale und toxische Eigenschaften von Phosolipidvesikeln, die cis-Dichlordiaminplatin enthalten. Bull. Exper. Biol. Med. **92**, 590–593.

NAGATSUKA, S., T. NAKAZAWA (1982): Effects of membrane-stabilizing agents, cholesterol and cepharanthin, on radiation-induced lipid peroxidation and permeability in liposomes. Biochim. Biophys. Acta **691**, 171–177.

NEERUNJUN, E. D., G. GREGORIADIS (1976): Tumor regression with liposome-entrapped asparaginase: some immunological advantages. Biochem. Soc. Trans. **4**, 133–134.

NEERUNJUN, E. D., R. HUNT, G. GREGORIADIS (1977): Fate of a liposome associated agent injected into normal and tumor-bearing rodents: attempts to improve lokalization in tumour tissues. Biochem. Soc. Trans. **5**, 1380–1383.

NEW, R. R. C., M. L. CHANCE, S. HEATH (1983): Liposome therapy for experimental cutaneous and visceral Leishmaniasis. Biol. of the Cell **47**, 59–64.

NICHOLS, J. W., D. W. DEAMER (1976): Catecholamine uptake and concentration by liposomes maintaining pH gradients. Biochim. Biophys. Acta **455**, 269–271.

NICOLAU, C., S. ROTTEM (1982): Expression of a β-lactamase activity in Mycoplasma capricolum transfected with the liposome-encapsulated E. coli pBR 322 plasmid. Biochem. Biophys. Res. Commun. **108**, 982–986.

NICOLAU, C., C. SENE (1982): Liposome-mediated DNA transfer in eukaryotic cells: gene uptake and expression in the host cell. In: Targeting of drugs (G. GREGORIADIS, J. SENIOR, A. TROUET, Eds.), Plenum Publishing Corporation,

NICOLAU, C., P. SORIANO, A. LE PAPE, D. LONDOS-GAGLIARDI, A. LEGRAND, E. GROSSE (1983): Liposomes as carriers for gene transfer in vivo. Biol. of the Cell **47**, 121–130.

NODA, Y., T. KATAYAMA, Y. HIRAI, H. HAYASHI, Y. KANEMASA (1982): Detection of functional group on the liposome surface by colloid titration. Physiol. Chem. Phys. **14**, 375–379.

NOVOSAD, Z., T. D. KNAPP, A. M. GOTTO, H. J. POWNALL, J. D. MORRISET (1976): Structure of an apolipoprotein-phospholipid complex: Apo C-III induced changes in the physical properties of dimiristoyl-phosphatidylcholine. Biochemistry **15**, 3176–3183.

NUHN, P., H.-J. RÜGER, P. KERTSCHER, K. GAWRISCH, K. ARNOLD (1978): Synthese einiger 1,2-Di-O-hexadecylphosphorsäurepropylester. Pharmazie **33**, 181–183.

NUHN, P., H.-P. KERTSCHER, H.-J. RÜGER (1982): Phospholipide und biologische Aktivität. Pharmazie **37**, 681–701.

OKADA, N., T. YASUDA, T. TSUMITA, H. OKADA (1983): Differing reactivities of human and guinea-pig complement on haptenized liposomes via the alternative pathway. Molec. Immunol. **20**, 857–864.

OKAHATA, Y., T. KUNITAKE (1979): Formation of stable monolayer membranes and related structures in dilute aqueous solution from two-headed ammonium amphiphiles. J. Amer. Chem. Soc. **105**, 5231–5234.

OKU, N., S. NOJIMA, K. INOUE (1980): Selective release of nonelectrolytes from liposomes upon perturbation of bilayers by temperature change or polyene antibiotics. Biochim. Biophys. Acta **595**, 277–290.

OKU, N., J. F. SCHEERER, R. C. MAC DONALD (1982a): Preparation of giant liposomes. Biochim. Biophys. Acta **692**, 384–388.

OKU, N., D. A. KENDALL, R. C. MAC DONALD (1982b): A simple procedure for the determination of the trapped volume of liposomes. Biochim. Biophys. Acta **691**, 332–340.

OLSON, F., C. A. HUNT, F. C. SZOKA, W. J. VAIL, D. PAPAHADJOPOULOS (1979): Preparation of liposomes of defined size distribution by extrusion through polycarbonate membranes. Biochim. Biophys. Acta **557**, 9–23.

OLSON, F., E. MAYHEW, D. MASLOW, Y. RUSTUM, F. SZOKA (1982): Charakterization, toxicity and therapeutic efficacy of adriamycin encapsulated in liposomes. Europ. J. Cancer Clin. Oncol. **18**, 167–176.

ONJI, T., M.-S. LIU (1979): Changes in surface charge density on liposomes induced by Escherichia coli endotoxin. Biochim. Biophys. Acta **558**, 320–324.

ONODERA, H., G. TAKADA, K. TADA, R. J. DESNICK (1983): Microautoradiographic study on the trssue localization of liposome entrapped or unentrapped ^{3}H-labeled β-galactosidase injected into rats. Tohoku J. Exp. Med. **140**, 1–14.

ORR, G. A., R. R. RANDO, F. W. BANGERTER (1979): Synthetic glycolipids and the lectin-mediated aggregation of liposomes. J. Biol. Chem. **254**, 4721–4725.

OSBORNE, M. P., B. E. RYMAN, J. H. PAYNE, V. R. MC CREADY (1981): The use of ^{99m}Tc-labelled neutral liposomes in lymphoscintigraphy: a comparison of scintigram interpretations with node histology in a series of breast cancer patients. Progr. Radiopharmacol. **2**, 317–325.

OSTRO, M., D. GIACOMONI, S. DRAY (1977): Incorporation of high molecular weight RNA into large artifical lipid vesicles. Biochem. Biophys. Res. Commun. **76**, 836–842.

OSTRO, M., D. GIACOMONI, D. LAVELLE, W. PAXTON, S. DRAY (1978): Evidence for the translation of rabbit globin mRNA after liposome-mediated insertion into a human cell line. Nature **274**, 921–923.

OSTRO, M., D. LAVELLE, W. PAXTON, B. MATTHEW, D. GIACOMONI (1980): Parameters affecting the liposome-mediated insertion of RNA into eucaryotic cells in vitro. Arch. Biochem. Biophys. **201**, 392–402.

PAAL, C., H. OEHME (1913): Die Hydrogenisation des Ei-Lecithins. Ber. Dtsch. chem. Ges. **46**, 1297–1304. Reinigung des Hydrierungsproduktes durch Säulenchromatographie an Al_2O_3, Laufmittel: 1. $CHCl_3$ 2. $CHCl_3$ CH_3OH 9:1.

PAGANO, R. E., L. HUANG (1975): Interaction of phospholipid vesicles with cultured mammalian cells — II. Studies of mechanism. J. Cell Biol. **67**, 49–60.

PAGANO, R. E., J. N. WEINSTEIN (1978): Interactions of phospholipid vesicles with mammalian cells. Ann. Rev. Biophys. Bioengin. **7**, 435–468.

PAGANO, R. E., A. J. SCHROIT, D. K. STRUCK (1981): Interactions of phospholipid vesicles with mammalian cells in vitro: Studies of mechanism. In: Liposomes: From physical structure to therapeutic applications. (C. G. KNIGHT, Ed.), Elsevier/North-Holland, Amsterdam,

PANZNER, E. A., V. K. JANSONS (1979): Control of in vitro cytotoxicity of positively charged liposomes. J. Canc. Res. Clin. Oncol. **95**, 29–37.

PAPAHADJOPOULOS, D., N. MILLER (1967): Phospholipid model membranes. I. Structural characteristics of hydrated liquid crystals. Biochim. Biophys. Acta **135**, 624–638.

PAPAHADJOPOULOS, D., K. JACOBSON, S. NIR, T. ISAC (1973): Phase transitions in phospholipid vesicles. Fluorescence polarization and permeability measurements concerning the effect of temperature and cholesterol. Biochim. Biophys. Acta **311**, 330–348.

PAPAHADJOPOULOS, D., H. K. KIMELBERG (1974): Phospholipid vesicles (Liposomes) as models for biological membranes: Their properties and interactions with cholesterol and proteins. In: Progr. Surf. Sci. **4**, 141–232. (S. G. DAVISSON Ed., Pergamon Press, Oxford.

PAPAHADJOPOULOS, D., G. POSTE, E. MAYHEW (1974): Cellular uptake of cyclic AMP captured within phospholipid vesicles and effect on cell growth behaviour. Biochim. Biophys. Acta **363**, 404–418.

PAPAHADJOPOULOS, D., G. POSTE, E. MAYHEW (1975): The interaction of phospholipid vesicles with mammalian cells in vitro. Biochem. Soc. Trans. **3**, 606–608.

PAPAHADJOPOULOS, D., G. POSTE, W. J. VAIL, J. L. BIEDLER (1976): Use of lipid vesicles as carriers to introduce actinomycin D into resistant tumor cells. Cancer Res. **36**, 2988–2995.

PAPAHADJOPOULOS, D., Ed. (1978): Liposomes and their use in biology and medicine. Ann. N. Y. Acad. Sci. **308**, 1–462.

PAPAHADJOPOULOS, D., A. PORTIS (1978): Calcium-induced lipid phase transitions and membrane fusion. Ann. N. Y. Acad. Sci. **308**, 50–66.

PAPAHADJOPOULOS, D. (1979): Liposomes as drug carriers. Ann. Rep. Med. Chem. **14**, 250–260.

PAPAHADJOPOULOS, D., T. WILSON, R. TABER (1980): Liposomes as vehicles for cellular incorporation of biologically active macromolecules. In vitro **16**, 49–54.

PAPAHADJOPOULOS, D., T. HEATH, F. MARTIN, R. FRALEY, R. STRAUBINGER (1982): Development of liposomes as an efficient carrier system: new methodology for cell targeting and intracellular delivery of drugs and DNA. In: Targeting of drugs. (G. GREGORIADIS, J. SENIOR, A. TROUET, Eds.). Plenum Publishing Corporation,

PARKER, R. J., S. M. SIEBER, J. N. WEINSTEIN (1981): Effect of encapsulation of a fluorescent dye on its uptake by the lymphatics of the rat. Pharmacology **23**, 128–136.

PARKER, R. J., E. R. PRIESTER, S. M. SIEBER (1982a): Effect of route of administration and liposome entrapment on the metabolism and disposition of adriamycin in the rat. Drug Metabol. and Dispos. 10, 499–504.

PARKER, R. J., E. R. PRIESTER, S. M. SIEBER (1982b): Comparison of lymphatic uptake, metabolism, excretion and biodistribution of free and liposome-entrapped [^{14}C] cytosine β-D-arabinofuranoside following intraperitoneal administration to rats. Drugs Metabol. and Dispos. 10, 40–45.

PATEL, H. M., B. E. RYMAN (1977): Orally administered liposomally entrapped insulin. Biochem. Soc. Trans. 5, 1739–1741.

PATEL, K. M., J. D. MORRISETT, J. T. SPARROW (1979): A convenient synthesis of phosphatidylcholines: Acylation of sn-glycero-3-phosphatidylcholin with fatty acid anhydride and 4-pyrollidino-pyridine. J. Lipid Res. 20, 674–677.

PATEL, K. R., M. M. JONAH, Y. E. RAHMAN (1982): In vitro uptake and therapeutic application of liposome-encapsulated methotrexate in mouse hepatoma 129. Europ. J. Cancer Clin. Oncol. 18, 833–843.

PATEL, K. R., M. P. LI, J. D. BALDESCHWIELER (1983): Suppression of liver uptake of liposomes by dextran sulfate 500. Proc. Natl. Acad. Sci. USA 80, 6518–6522.

PATEL, K. R., M. P. LI, J. R. SCHUH, J. D. BALDESCHWIELER (1984): The pharmacological efficacy of a rigid non-phospholipid liposome drug delivery system. Biochim. Biophys. Acta 797, 20–26.

PHILLIPOT, J., S. MUTAFTSCHIER, J. P. LIAUTARD (1983): A very mild method allowing the encapsulation of very high amounts of macromolecules into very large (1000 nm) unilamellar liposomes. Biochim. Biophys. Acta 734, 137–143.

PIDGEON, C., C. A. HUNT (1983): Light sensitive liposomes. Photochemistry and Photobiology 37, 491–494.

PIDGEON, C., R. D. SCHREIBER, R. M. SCHULTZ (1983): Macrophage activation: synergism between hybridoma MAF and Poly (I) Poly (C) delivered by liposomes. J. Immunol. 131, 311 to 314.

PIRSON, P., R. STEIGER, A. TROUET (1982): The disposition of free and liposomally encapsulated antimalarial primaquine in mice. Biochem. Pharmacol. 31, 3501–3507.

POOL, G. L., M. E. FRENCH, R. A. EDWARDS, L. HUANG, R. H. LUMB (1982): Use of radiolabeled hexadecyl cholesteryl ether as a liposome marker. Lipids 17, 448–452.

PONPIPOM, M. M., R. L. BUGIANESI, T. Y. SHEN (1980): Cell surface carbohydrates for targeting studies. Can. J. Chem. 58, 214–220.

PORTER, N. A., R. A. WOLF, J. R. NIXON (1979): Separation and purification of lecithins by high-pressure liquid chromatography. Lipids 14, 20–24.

POSTE, G., D. PAPAHADJOPOULOS (1976a): Lipid vesicles as carriers for introducing materials into cultured cells-influence of vesicle lipid mechanism(s) of vesicle incorporation into cells. Proc. Natl. Acad. Sci. USA 73, 1603–1607.

POSTE, G., D. PAPAHADJOPOULOS (1976b): Drug-containing lipid vesicles render drug-resistant tumor cells sensitive to actinomycin D. Nature 261, 699–701.

POSTE, G., G. L. NICOLSON (1982): Membrane reconstitution. Cell Surface Rev. 8, North-Holland Publishing Company Amsterdam, New York, Oxford,

POSTMES, T. J., M. HUKKELHOVEN, A. VAN DEN BOGARD, S. G. HALDERS, J. COENEGRACHT (1980): Passage through the blood-brain carrier of thyrotropin-releasing hormone encapsulated in liposomes. J. Pharm. Pharmacol. 32, 722–724.

POZNANSKY, M. J., L. G. CLELAND (1980): Biological macromolecules as carriers of drugs and enzymes. In: Drug delivery systems (R. JULIANO, Ed.). Oxford University Press, New York, S. 253–315.

PROFFITT, R. T., L. E. WILLIAMS, C. A. PRESANT, G. W. TIN, J. A. ULIANA, R. C. GAMBLE, J. D. BALDESCHWIELER (1983a): Tumor-imaging potential of liposomes loaded with In-111-NTA — Biodistribution in mice. J. Nucl. Med. 24, 45–51.

PROFFITT, R. T., L. E. WILLIAMS, C. A. PRESANT, G. W. TIN, J. A. ULIANA, R. C. GAMBLE,

J. D. Baldeschwieler (1983b): Liposomal blockade of the reticuloendothelial system: improved tumor imaging with small unilamellar vesicles. Science **220**, 502–505.

Puget, K., A. M. Michelson, P. Durosay, P. Perdereua, G. Barbaroux (1983): Studies of liposomal glutathione transferase. Molec. Physiol. **3**, 43–51.

Puisieux, F., S. Benita (1982): Towards a new galenic dosage form, the liposomes. Biomed. Pharmacother. **36**, 4–13.

Raheja, R. K., C. Kaur, A. Singh, I. S. Bathlia (1973): New colometric method for the quantitative estimation of phospholipids without acid digestion. J. Lipid. Res. **14**, 695–697.

Rahman, Y. E., M. W. Rosenthal, E. A. Cerny, E. S. Moretti (1974a): Preparation and prolonged tissue retention of liposome-encapsulated chelating agents. J. Lab. Clin. Med. **83**, 640–647.

Rahman, Y. E., E. A. Cerny, S. L. Tollakson, B. J. Wright, S. L. Nance, J. F. Thomson (1974b): Liposome-encapsulated actinomycin D: potential in cancer chemotherapy. Proc. Soc. Exp. Biol. Med. **146**, 1173–1176.

Rahman, Y. E., W. E. Kisieleski, E. M. Buess, E. A. Cerny (1975): Liposomes containing ^3H-actinomycin D. Differential tissue distribution by varying the mode of drug incorporation. Europ. J. Cancer **11**, 883–889.

Rahman, Y. E., W. R. Hanson, J. Bharucha, E. J. Ainsworth, B. N. Jaroslow (1978): Mechanisms of reduction of antitumor drug toxicity by liposome encapsulation. Ann. N. Y. Acad. Sci. **308**, 325–342.

Rahman, Y. E. (1979): Potential of the liposomal approach to metal chelation therapy. In: Liposomes in Biology and Pathology (J. T. Dingle, P. J. Jacques, I. H. Shaw, Eds.). Elsevier/North-Holland Biomed. Press, Amsterdam,

Rahman, A., A. Kessler, N. More, B. Sikic, G. Rowden, P. Woolley, P. Schein (1980): Liposomal protection of adriamycin-induced cardiotoxicity in mice. Cancer Res. **40**, 1532–1537.

Rahman, Y. E., E. A. Cerny, K. R. Patel, E. H. Lau, B. J. Wright (1982a): Differential uptake of liposomes varying in size and lipid composition by parenchymal and Kupffer cells of mouse liver. Life Sci. **31**, 2061–2071.

Rahman, Y. E., K. R. Patel, E. A. Cerny (1982b): Enhanced therapeutic effect of intraperitoneally administered liposome-encapsulated 1-β-D-Arabinofuranosylcytosine (ara C) against mouse Lewis lung carcinoma. 13th International Cancer Congress, Seattle.

Rahman, A., E. Herman, A. Fumagalli, V. Ferrans, P. S. Schein, V. T. Lombardi (1982c): Pharmacologic and therapeutic evaluation of doxorubizin in cardiolipin liposomes. 13th International Cancer Congress, Seattle.

Rahman, A., N. More, P. S. Schein (1982d): Doxorubicin-induced chronic cardiotoxicity and its protection by liposomal administration. Cancer Res. **42**, 1817–1825.

Rahman, Y. E., E. A. Cerny, E. H. Lau, B. A. Carnes (1983): Enhanced iron removal from liver parenchymal cells in experimental iron overload: Liposome encapsulation of HBED and phenobarbital administration. Blood **62**, 209–213.

Ralston, E., R. Blumenthal, J. N. Weinstein (1980): Lysophosphatidylcholine in liposomal membranes. Enhanced permeability but little effect on transfer of a water-soluble fluorescent marker into human lymphocytes. Biochim. Biophys. Acta **597**, 543–551.

Ratner, B. D., T. A. Horbett (1983): Bioresponsive membrane for insulin delivery. Intern. Symposium in Drug Delivery Systems. Park City Utah 2. – 4. 3. 1983, zitiert nach Roll, D. B. (1983).

Raz, A., C. Bucana, W. E. Fogler, G. Poste, I. J. Fidler (1981): Biochemical, morphological, and ultrastructural studies on the uptake of liposomes by murine macrophages. Cancer Res. **41**, 487–494.

Rhoden, V., S. M. Goldin (1979): Formation of unilamellar lipid vesicles of controllable dimensions by detergent dialysis. Biochemistry **18**, 4173–4176.

Richards, R. L., P. H. Fishman, J. Moss, C. R. Alving (1983): Binding of choleragen and anti-ganglioside antibodies to gangliosides incorporated into preformed liposomes. Biochim. Biophys. Acta **733**, 249–255.

Richardson, V. J., K. Jeyasingh, R. F. Jewkes, B. E. Ryman, M. H. N. Tattersall (1978a): Possible tumor lokalization of ^{99m}Tc-labelled liposomes: effects of lipid composition, charge and liposome size. J. Nucl. Med. **19**, 1049–1054.

Richardson, V. J., B. E. Ryman, R. F. Jewkes, M. H. N. Tattersall, E. S. Newlands (1978b): ^{99m}Tc-labelled liposomes: preparation of radiopharmaceutical and its distribution in a hepatoma patient. Int. J. Nucl. Biol. Med. **5**, 118–122.

Richardson, V. J., M. P. Osborne, K. Jeyasingh, B. E. Ryman, J. I. Burn (1978c): Differential localization of [^{99m}Tc] technctium-labelled liposomes in normal and tumour-bearing lymph nodes of the rat. Brit. J. Cancer **38**, 177–182.

Richardson, V. J., B. E. Ryman, R. F. Jewkes, M. H. N. Tattersall, E. S. Newlands, S. B. Kaye (1979): Tissue distribution and tumor localization of ^{99m}Technetium-labelled liposomes in cancer patients. Brit. J. Cancer **40**, 35–43.

Richardson, V. J., G. A. Curt, B. E. Ryman (1982): Liposomally trapped Ara CTP to overcome Ara C resistance in a murine lymphoma in vitro. Brit. J. Cancer **45**, 559–564.

Richardson, V. J., B. E. Ryman (1982): Effect of liposomally trapped antitumor drugs on a drug-resistant mouse lymphoma in vivo. Brit. J. Cancer **45** 552–558.

Rindlisbacher, B., P. Zahler (1983): Interaction of phosphatidylcholine liposomes and plasma lipoproteins with sheep erythrocyte membranes. Preferential transfer of phosphatidylcholine containing unsaturated fatty acids. Biochim. Biophys. Acta **732**, 485–491.

Ritter, C., R. J. Rutman (1980): Relative enhancement by various liposomes of BCNU effectiveness against L-1210 leukemia in vivo. Res. Commun. Chem. Pathol. Pharmacol. **30**, 123 to 131.

Ritter, C., C. L. Iyengar, R. J. Rutman (1981): Differential enhancement of antitumor effectiveness by phospholipid vesicles (liposomes). Cancer Res. **41**, 2366–2371.

Robles, E. C., D. van den Berg (1969): Synthesis of lecithin by acylation of O-(sn-glycero-3-phosphoryl)-choline with fatty acid anhydrides. Biochim. Biophys. acta **187**, 520–526.

Römer-Lüthi, C. R., P. Ott, U. Brodbeck (1980): Reconstitution of human erythrocyte membrane acetylcholinesterase in phospholipid vesicles. Biochim. Biophys. Acta **601**, 123–133.

Roerdink, F. H., A. J. van Renswoude, B. Y. Wielinga, A. M. Kroon, G. L. Scherphof (1976): Entrapment within liposomes facilities uptake of amyloglucosidase by cultured fibroblasts from a patient with Pompe's disease (glycogenosis type II). J. Mol. Med. **1**, 257–264.

Roerdink, F., J. Dijkstra, G. Hartman, B. Bolscher, G. Scherphof (1981): The involvement of parenchymal, Kupffer and endothelial liver cells in the hepatic uptake of intravenously injected liposomes. Biochim. Biophys. Acta **677**, 79–89.

Roerdink, F., N. M. Wassef, E. C. Richardson, C. R. Alving (1983): Effects of negatively charged lipids on phagocytosis of liposomes opsonized by complement. Biochim. Biophys. Acta **734**, 33–39.

Roll, D. B. (1983): Controlled drug delivery and targeting. Pharm. Intern. **4**, 126–127.

Roozemond, R. C., D. C. Urli (1982): Peculiar behaviour of rabbit thymocytes in interaction with liposomes of different compositions shown by fluorescence polarization studies, lipid analysis, and uptake of vesicle-entrapped carboxyfluorescein. Biochim. Biophys. Acta **689**, 499 to 512.

Rosa, P., F. Clementi (1983): Absorption and tissue distribution of doxorubicin entrapped in liposomes following intravenous or intraperitoneal administration. Pharmacology **26**, 221 to 229.

Rose, P. E. (1980): Improved tables for the evaluation of sphere size distributions including the effect of section thickness. J. Microscopy **118**, 135–141.

Rustum, Y. M., C. Dave, E. Mayhew, D. Papahadjopoulos (1979): Role of liposome type and route of administration in the antitumor activity of liposome entrapped 1-β-D-arabinofuranosylcytosine against mouse L 1210 leukemia. Cancer Res. **39**, 1390–1395.

Rustum, Y. M., E. Mayhew, F. Szoka, J. Campbell (1981): Inability of liposome encapsulated 1-β-D-Arabinofuranosylcytosine nucleotides to overcome drug resistance in L 1210 cells. Europ. J. Cancer Clin. Oncol. **17**, 809–817.

RYMAN, B. E., R. F. JEWKES, K. JEYASINGH, M. P. OSBORNE, H. M. PATEL, V. J. RICHARDSON, M. H. N. TATTERSALL, D. A. TYRRELL (1978): Potential applications of liposomes to therapy. Ann. N. Y. Acad. Sci. **308**, 281–307.

RYMAN, B. E., D. A. TYRRELL (1980): Liposomes — bags of potential. Essay Biochem. **16**, 49 to 98.

RYMAN, B. E., G. M. BARATT, R. H. J. BEGENT (1983): Possible localization of tumors and metastases by liposomes. Biol. of the Cell **47**, 71–80.

SANCHEZ, Y., I. IONESCU-MATIU, G. R. DREESMAN, W. KRAMP, H. R. SIX, F. B. HOLLINGER, J. L. MELNICK (1980): Humoral and cellular immunity to hepatitis B virus-derived antigens: Comparative activity of Freund complete adjuvant, alum and liposomes. Infect. Immun. **30**, 728 to 733.

SANDERS, H. (1967): Preparative isolation of phosphatidyl serine from brain. Biochim. Biophys. Acta **144**, 485–487.

SCHAEFER-RIDDER, M., Y. WANG, P. H. HOFSCHNEIDER (1982): Liposomes as gene carriers: efficient transformation of mouse L cells by thymidine kinase gene. Science **215**, 166–168.

SCHERPHOF, G., F. ROERDINK, M. WAITE, J. PARKS (1978): Disintegration of phosphatidylcholine liposomes in plasma as a result of interaction with high-density lipoproteins. Biochim. Biophys. Acta **452**, 296–307.

SCHERPHOF, G., F. ROERDINK, D. HOEKSTRA, J. ZBOROWSKI, E. WISSE (1980): Stability of liposomes in presence of blood constituents: consequences for uptake of liposomal lipid and entrapped compounds by rat liver cells. In: Liposomes in Biological Systems. (G. GREGORIADIS, A. C. ALLISON, Eds.). John Wiley, Chichester,

SCHERPHOF, G., J. DAMEN, D. HOEKSTRA (1981): Interactions of liposomes with plasma proteins and components of the immune system. In: Liposomes: From physical structure to therapeutic applications. (C. G. KNIGHT, Ed.). Elsevier/North-Holland, Amsterdam,

SCHERPHOF, G. (1982): Interaction of liposomes with biological fluids and fate of liposomes in vivo. INSERM **107**, 79–92.

SCHERPHOF, G., B. VAN LEEUWEN, J. WILSCHUT, J. DAMEN (1983a): Exchange of phophatidylcholine between small unilamellar liposomes and human plasma high-density lipoprotein involves exclusively the phopholipid in the outer monolayer of the liposomal membrane. Biochim. Biophys. Acta **732**, 595–599.

SCHERPHOF, G., F. ROERDINK, J. DIJKSTRA, H. ELLENS, R. ZANGER, E. WISSE (1983b): Uptake of liposomes by rat and mouse hepatocytes and Kupffer cells. Biol. of the Cell **47**, 47–58.

SCHIEREN, H., S. RUDOLPH, M. FINKELSTEIN, P. COLEMAN, G. WEISMANN (1978): Comparison of large unilamellar vesicles prepared by a petroleum ether vaporization method. Biochim. Biophys. Acta **542**, 137–153.

SCHLIEPER, P., P. K. MEDDA, R. KAUFMANN (1981): Drug-induced zetapotential changes in liposomes studied by laser doppler spectroscopy. Biochim. Biophys. Acta **644**, 273–283.

SCHNEIDER, F. (1981): Die aerobe Glykolyse der Tumorzelle. Naturwissenschaften **68**, 20–27.

SCHREIER, H., M. RAEDER-SCHIKORR (1982): Liposomen — ein neuartiger Arzneistoffträger. Pharmazie in unserer Zeit **11**, 97–108.

SCHROIT, A. J., M. E. KEY (1983): Induction of syngeneic tumorspecific immunity by liposomes reconstituted with L2C tumor cell antigens. Immunology **49**, 431–438.

SCHUSTER, B. G., M. NEIDIG, B. M. ALVING, C. R. ALVING (1979): Production of antibodies against phosphocholine, phosphatidylcholine, sphingomyelin, and lipid A by injection of liposomes containing lipid A. J. Immunol. **122**, 900–905.

SCHWENDENER, R. A., M. ASANGER, H. G. WEDER (1981): n-Alkylglucosides as detergents for the preparation of highly homogenous bilayer liposomes of variable sizes (60–240 nm ∅) applying defined rates of detergent removal by dialysis. Biochem. Biophys. Res. Commun. **100**, 1055 to 1062.

SEGAL, A. W., E. J. WILLS, J. E. RICHMOND, G. SLAVIN, C. D. V. BLACK, G. GREGORIADIS (1974): Morphological observations on cellular and subcellular destination of intravenously administered liposomes. Brit. J. Exp. Pathol. **55**, 320–327.

SEGAL, A. W., G. GREGORIADIS, C. D. V. BLACK (1975): Liposomes as vehicles for the local release of drugs. Clin. Sci. Mol. Med. **49**, 99–106.

SEGAL, A. W., G. GREGORIADIS, J. P. LAVENDER, D. TARIN, T. J. PETERS (1976): Tissue and hepatic subcellular distribution of liposomes containing bleomycin after intravenous administration to patients with neoplasms. Clin. Sci. Mol. Med. **51**, 421–425.

SENIOR, J., G. GREGORIADIS (1982a): Stability of small unilamellar liposomes in serum and clearance from the circulation: the effect of the phospholipid and cholesterol components. Life Sci. **30**, 2123–2136.

SENIOR, J., G. GREGORIADIS (1982b): Is half-life of circulating liposomes determined by changes in their permeability? FEBS Lett. **145**, 109–114.

SENIOR, J., G. GREGORIADIS, K. A. MITROPOULOS (1983): Stability and clearance of small unilamellar liposomes. Studies with normal and lipoprotein-deficient mice. Biochim. Biophys. Acta **760**, 111–118.

SEUFERT, W. D. (1970): Model membranes: spherical shells bounded by one bimolecular layer of phospholipids. Biophysik **7**, 60–73.

SEYMOUR, A.-M. L. (1980): Drug entrapment in liposomes. Some biochemical and chemical aspects. Ph. D. Thesis, University of London,

SHARMA, P., D. A. TYRELL, B. E. RYMAN (1977): Some properties of liposomes of different size. Biochem. Soc. Trans. **5**, 1146–1149.

SHEEHY, R. E., P. F. LURQUIN (1983): Targeting of large liposomes with lectins increases their binding to plant protoplasts. Plant. Physiol. **72**, 386–390.

SHEK, P. N., B. H. SABISTON (1982): Immune response mediated by liposome-associated protein antigens. I. Potentiation of the plaque-forming cell response. Immunology **45**, 349–356.

SHEK, P. N., B. Y. K. YUNG, N. Z. STANACEV (1983a): Comparison between multilamellar and unilamellar liposomes in enhancing antibody formation. Immunology **49**, 37–44.

SHEK, P. N., T. D. HEATH (1983b): Immune response mediated by liposome-associated protein antigens. 3. Immunogenicity of bovine serum albumine covalently coupled to vesicle surface. Immunology **50**, 101–106.

SHEN, D. F., A. HUANG, L. HUANG (1982): An improved method for covalent attachment of antibody to liposomes. Biochim. Biophys. Acta **689**, 31–37.

SHI-HUA CHEN, S., A. Y. KOU, H.-H. Y. CHEN (1981): Measurement of ethanolamine- and serine-containing phospholipids by highperformance liquid chromatography with fluorescence detection of their Dns derivatives. J. Chromatogr. **208**, 339–346.

SHINITZKY, M., Y. BARENHOLZT (1974): Dynamics of the hydrocarbon layer in liposome of lecithin and sphingomyelin containing dicetylphosphate. J. Biol. Chem. **249**, 2652–2657.

SHINOZAWA, S., T. TSUTSUI, T. ODA (1979): Enhancement of the antitumor effect of Illudin-S by including it into liposomes. Experientia **35**, 1102–1103.

SHINOZAWA, S., Y. MIMAKI, H. TOMANO, Y. ARAKA (1980a): Determination of adriamycin in liposomes by high-performance liquid chromatography using a fluorescence detector. J. Chromatogr. **190**, 489–492.

SHINOZAWA, S., Y. ARAKI, T. ODA (1980b): Antitumor effect of Neocarcinostatin entrapped in liposomes. Gann **71**, 107–111.

SINGER, S. J., G. L. NICOLSON (1972): The fluid mosaic model of the structure of cell membranes. Science **175**, 720–731.

SINGLETON, W. S., M. S. GRAY, M. L. BROWN, J. L. WHITE (1965): Chromatographically homogenous lecithin from egg phospholipids. J. Am. Oil Chemist's Soc. **42**, 53–56.

SINHA, D., F. KARUSH (1979): Attachment to membranes of exogenous immunoglobulin conjugated to hydrophobic anchor. Biochem. Biophys. Res. Commun. **90**, 554–560.

SINHA, D., F. KARUSH (1982): Specific reactivity of lipid vesicles conjugated with oriented anti-lactose antibody fragments. Biochim. Biophys. Acta **684**, 187–194.

SIX, H. R., W. J. KRAMP, J. A. KASEL (1980): Effects of liposomes on serological responses following immunization with adenovirus purified type 5 subunit vaccines. In: Liposomes and immunobiology. (B. H. TOM, H. R. SIX, Eds.). Elsevier/North-Holland, Amsterdam.

SONE, S., E. TSUBURA (1982): Human alveolar macrophages: potentiation of their tumoricidal activity by liposome-encapsulated muramyl-dipeptide. J. Immunol. **129**, 1313–1317.

SORIANO, P., J. DIJKSTRA, A. LEGRAND, H. SPANJER, D. LONDOS-GAGLIARDI, F. ROERDINK, G. SCHERPHOF, C. NICOLAU (1983): Targeted and non-targeted liposomes for in vivo transfer to rat liver cells of a plasmid containing the preproinsulin I gene. Proc. Natl. Acad. Sci. USA **80**, 7123–7131.

SOUHAMI, R. L., H. M. PATEL, B. E. RYMAN (1981): The effect of reticuloendothelial blockade on the blood clearance and tissue distribution of liposomes. Biochim. Biophys. Acta **674**, 354–371.

SPANJER, H. H., G. SCHERPHOF (1983): Targeting of lactosylceramide-containing liposomes to hepatocytes in vivo. Biochim. Biophys. Acta **734**, 40–47.

SPRINZ, H., E. WINKLER, H. SCHÄFER (1981): NMR experiments on ion permeation in irradiated model membranes, Isotopenpraxis **17**, 171–173.

STEGER, L. D., R. J. DESNICK (1977): Enzyme therapy. VI. Corparative in vivo fates and effects on lysosomal integrity of enzyme entrapped in negatively and positively charged liposomes. Biochim. Biophys. Acta **464**, 530–546.

STEVENSON, R. W., H. M. PATEL, J. A. PARSONS, B. E. RYMAN (1982): Prolonged hypoglycemic effect in diabetic dogs due to subcutaneous administration of insulin in liposomes. Diabetes **31**, 506–511.

STEVENSON, M., A. J. BAILLIE, R. M. E. RICHARDS (1983): Enhanced activity of Streptomycin and Chloramphenicol against intracellular Escherichia coli in the J 774 macrophage cell line mediated by liposome delivery. Antimicrob. Agents and Chemother. **24**, 742–749.

STEWART, J. C. M. (1980): Colorimetric determination of phospholipids with ammonium ferrothiocyanate. Anal. Biochem. **104**, 10–14.

STOFFEL, W. (1975): Chemical synthesis of choline-labeled lecithins and sphingomyelins. In: Methods in Enzymology, Vol. XXXV (S. P. COLOWICK, N. O. KAPLAN, Eds.). Academic Press, New York, S. 533–541.

STREJAN, G. H., P. M. SMITH, C. W. GRANT, D. SURLAN (1979): Naturally occuring antibodies to liposomes. I. Rabbit antibodies to sphingomyelin-containing liposomes before and after immunization with unrelated antigens. J. Immunol. **123**, 370–378.

SUNAMOTO, J., H. KONDO, T. NOMURA, H. OKAMOTO (1980): Liposomal membranes. 2. Synthesis of a novel pyrene-labeled lecithin and structural studies on liposomal bilayers. J. Amer. Chem. Soc. **102**, 1146–1152.

SUR, P., D. K. ROY (1979): Enhancement of the action of bleomycin using liposome with Ehrlich's ascites carcinoma in mice. Indian J. Exper. Biol. **17**, 952–953.

SUR, B., R. R. RAY, P. SUR, D. K. ROY (1983): Effect of liposomal encapsulation of cis-platinum diamminodichloride in the treatment of ehrlich ascites carcinoma. Oncology **40**, 372–376.

SZOKA, F., D. PAPAHADJOPOULOS (1978): Procedure for preparation of liposomes with large internal aqueous space and high capture by reversephase evaporation. Proc. Natl. Acad. Sci. USA **75**, 4194–4198.

SZOKA, F. C., K. JAKOBSON, D. PAPAHADJOPOULOS (1979): The use of aqueous space markers to determine the mechanism of interaction between phospholipid vesicles and cells. Biochim. Biophys. Acta **551**, 295–303.

SZOKA, F. C., F. OLSON, T. HEATH, J. VAIL, E. MAYHEW, D. PAPAHADJOPOULOS (1980): Preparation of unilamellar liposomes of intermediate size (0,1–0,2 μm) by a combination of reverse phase evaporation and extrusion through polycarbonate membranes. Biochim. Biophys. Acta **601**, 559–571.

SZOKA jr., F., D. PAPAHADJOPOULOS (1980): Comparative properties and methods of preparation of lipid vesicles (liposomes). Ann. Rev. Biophys. Bioenerg. **9**, 467–508.

SOZKA, F., D. PAPAHADJOPOULOS (1981): Liposomes: Preparation and characterization. In: Liposomes: From physical structure to therapeutic application. (G. KNIGHT, Ed.). Elsevier/North-Holland, Amsterdam, New York, Oxford, S. 51–82.

SZOKA, F. C., E. MAYHEW (1983): Alteration fo liposome disposition in vivo by bilayer situated carbohydrates. Biochem. Biophys. Res. Commun. **110**, 140–146.

TACKER, J. R., R. U. ANDERSON (1982): Delivery of antitumor drug to bladder cancer by use of phase transition liposomes and hyperthermia. J. Urol. **127**, 1211–1214.

TAGESSON, C., O. STENDAHL, K.-E. MAGNUSSON (1977): The clearance of liposomes after intravenous injection into mice in relation to their physico-chemical properties as assessed by partitioning in an aquous biphasic system. Studia Biophys. **64**, 151–160.

TANFORD, C. (1973): The hydrophobic effect. John Wiley and Sons, New York.

TAYLOR, R. L., D. M. WILLIAMS, P. C. CRAVEN, J. R. GRAYBILL, D. J. DRUTZ, W. E. MAGEE (1982): Amphotericin B in liposomes: a novel therapy for histoplasmosis. Am. Rev. Respir. Dis. **125**, 610–611.

THEURER, K.: Orally active drugs and vaccines from primary nonintestinally active preparations. Ger. Offen. 2654444 (Cl. A 61 K9/10) 13. 4. 1978a Appl. 8. 10. 1976.

THEURER, K.: Protein and peptide solutions resorbable in the intestine. Ger. Offen. 2640707 (Cl. A 61 K37/02) 16. 3. 1978b Appl. 10. 9. 1976.

TODD, J. A., A. M. LEVINE, Z. A. TÖKES (1980): Liposome-encapsulated methotrexate interactions with human chronic lymphocytic leukemia cells. J. NCI **64**, 715–719.

TODD, J. A., E. J. MODEST, P. W. ROSSOW, Z. A. TÖKES (1982): Liposome encapsulation enhancement of methotrexate sensitivity in a transport resistant human leukemic cell line. Biochem. Pharmacol. **31**, 541–546.

TODOROV, D. K., G. DELICONSTANTINOS (1982): Incorporation of the antitumor alkaloid thaliblastine in liposomes enhances its cytotoxic activity in vitro. Experientia **38**, 857–858.

TOFFANO, G., A. BRUNI (1980): Pharmacological properties of phospholipid liposomes. Pharmacolog. Res. Commun. **12**, 829–845.

TÖKES, Z. A., A. KULCSAR, J. A. TODD (1980): Availability of liposome content to the nervous system. Liposomes and the bloodbrain barrier. Brain Res. **188**, 282–286.

TOMITA, M., R. TAGUCHI, H. IKEZAWA (1983): The action of sphingomyelinase of Bacillus cereus on bovine erythrocyte membrane and liposomes. Specific adsorption onto these membranes. J. Biochem. **93**, 1221–1230.

TOMLINSON, E., J. G. MC VIE (1983): New directions in cancer chemotherapy. 2. Targeting with microspheres. Pharm. Intern. **4**, 281–284.

TOONEN, P. A. H. M., D. J. A. CROMMELIN (1983): Immunoglobulins as targeting agents for liposome encapsulated drugs. Pharmaceutisch Weekblad Scientific Edition **5**, 269–280.

TORCHILIN, V. P., V. S. GOLDMACHER, V. N. SMIRNOV (1978): Comperative study on covalent and noncovalent immobilization of enzymes on the surface of liposomes. Biochem. Biophys. Res. Commun. **85**, 983–989.

TORCHILIN, V. P., B. A. KHAW, V. N. SMIRNOV, E. HABER (1979): Preservation of antimyosin antibody activity after covalent coupling to liposomes. Biochem. Biophys. Res. Commun. **89**, 1114–1119.

TORCHILIN, V. P., V. R. BERDICHEVSKY, A. A. BARSUKOV, V. N. SMIRNOV (1980a): Coating liposomes with protein decreases their capture by macrophages. FEBS Lett. **111**, 184 to **188**.

TORCHILIN, V. P., V. R. BERDICHEVSKY, A. A. BARSUKOV, V. N. SMIRNOV (1980): Coating liposomes with protein decreases their capture by macrophages. FEBS Letters **111**, 184–188.

TORCHILIN, V. P., V. G. OMELYANENKO, A. L. KLIBANOV, A. I. MIKHAILOV, A. I. GOLDAUSKI, V. N. SMIRNOV (1980b): Incorporation of hydrophilic protein modified with hydrophobic agent into liposomes membrane. Biochim. Biophys. Acta **602**, 511–521.

TORCHILIN, V. P., A. L. KLIBANOV (1981): Immobilization of proteins on liposome surface. Enzyme Microbiol. Technol. **3**, 297–304.

TORCHILIN, V. P., B. A. KO, V. R. BERDICHEVSKY, A. A. BARSUKOV, A. L. KLIBANOV, E. HABER, V. N. SMIRNOV (1983): Complexes of liposomes with immunoglobulins and sialoglycoproteins. Bjull. eksp. biol. med. **95**, 51–53.

TORCHILIN, V. P. (1984): Immobilization of specific proteins on liposome surface: Systems for drug targeting. In: Liposome Technology. (G. GREGORIADIS, Ed.). CRC Press Boca Raton, 75–94.

TRUNEH, A., Z. MISHAL, J. BARBET, P. MACHY, L. D. LESERMAN (1983): Endocytosis of liposomes bound to cell surface proteins measured by flow cytofluorometry. Biochem. J. **214**, 189 to 194.

TSUKADA, K., R. OKADA, M. HISAOKA, T. MOVIOKA (1982): Liposome-encapsulated carboquone. I. Method of preparation and carboquone release. Chem. Pharm. Bull. **30**, 3679—3684.

TÜMER, A., C. KIRBY, J. Senior, G. GREGORIADIS (1983): Fate of cholesterol-rich liposomes after subcutaneous injection into rats. Biochim. Biophys. Acta **760**, 119—125.

TYRRELL, D. A., T. D. HEATH, C. M. COLLEY, B. E. RYMAN (1976a): New aspects of liposomes. Biochim. Biophys. Acta **457**, 259—302.

TYRRELL, P. A., B. E. RYMAN, B. R. KEETON, V. DUBOWITZ (1976b): Use of liposomes in treating Typ II glycogenosis. Brit. Med. J. II, 88—89.

UEDA, C. T., J. G. NICKOLS, R. F. SCHMELTER (1981): Preliminary observations on the absorption of liposome-encapsulated drug by the intestinal lymphatics. Res. Commun. Chem. Pathol. Pharmacol. **32**, 487—498.

UENO, M., T. NAKASAKI, I. HORIKOSHI, N. SAKURAGAWA (1982): Oral administration of liposomally-entrapped heparin to beagle dogs. Chem. Pharm. Bull. **30**, 2245—2247.

UTSUMI, S., H. SHINOMIYA, J. MINAMI, S. SONODA (1983): Inhibition of phagocytosis by erythrocyte membrane sialoglycoprotein on target liposomes. Immunol. **49**, 113—120.

VAN DEN BERG, A. P., J. L. WIKE-HOOLEY, A. E. VAN DEN BERG-BLOK, J. VAN DER ZEE, H. S. REINHOLD (1982): Tumour pH in human mammary carcinoma. Europ. J. Cancer Clin. Oncol. **18**, 457—462.

VAN DIJCK, P. W. M., B. DE KRUIJFF, L. L. M. VAN DEENEN, J. DE GIER, R. A. DEMEL (1976): The preference of cholesterol for phosphatidylcholine in mixed phosphatidylcholine-phosphatidylethanolamine bilayers. Biochim. Biophys. Acta **455**, 576—587.

VAN GOLDE, M. G., L. L. M. VAN DEENEN (1966): The effect of dietary fat on the molecular species of lecithin from rat liver. Biochim. Biophys. Acta **125**, 496—509.

VAN RENDSWOUDE, A. J. B. M., P. WESTENBERG, G. L. SCHERPHOF (1979): In vitro interaction of zajdela ascites hepatoma cells with lipid vesicles. Biochim. Biophys. Acta **558**, 22—40.

VAN RENDSWOUDE, A. J. B. M., R. BLUMENTHAL, J. N. WEINSTEIN (1980): Thin-layer chromatography with agarose gels. A quick, simple method for evaluating liposome size. Biochim. Biophys. Acta **595**, 151—156.

VAN RENDSWOUDE, J., D. HOEKSTRA (1981): Cell induced leakage of liposome contents. Biochemistry **20**, 540—546.

VAN ROOIJEN, N., R. VAN NIEUWMEGEN (1980): Liposomes in immunology: Multilamellar phosphatidylcholin liposomes as a simple, biodegradable and harmless adjuvant without any immunogenic activity of its own. Immunol. Commun. **9**, 243—256.

VAN ROOIJEN, N., R. VAN NIEUWMEGEN (1982): Immuno-adjuvant properties of liposomes. In: Targeting of drugs. (G. GREGORIADIS, J. SENIOR, A. TROUET, Eds.). Plenum Publishing Corporation.

VAN ROOIJEN, N., R. VAN NIEUWMEGEN, N. KORS (1982): Liposomes as immunological adjuvants. In: Cell Function and Differentiation, Part A, Alan R. Liss., Inc. New York, 281 to 290.

VAN ROOIJEN, N., R. VAN NIEUWMEGEN (1983a): Association of an albumin antigen with phosphatidylcholine liposomes alters the nature of immunoglobulins produced during the immune response against the antigen. Biochim. Biophys. Acta **755**, 434—438.

VAN ROOIJEN, N., R. VAN NIEUWMEGEN (1983b): Use of liposomes as biodegradable and harmless adjuvants. Methods in Enzymol. **93**, 83—95.

VERKLEIJ, A. J., J. DE GIER (1981): Freeze fracture studies on aqueous dispersions of membrane lipids. In: Liposomes: From physical structure to therapeutic applications. (C. G. Knight, Ed.), Elsevier/North-Holland, Amsterdam,

WATTS, A., D. MARSH, P. F. KNOWLES (1978): Characterization of dimiristoylphosphatidylcholine vesicles and their dimensional changes through the phase transition: Molecular control of membrane morphology. Biochemistry **17**, 1792—1801.

WEINGARTEN, C., A. MOUFTI, J. F. DESJEUX, T. T. LUONG, G. DURAND, J. P. DEVISSAGUET, F. PUISIEUX (1981): Oral ingestion of insulin liposomes: effects of the administration route. Life Sci. **28**, 2747–2752.

WEINHOUSE, S. (1982): Metabolic fuels of cancer cells — a critical view of the Warburg hypothesis. In: Membranes in tumour growth. (T. GALEOTTI, A. CITTADINI, G. NEVI, S. PAPA, Eds.). Elsevier Biomedical Press, S. 315–319.

WEINSTEIN, J. N., S. YOSHIKAMI, P. HENKART, R. BLUMENTHAL, W. A. HAGINS (1977): Liposome-cell interaction. Transfer and intracellular release of a trapped fluorescent marker. Science **195**, 489–492.

WEINSTEIN, J. N., R. L. MAGIN, M. B. YATVIN, D. S. ZAHARKO (1979): Liposomes and local hyperthermia: Selective delivery of methotrexate to heated tumors. Science **204**, 188–191.

WEINSTEIN, J. N., R. L. MAGIN, R. L. CYSIK, D. S. ZAHARKO (1980a): Treatment of solid L1210 murine tumors with local hyperthermia and temperatur-sensitive liposomes containing methotrexate. Cancer Res. **40**, 1388–1395.

WEINSTEIN, J. N., R. L. MAGIN, R. L. CYSYK, D. S. ZAHARKO (1980b): Liposomes and local hyperthermia: Selective delivery of methotrexate to heated tumor. Science **204**, 188–191.

WEINSTEIN, J. N., R. D. KLAUSNER, T. INNEVARITY, E. RALSTON, R. BLUMENTHAL (1981): Phase transition release, a new approach to the interaction of proteins with lipid vesicles: Application to lipoproteins. Biochim. Biophys. Acta **647**, 270–284.

WEINSTEIN, J. N. (1983): Target-direction of liposomes:Four strategies for attacking tumor cells. Rational Basis for Chemotherapy, Allan R. Liss, Inc. New York, 441–473.

WEINSTEIN, J. N. (1984): Liposomes as drug carrier in cancer therapy. Cancer Treatm. Rep. **68**, 127–135.

WEISSMANN, G., D. BLOOMGARTEN, R. KAPLAN, C. COHEN, S. HOFFSTEIN, T. COLLINS, A. GOTTLIEB, D. NAGLE (1975): A general method for the introduction of enzymes by means of immunoglobulin coated liposomes into lysosomes of deficient cells. Proc. Natl. Acad. Sci. USA **72**, 88–92.

WEISSMANN, G., C. COHEN, S. HOFFSTEIN (1977): Introduction of enzymes by means of liposomes into non-phagocytic human cells in vitro. Biochim. Biophys. Acta **498**, 375–385.

WIDDER, K. J., A. E. SENYEI (1983): Magnetic microspheres: A vehicle for selective targeting of drugs. Pharmac. Ther. **20**, 377–395.

WILLIAMS, T. J., N. R. PLESSES, I. J. GOLDSTEIN (1978): Synthesis of a new class of model glycolipids. Carbohyd. Res. **67**, C1–C3.

WILLIAMS, T. J., N. R. PLESSAS, I. J. GOLDSTEIN, J. LONNGREN (1979): A new class of model glycolipids: Synthesis, characterization and interaction with lectins. Arch. Biochem. Biophys. **195**, 145–151.

WIKMANN-COFFELT, J., D. T. MASON (1980): Liposomal therapeutic potential in myocardial infarction — carrier transport concept of lipid vesicles for targeted delivery of drugs and biological substances into diseased heart muscle. Adv. Heart Disease **3**, 175–191.

WISSE, E., G. GREGORIADIS, W. T. DAEMS (1976): Electron microscopic cytochemical localization of intravenously injected liposome-encapsulated horseradish peroxidase in rat liver cells. In: The reticuloendothelial system in health and diseases. (S. REICHARD, M. R. ESCOBAR, H. FRIEDMAN, Eds.). Plenum Publishing Corp., New York,

WOLFF, B. (1983): Rezeptor-vermittelte zell- bzw. organspezifische Arzneimitteltherapie. Dtsch. Apoth. Ztg. **123**, 2317–2319.

WONG, T.-K., C. NICOLAU, P. HOFSCHNEIDER (1980): Appearance of β-lactamase activity in animal cells upon liposome-mediated gene transfer. Gene **10**, 87–94.

WOO, S. Y., D. P. DILLIPLANE, L. F. SINKS (1980): Enhancement of chemotherapeutic efficiacy of methotrexat entrapped in liposomes against murine intracranial L1210 leukemia. Proc. Amer. Assoc. Cancer Res. **21**, 307.

WU, M. S., J. C. ROBBINS, R. L. BUGIANESI, M. M. PONPIPOM, T. Y. SHEN (1981): Modified in vivo behavior of liposomes containing synthetic glycolipids. Biochim. Biophys. Acta **674**, 19–29.

YAGER, P., J. P. SHERIDAN, W. L. PETICOLAS (1982): Changes in size and shape of liposomes undergoing chain melting transitions as studied by optical microscopy. Biochim. Biophys. Acta **693**, 485–491.

YAHARA, S., Y. KISHIMOTO (1981): Characterization of alkylgalactolipids from calf brain by high performance liquid chromatography. J. Neurochem. **36**, 190–194.

YATVIN, M. B., J. N. WEINSTEIN, W. H. DENNIS, R. BLUMENTHAL (1978): Design of liposomes for enhanced local release of drugs by hyperthermia. Science **202**, 1290–1292.

YATVIN, M. B., W. KREUTZ, B. A. HORWITZ, M. SHINITZKY (1980): pH-sensitive liposomes: Possible clinical applications. Science **210**, 1253–1255.

YATVIN, M. B., W. KREUTZ, B. A. HORWITZ, M. SHINITZKY (1980): Induced drug release from lipid vesicles in serum by pH-change. Biophys. Struct. Mech. **6**, 233–234.

YATVIN, M. B., H. MÜHLENSIEPEN, W. PORSCHEN, J. N. WEINSTEIN, L. E. FEINENDEGEN (1981): Selective delivery of liposome encapsulated cis-dichlordiammine platinum (II) by heat: Influence on tumor uptake and growth. Cancer Res. **41**, 1602–1607.

ZACHMANN, R. D., F. H. C. TSAO (1980): Pulmonary uptake of liposomal phosphatidylcholin. Pediat. Res. **14**, 24–27.

ZWAAL, R. F. A., R. COMFURIUS, L. L. M. VAN DEENEN (1977): Membrane asymmetry and blood coagulation. Nature **268**, 358–360.

13. Anhang

Ergänzungen während der Korrektur

zu Kapitel 1 — Einführung

In einer Übersicht zur Verwendung von Liposomen in der Krebschemotherapie setzen sich Weinstein und Leserman mit einer Reihe Einschränkungen bzw. falscher Voraussetzungen bei der Anwendung des Liposomenkonzeptes auseinander, kommen aber darüber hinaus zu einer Beurteilung, die der im Kapitel 11 dieser Monographie gegebenen im wesentlichen entspricht (Weinstein und Leserman 1984). Inzwischen hat das Forschungsgebiet der Liposomen, Mikrozellen, Mikro- bzw. Nanokapseln seine eigene Zeitschrift erhalten: Journal of Microencapsulation, Heft 1 1984, Verlag Taylor + Francis, London und Philadelphia. Weitere Monographie: Ostro 1983.

zu Kapitel 3 — Präparation, Eigenschaften und analytische Kontrolle von Phospholipiden und anderen amphiphilen Verbindungen

Zur Rolle der Phospholipide als funktionelle Bausteine biologischer Membranen: Eibl 1984.

Erhebliche Bedeutung kommt weiterhin den Membranphospholipiden, insbesondere Phosphatidylinositol und Phosphatidylserin, für die Zellproliferation und möglicherweise auch für die maligne Entartung zu. Tumorpromotoren, wie Phorbolester, und Onkogene bewirken über einen Phosphatidylinositolabbau zu Diacylglycerol eine Aktivierung der Proteinkinase C (Nishizuka 1984).

Das durch Hydrierung von Ei-Phosphatidylcholin gewonnene gesättigte Produkt wurde in seinen Eigenschaften gekennzeichnet. Liposomen mit hydriertem Ei-Phosphatidylcholin als Lipidkomponente weisen eine erhöhte Einschlußkapazität und eine deutlich erhöhte Stabilität auf (Nuhn u. a. 1985). Um bei der vesikulären Verkapselung von Pharmaka die Zahl der beteiligten Komponenten möglichst klein zu halten bzw. um die Lipophilie der verwendeten Wirkstoffe zu erhöhen, hat man diese kovalent mit langkettigen aliphatischen Resten verbunden, z. B. das virostatische 9-(2-Hydroxyethoxymethyl)guanin mit N,N-Dioctadecyl-1,3-propandiamin (Rosemeyer u. a. 1985), bzw. das Cytostatikum Methotrexat mit Dimyristoylphosphatidylethanolamin (Hashimoto u. a. 1985), und Liposomenbildung aus diesen Verbindungen demonstriert.

Zur Herstellung polymerisierbarer Lipide bzw. Amphiphile: Elbert u. a. 1984, Hayward u. a. 1985.

Bei Fusionsexperimenten mit Liposomen werden fluoresziierende Marker in einen Liposomentyp eingeschlossen, eine Löschung bewirkende Substanz in einen anderen Liposomentyp. Fusion dieser unterschiedlichen Vesikel wird durch Abnahme der Fluoreszenz sichtbar (Düzgünes u. a. 1985, Ellens u. a. 1985). Zur Lipidperoxidation in Liposomen: Niki u. a. 1985.

zu Kapitel 4 — Präparation und Charakterisierung von Liposomen

4.1. Multilamellare Liposomen (MLV)

Die Präparation einer neuen Art multischichtiger Liposomen, sogenannter "stable plurilamellar vesicle" (SPLV) beschreiben Gruner u. a. 1985. Diese SPLV ergeben z. B. bei elektronenmikroskopischer Untersuchung ein gleiches Bild wie klassische MLV, unterscheiden sich aber von diesen hinsichtlich Stabilität, Einschlußkapazität sowie Elektronenspinresonanz. Die Herstellung erfolgt durch Auflösen des in üblicher Weise hergestellten Lipidfilms in Diethylether, Zufügen von wenig Puffer, der gegebenenfalls die einzuschließende Substanz hochkonzentriert enthält, Homogenisierung durch Ultraschallbehandlung, Abtreiben des organischen Lösungsmittels und Aufnahme der gebildeten Liposomen in weiterem Puffer. Es wird angenommen, daß bei der Herstellung üblicher MLV geschlossene Vesikel entstehen, bevor die Hydration der Lipide abgeschlossen ist. Wasser, nicht jedoch die im Wasser gelösten Stoffe, diffundiert anschließend durch die Lipidmembran. Dadurch wird die Einschlußausbeute gemindert und die Liposomenstruktur destabilisiert (Gruner u. a. 1985). Die Herstellung von Liposomen unter Verwendung eines Mikroemulgators beschreiben Mayhew u. a. 1984b. In dem nicht in Einzelheiten erläuterten Gerät werden in üblicher Weise hergestellte MLV unter hohem Druck und bei hohen Geschwindigkeiten in definierten Mikrokanälen in zwei Ströme aufgeteilt und diese miteinander in Wechselwirkung gebracht. Die nach mehrmaligem Durchsatz durch das Gerät erhaltenen Vesikel (Durchmesser 0,1 µm) werden hinsichtlich Lipidkonzentration, Einschlußausbeute und -volumen mit MLV, SUV und REV verglichen (Mayhew u. a. 1984b).

4.4. Große, einschichtige Liposomen (LUV)

LUV lassen sich auch durch mehrfache Extrusion von MLV unter Verwendung von Polycarbonatmembranen mit 0,1 µm Porendurchmesser herstellen. Diese Vesikel haben einen Durchmesser von 60—100 nm und ein eingeschlossenes Volumen von 1—3 µl pro µMol Phospholipid (Hope u. a. 1985). Zur Modifikation der LUV-Präparation entsprechend Szoka und Papahadjopoulos 1980 vgl. Gould-Fogerite und Mannino 1985.

4.7.2.1. Elektronenmikroskopie

Zur rasterelektronenmikroskopischen Darstellung von Liposomen vgl. Adler und Schiemann 1985, siehe auch Abbildung in dieser Monographie gegenüber dem Haupttitel. Zum Vergleich verschiedener Kontrastierungstechniken bei der Transmissionselektronenmikroskopie vgl. Lukac und Perovic 1985.

4.7.3. Bestimmung des Volumens eingeschlossener wäßriger Phase

Zur Bestimmung des eingeschlossenen Wasservolumens unter Verwendung von Mn^{2+} als Marker und dessen Messung durch Atomabsorptionsspektroskopie vgl. Yoss u. a. 1985.

4.7.4. Bestimmung der elektrophoretischen Beweglichkeit von Liposomen

Die elektrophoretische Beweglichkeit von Liposomen diente auch zur Ermittlung des Einflusses von Sterolen (Cholesterol, Lanosterol, Epicoprostanol) auf die Oberflächenladungsdichte (Plank u. a. 1985).

4.8. Einschluß von Wirkstoffen in Liposomen

Neben den in Kapitel 4.1. genannten Methoden zur Abtrennung von nicht eingeschlossenem Material (Dialyse, Zentrifugation oder Gelchromatographie) eignen sich auch Ionenaustauscher (Dowex 50 W-X 4), sofern der Wirkstoff elektrostatische Wechselwirkungen mit dem Austauscher eingeht. Die Wirksamkeit dieser Methode wurde für die Zytostatika cis-Dichlordiamminplatin, Doxorubizin und Vinkristin demonstriert (STORM u. a. 1985).

Die Bindung des Undecapeptids Substanz P an MLV und SUV aus Mischungen von Phosphatidylcholin und Phosphatidsäure untersuchten SCHÄFER u. a. Es wurde demonstriert, daß die Bindung des Peptids im wesentlichen von elektrostatischen Kräften bestimmt wird, und daß die Menge gebundener Substanz P innerhalb weiter Grenzen durch geeignete Veränderungen der Lipidmatrix und/oder des wäßrigen Mediums variiert werden kann. Dasselbe gilt auch für die Verteilung des gebundenen Peptids zwischen inneren und äußeren Flächen der Lipiddoppelschichten (SCHÄFER u. a. 1984). Ein unmittelbares, direktes Bild zur Protein-Lipid-Wechselwirkung ergeben elektronenmikroskopische Untersuchungen. Ferritin wurde dazu kovalent mit Stearylchlorid verbunden und in SUV bzw. LUV eingebaut. Elektronenmikroskopische Abbildungen zeigen, daß kleine Liposomen nur über 1—2 Stearylreste mit dem Ferritin assoziiert sind, während der Einbau in große Liposomen einen mehr integralen Charakter hat (LADHOFF u. a. 1984).

zu Kapitel 6.2.1. — Verteilung nach intravenöser Applikation

Eine umfangreiche Arbeit zu diesem Gebiet wurde von SENIOR u. a. (1985) publiziert. Wesentliche Ergebnisse sind: Je weniger permeabel Liposomen für einen eingeschlossenen Marker sind, um so länger ist ihre „Lebenszeit" im Blut. Dies ist abhängig von ihrer Interaktion mit HDL und der Aufnahme in RHS-haltige Organe. Bei Liposomen gleicher Zusammensetzung werden große Vesikel schneller eliminiert als kleine. Negative Liposomen verschwinden schneller aus dem Blut als neutrale, wahrscheinlich, da neutrale SUV erst eine negative Ladung erhalten müssen (durch α_2-Makroglobulin), um für die fixierten Makrophagen des RHS erkennbar zu werden. Bei Gewebsverteilungsstudien mit ^{111}In-Bleomyzin als Marker für „langlebige" DSPC:CH (1:1) Liposomen wurde ein großer Teil der applizierten Dosis in Leber und Milz abgefangen und ca. 35% szintigraphisch im Knochen (-mark?) nachgewiesen.

Es kann als gesichert angesehen werden, daß Liposomen bzw. ihre Bestandteile in der Lage sind, die Blut-Hirn-Schranke zu überwinden (OSARA und NAGAI 1984, AZMIN u. a. 1985).

zu Kapitel 6.2.2. — Applikation über das Verdauungssystem

Nach SCHWINKE u. a. (1984), die Untersuchungen am in-situ-Rattendünndarm durchführten, wird eine Liposomenaufnahme durch die Darmmukosa deutlich vermindert, wenn sich verkapselte Substanzen an bzw. in der äußersten Vesikelhülle befinden. Diese Ergebnisse können eventuell die doch recht differenten Literaturberichte erklären.

PATEL u. a. (1985) untersuchten den Mechanismus des Liposomen- bzw. Markertransfers am isolierten Kaninchenileum. Sie stellten fest, daß die verwendeten SUV intakt in die Mukosazellen gelangen, dort „verdaut" werden und ihren Inhalt in freier Form an den Blutstrom abgeben. Damit wird prinzipiell die Möglichkeit eröffnet, Pharmaka, die im Magen-Darm-Trakt normalerweise zersetzt werden, in liposomaler Umhüllung zumindest teilweise intakt ins Blut zu überführen. Diese Möglichkeit bestätigt auch SARRACH (1984) nach Untersuchungen mit ^{125}I-Insulin in SUV. Er stellte fest, daß die Liposomen in der Lage sind, in bestimmten Mengen Cholat zu inkorporieren, ohne ihre Barrierefunktion zu verlieren.

Anhang zu Kapitel 7.1. (Tabelle 15) — Anwendung in der Tumorchemotherapie

Arzneimittel	Liposomen-		Appli-kation	Tumor	Ergebnis	Literatur
	art	zusammen-setzung				
Methotrexat	Niosomen	nichtionisches Surfactant + CH	oral, i.v.		Verbesserte Resorption nach oraler Applikation; erhöhte Leber- und v. a. Hirnkonzentrationen, Verhinderung des metabolischen Abbaus im Vergleich zu MTX in Polysorbat-80-Lösung.	Azmin u. a. 1985
Chlorozotocin (CZT), RFCNU, CNCC	MLV	PC	i.p., i.v.	L 1210 i.p.	Verhinderung toxischer Sterbefälle bei hohen Dosierungen; CNCC bei Liposomeneinschluß bei niedrigen Dosierungen wirksamer als die freie Substanz.	Maral u. a. 1985
Vinkristin	REV	CH:DPPC:DPPA	intracerebral		Keine Verhaltensänderungen bei Ratten nach intracerebraler Injektion von liposomalem Vinkristin; gleichzeitig verzögerter Abstrom und leicht erhöhte Toxizität. Eignung zur Behandlung von Gliomen.	Oliver u. a. 1985
Doxorubizin	MLV	PC:PS:CH:α-Tph. 4:1:5:0,2	i.v.	EMT 6 i.v.	Keine Anreicherung von verschieden präparierten Liposomen in Lungen; keine Effektivität an Lungenmetastasen.	Abra u. a. 1983
Doxorubizin		PC:CH:?	i.v.	J 6456 Lymphom s.c., BCL 1 Leukämie	Größere Lebenszeitverlängerung und mehr Langzeitüberlebende in beiden Modellen mit liposomalem DX; geringere Toxizität.	Gabizion u. a. 1984
Doxorubizin		PC:CH diff.	i.p.	L 1210 i.p., P 388 i.p.,	Geringere Toxizität und gleiche therapeutische Wirksamkeit bei Einschluß in Liposomen mit unterschiedlichem CH-Gehalt.	Ganapathi und Krishan 1984
Doxorubizin		CL:?	i.v.		Biliäre Ausscheidung durch Liposomeneinschluß unverändert; erniedrigte Herz-, erhöhte Leber- und Milzspiegel.	Goldwin u. a. 1984

Doxorubizin	SUV	PC:CH:SA :CL 20:14:8:4	i.v.		Mehrfache Injektionen von 1,75 mg/kg an Beagle-Hunde führten bei DX-Liposomen zu geringerer Beeinflussung von Nahrungsaufnahme, Körpergewicht und hämatologischen Parametern im Vergleich zur freien Substanz; Letalität, Herztoxizität und Alopezie wurden gänzlich verhindert.	Herman u. a. 1983
Doxorubizin	MLV	PG:PC:CH + α-Tph. 1:4:4	i.v.	M 5076 i.v., s.c.	Akute und chronische Toxizität von DX in Liposomen geringer, verbesserte therapeutische Wirksamkeit	Mayhew u. a. 1983
Doxorubizin			i.v.	L 1210 i.v.	Höhere LD_{50}-Werte und bessere antineoplastische Effektivität von DX-Liposomen.	Mayhew und Rustum 1984
Doxorubizin	SUV	PC:CH:CL :SA 5:3:1:2	i.v.	P 388 i.p.	Durch Liposomeneinschluß verminderte Herzkonzentration und -toxizität, geringere Leukopenie und bei gleicher Dosis (7,5 mg/kg) verbesserte Wirksamkeit.	Rahman u. a. 1985
Doxorubizin	SUV	PC:CH:SA 10:4:3 PC:CH:PS 10:4:1	i.v.	Immunocytom s.c. an Ratten	Negative Liposomen gleiche Wirksamkeit wie freies DX; positive Liposomen schlechter. Geringere Kardiomyopathie, niedrigere Albuminurie, höherer Serumalbuminspiegel und verminderte renale Toxizität durch Liposomeneinschluß.	van Hoesel u. a. 1984
Bleomyzin	MLV	PC:CH PC:CH:SA PC:CH:PA	i.p.	Ehrlich Ascites Carcinom i.p.	Günstigster therapeutischer Effekt mit positiven Liposomen, verminderte Toxizität (Blutbild).	Sur u. a. 1984
Bleomyzin	REV	DPPC:CH :DPPA 7:2:1	intracerebral		Lange Retention ohne histologische Schäden in Rattenhirnen; zur Behandlung von Gliomen geeignet.	Firth u. a. 1984
Mitomycin C und lipophile Derivate	MLV	PC	i.p.	L 1210 i.p.	Kein Vorteil der liposomalen Präparation gegenüber der Verwendung einer Lösung in DMSO oder einer Emulsion in Sesamöl/Wasser.	Sasaki u. a. 1984

Anhang zu Kapitel 7.1. (Tabelle 15, Fortsetzung)

Arzneimittel	Liposomen-		Appli-kation	Tumor	Ergebnis	Literatur
	art	zusammen-setzung				
Violamycin BI	MLV	PC:CH 2:1,5	i.v.		An Ratten geringere Letalität, EKG-Veränderungen, Herzerweiterungen und kardiale Aufnahme bei Verwendung von Liposomen im Vergleich zur freien Substanz.	HANSCHMANN u. a. 1984
Zytarabin	MLV	DPPC:CH :SA 1,33:1:0,12	i.p., i.v.	Lewis lung i.v., Hepatom i.p.	Durch Liposomenverkapselung Depoteffekt mit leicht verbesserter therapeutischer Wirksamkeit.	PATEL und BALDESCHWIELER 1984
Hämatoporphyrine	SUV	DPPC	i.p.	Yoshida Hepatom s.c. MBL-2 Lymphom	Stärkere Anreicherung der liposomalen Form in Tumorzellen, bei Rotlichtbestrahlung schnellere Tumorregression in vivo.	COZZANI u. a. 1985
NSC 251 635	SUV	PC:CH:SA 4:3:1	i.v.		Mit γ-Kamera Verteilung der ^{111}In-markierten Liposomen an 2 Patienten verfolgt; v. a. Aufnahme in RHS-Regionen, keine Anreicherung in Tumoren.	FRÜHLING u. a. 1984

zu Kapitel 7.2.1. — Liposomen als Adjuvanzien

Die Adjuvanseigenschaften der Liposomen können als gesichert angesehen werden. Sie wurden für eine Vielzahl von Antigenen nachgewiesen, von denen im folgenden einige neuere Arbeiten genannt werden sollen:

Antigen	Literatur
Rinderserumalbumin	BEATTY u. a. 1984
Hühnerimmunglobulin	BEATTY u. a. 1984
Lysozym	LATIF u. BACHHAWAT 1984
Tuberkulinproteine	PIMM u. BALDWIN 1984
Humanserumalbumin	VAN ROOIJEN u. a. 1984
S.-mutans Zellwandantigene	WACHSMANN u. a. 1985
Dextran-Rinderserumalbuminkonjugat	SARKAR u. DAS 1984
Colontumorantigen	RAPHAEL u. TOM 1984
Colontumorantigen	SENGUPTA u. a. 1985
Tumorassoziierte Antigene	STEELE u. a. 1984

Besondere Beachtung verdient Lipid A, durch das als Bestandteil verschiedener Gram-negativer Bakterien eine natürliche Immunität innerhalb der Bevölkerung vorliegen soll. Durch Einbau dieses Lipids bzw. synthetischer Abkömmlinge in Liposomen konnten bestimmte Abläufe der Immunreaktionen näher untersucht werden (TAMAUCHI u. a. 1983). ALVING (1983) leitete aus seinen Ergebnissen ab, daß das Altern eine Autoimmunkrankheit darstellt, da immunogene Bestandteile normaler biologischer Membrane im Alter nicht mehr ausreichend durch Glykolipide und Proteine geschützt sind und die natürliche Immunität (z. B. durch Lipid A hervorgerufen) dann auch zu einer Zerstörung von Membran-Phospholipiden führen kann.

zu Kapitel 7.2.2. — Beeinflussung des Immunstatus

Makrophagen als natürliches Target der Liposomen stellen ein bevorzugtes, breit bearbeitetes Forschungsgebiet dar, dem auch für eine Liposomenanwendung am Menschen wachsende Chancen eingeräumt werden. Mittels verschiedener Lymphokine, wie MAF und γ-Interferon (KOFF u. a. 1984, KOFF u. a. 1985a), synthetischer bakterieller Produkte, wie MDP, MTP und lipophile Derivate (FIDLER und SCHROIT 1984, LOPEZ-BERESTEIN u. a. 1984b, MEHTA u. a. 1984, PHILLIPS u. a. 1985, SONE u. a. 1984, KOFF u. a. 1985b) oder *c*-reaktivem Protein (THOMBRE und DEODHAR 1984) in Liposomen wurden Makrophagen tumoricid bzw. antiviral wirksam. Dabei konnte durch den Liposomeneinschluß eine $10-10^4$fache Effektivitätssteigerung der Immunmodulatoren registriert werden. Zurückzuführen ist dies sowohl auf eine verzögerte Ausscheidung (HAVLIK u. a. 1984) der oft recht gut wasserlöslichen Stimulantien als auch auf eine verbesserte Internalisation in die Makrophagen (FOGLER u. a. 1983, KLEINERMANN u. a. 1985). Wesentliche Vorteile einer Anwendung aktivierter Makrophagen für die Tumortherapie ergeben sich aus der Tatsache, daß tumoricide Makrophagen eindeutig zwischen Tumor- und Normalzellen unterscheiden können und bisher keine gegenüber Makrophagen resistenten Tumorzellen festgestellt wurden (KIRSH und POSTE 1984). Erste präklinisch-toxikologische Untersuchungen (FIDLER u. a. 1985) sowie Stellungnahmen aus industrieller Sicht (PEIL 1985) deuten auf eine baldige pharmazeutische Anwendung dieses Konzeptes. Zu liposomalen Immunoassays vgl. Kapitel 9.2. des Anhangs.

zu Kapitel 7.4. — Sonstige Anwendungsgebiete in der Medizin

Eine mögliche Verwendung von Liposomen als Arzneimittel-Carrier wird besonders für solche Erkrankungen, die unter Beteiligung des RHS verlaufen, intensiv geprüft. So häufen sich weitere Berichte über eine verbesserte Therapie von experimentellen **Leishmaniasisformen** mit liposomalen Antimonverbindungen (ADINOLFI u. a. 1985, ALVING u. a. 1984, CHAPMAN u. a. 1984, HEATH u. a. 1984), mit Amphotericin B (PANOSIAN u. a. 1984) oder mit einem Lymphokin (REED u. a. 1984). Übereinstimmend bestätigen alle Autoren, daß eine effektivere Bekämpfung der besonders in Leber und Milz sich vermehrenden Parasiten mit einer um ein Vielfaches niedrigeren Substanzdosis in Liposomen möglich ist.

Auch die Behandlung der experimentellen **Candidiasis** mit Amphotericin B (TREMBLAY u. a. 1985, LOPEZ-BERESTEIN u. a. 1984a, AHRENS u. a. 1984) kann durch eine Erhöhung der therapeutischen Breite des liposomalen Arzneimittels wesentlich verbessert werden.

Da weder intakte Liposomen noch ihre Phospholipidbestandteile durch die Haut diffundieren (GANESAN u. a. 1984), erwägt man eine Anwendung in der Dermatologie (WESTERHOF 1985), z. B. als Träger für lokal zu applizierende Substanzen (Arzneimittel, Enzyme, Immunglobuline u. ä.), als Sonnenschutz, zur Abdeckung größerer Hautdefekte und als Protektor für exogene Allergene.

Vertiefende Untersuchungen zur Anwendung von Liposomen bei **Myokardinfarkt** zeigten, daß es zwar zur Anreicherung von Tracern (^{99m}Tc) in Infarktregionen kam (CARIDE u. a. 1984), jedoch erst in der späten Phase der irreversiblen Zellschädigung und Nekrose (PALMER u. a. 1984), wenn die entsprechenden Marker durch Lyse der liposomalen Membran in den ischämischen Gebieten freigesetzt wurden. Damit scheint der Wert eines Liposomeneinsatzes für eine optimale Therapie oder Diagnose eines Herzinfarktes fraglich.

zu Kapitel 8 — Toxizität von Liposomen

In vitro Untersuchungen an heteroploiden und diploiden menschlichen Zellen zeigten, daß MLV, besonders der Zusammensetzung PC:CH bzw. PC:SA, Chromosomenschäden verursachten, die mit den nicht liposomalen Lipiden in gleicher Konzentration nicht auftraten. Wegen der Dosisabhängigkeit dieses Effektes vermuten die Autoren jedoch, daß davon der Gebrauch von Liposomen als Arzneimittel-Carrier bzw. zur Transformation von Zellen unbeeinflußt bleibt (NUZZO u. a. 1985).

Eine Bestätigung der in vitro-Toxizität von SA-, PS- und DCP-haltigen Liposomen findet sich bei CAMPBELL (1983).

Natürlich vorkommende Antikörper sollen nach ALVING (1984) für die Glukosefreisetzung aus MLV verantwortlich sein, wenn diese Vesikel mit 22 von 43 menschlichen Seren in Kontakt gebracht wurden. Zusatz von DPPC, SA oder SM hemmte die Antikörperbildung gegen diese Liposomen.

Die Anreicherung von Liposomen im RHS kann die normale Funktion der entsprechenden Organe (v. a. Leber, Milz) bzw. eine Infektabwehr beeinflussen. So stellten ALLEN u. a. (1984) fest, daß nach dreiwöchiger Behandlung mit Liposomen unterschiedlicher Größe und Zusammensetzung die Pentobarbital-Schlafzeit von Mäusen sowie das Lebergewicht unverändert waren, während mit einigen Liposomenpräparationen eine Erhöhung des Milzgewichtes sowie eine Abnahme des phagozytischen Index noch 3 Wochen nach der letzten Injektion beobachtet wurden. Eine Blockade des RHS führte nicht zur Anreicherung eines nachfolgend applizierten liposomalen Markers (^{14}C-Saccharose) in RHS-armen Organen. Teilweise im Gegensatz dazu stehen Befunde von HOJO u. a. (1985), die nach einmaliger i.v.-Gabe von MLV eine etwa 4 Stunden anhaltende Abnahme des phagozytischen Index mit einer nachfolgenden ca. 5 Tage dauernden Stimulierung der Phagozytosefähigkeit des RHS nachwiesen.

SM-haltige Liposomen führen bei wiederholter i.p.-Applikation an Mäusen zu einer Vergrößerung von Leber und Milz, die durch eine granulomatöse Entzündung des RHS bedingt ist (WEERERATNE u. a. 1983).

Diese RHS-Affinität der Liposomen wird andererseits von einigen Autoren im positiven Sinne genutzt. So beschreiben VAN ROOIJEN und VAN NIEUWMEGEN (1985), daß es mit Dichloromethylen-diphosphat in MLV möglich ist, die Makrophagen von Milz und Leber für ca. eine Woche zu eliminieren, was zur Untersuchung funktioneller Aspekte dieser Zellen bei Immunreaktionen und zur zeitweisen Blockade (CLAASEN und VAN ROOIJEN 1984) angewandt werden kann.

Umfangreiche klinisch-pharmakologische Untersuchungen wurden von LOPEZ-BERESTEIN u. a. (1984) an 7 Tumorpatienten mit ^{99m}Tc-markierten MLV durchgeführt. Es traten bei der Applikation von bis zu 450 mg/m^2 Lipid keine Veränderungen klinisch-chemischer und hämatologischer Parameter auf. Das Verteilungsvolumen betrug 4—9 l, die $t\frac{1}{2}\beta$ 289 Minuten; 13,4% der Initialdosis wurden innerhalb 24 h im Urin ausgeschieden. Der Gehalt in Leber, Lunge und Milz stieg innerhalb 5 Minuten rasch an und verblieb dann in einer Plateauphase. Im Blut erfolgte eine Umverteilung vom Plasma ins Pellet, wahrscheinlich durch Aufnahme in zirkulierende Monozyten oder Interaktion mit Lipoproteinen. Ebenfalls ^{99m}Tc-markierte Liposomen wurden in einer Menge von 5—10 ml (entsprechend 150 mg/m^2 Lipid) innerhalb 30 Sekunden intravenös an 10 Patienten mit Morbus Hodgkin und 6 Patienten mit anderen Tumorlokalisationen injiziert (PEREZ-SOLER u. a. 1985). Nebenwirkungen wurden nicht beobachtet. Es kam zu keiner definitiven Aufnahme in Tumorregionen, so daß eine Anwendbarkeit zur Tumordiagnose zweifelhaft erscheint. Diese Ergebnisse stellen jedoch einen erneuten Beweis für die Unbedenklichkeit größerer Liposomengaben am Menschen dar.

zu Kapitel 9 — Bindung spezifischer Proteine an die Liposomenoberfläche — Probleme des Targetings

9.1. Methoden zur Bindung spezifischer Proteine an die Liposomenoberfläche

Die Methoden zur kovalenten Kopplung von Proteinen (Antikörper, Antigene) mittels heterobifunktioneller Reagentien vom Typ des N-Hydroxysuccinimidyl-3-(2-pyridyldithio)propionat (SPDP) wurden weiterentwickelt. Derivate des SPDP, z. B. Succinimidyl-S-acetylthioessigsäure (SATA) reagieren unter milderen Bedingungen und ergeben höhere Bindungsraten (bis 300 µg Immunoglobulin pro µmol liposomales Lipid) (DERKSEN und SCHERPHOF 1985). Zur Anwendung anderer heterobifunktioneller Kopplungsreagentien vgl. WOLFF und GREGORIADIS 1984, GOUNDALKAR u. a. 1984. Übersicht zur Bindung monoklonaler Antikörper an Mikrosphären: ILLUM und JONES 1985

9.2. Targetingexperimente mit Liposomen

Trotz des vorstehend geschilderten methodischen Fortschritts bei der Kopplung von spezifischen Proteinen an die Liposomenoberfläche gehen die Ergebnisse von Targetingexperimenten mit den so modifizierten Vesikeln nicht über das hinaus, was im Hauptteil dieser Monographie dargestellt wurde. Eine Ausnahme dabei machen liposomale Immunoassays. Hier wurde ein erheblicher Erkenntnisfortschritt erreicht. Möglicherweise erfolgt auf diesem Gebiet bald eine kommerzielle Nutzung von Liposomen. Bei derartigen Tests setzen Liposomen, die einen leicht nachweisbaren Marker (Enzym, Enzymsubstrat, Spinmarker, Fluoreszenzprobe, elektroaktive Substanz) enthalten, diesen Marker durch Komplementaktivierung, Angriff lytischer Agenzien oder als Resultat einer Doppelschicht — hexagonale Phase — Umlagerung in Abhängigkeit von Hapten-, Antigen- oder Antikörperkonzentration in der Meßprobe in Freiheit (LITCHFIELD u. a. 1984, ISHIMORI u. a. 1984, ZEMMOUR u. a. 1984, KUNG u. a. 1985, Ho und HUANG 1985). Unter Berücksichtigung der Tatsache, daß i.v.-applizierte Liposomen kaum die Endothelbarrieren der Blutgefäße passieren, wurde ein in vivo Targetingexperiment ^{125}I-IG$_1$-tragender Liposomen auf die Wechselwirkung gegen den ebenfalls in der Zirkulation vorhandenen korrespondierenden Zelltyp begrenzt (WOLFF und GREGORIADIS 1984).

Das retikulohistiozytäre System stellt ein natürliches Target für korpuskuläre Strukturen dar. Insbesondere bei der Stimulierung von Makrophagen bringt der liposomale Einschluß dieser Aktivatoren eine Reihe so deutlicher Vorteile, daß eine klinische Anwendung möglich erscheint, siehe dazu auch Kapitel 7.2.2. des Anhangs, vgl. auch PEIL 1985.

zu Kapitel 10 — Probleme der Herstellung von Liposomen im industriellen Maßstab, Vergleich mit anderen Drug Carriern

Bei der Lösung des Problems der Lagerungsstabilität von Liposomen wurden weitere Fortschritte erreicht. SUV mit eingeschlossenen Antineoplastika zeigen bei mehrmonatiger Lagerung keine Änderung der Größenverteilung (gemessen mittels quasielastischer Lichtstreuung). Die antineoplastische Aktivität des liposomalen Pharmakons bleibt erhalten. Die Lagerungsstabilität wird in erster Linie durch hydrolytische Veränderungen des Antineoplastikums, nicht durch Instabilität des liposomalen Einschlusses begrenzt (ARNDT u. a. 1985, unveröffentlicht). Diese Begrenzungen können durch Trocknung der Liposomenpräparation in Gegenwart von Stabilisatoren, z. B. Kohlenhydraten, überwunden werden. Zunächst scheint die Existenz von Liposomen mit der Gegenwart von Wasser untrennbar verknüpft zu sein, vgl. Kapitel 2. Stabilisatoren wie Kohlenhydrate können jedoch das zur Aufrechterhaltung der Lipiddoppelschichtstruktur an den Kopfgruppen notwendige Wasser ersetzen (HENTSCHEL und VOLKE 1986). Besonders schonend wird die Trocknung von Liposomen als Gefriertrocknung durchgeführt (CROWE u. a. 1985, HENTSCHEL u. a. 1985, unveröffentlicht). Ein geeigneter Stabilisator ist dabei α,α-Trehalose. Die Resuspendierung der gefriergetrockneten Liposomenpräparation gelingt in einfachster Weise durch Zugabe von destilliertem Wasser. Nach kurzem Schütteln erhält man Liposomen, die der Ausgangspräparation hinsichtlich Größenverteilung und Einschlußparametern entsprechen. Verfahren zur Trocknung, bzw. Gefriertrocknung von Liposomen werden in verschiedenen Patenten beschrieben, z. B. Brit. P. 2002319 A, Europ. P. 21337, Schweiz. P. 2399241 Weitere Untersuchungen zur Lagerungsstabilität von Liposomen: SHULKIN u. a. 1984, CROMMELIN und VAN BOMMEL 1984, MAYHEW u. a. 1983, MAYHEW u. a. 1984a, STRICKER u. a. 1984, 1985. Kryomikroskopische Untersuchungen an LUV zum Einfluß von Einfrieren und Auftauen: CALLOW und MC GRATH 1985. Zur Entwicklung von Mikrosphären vgl. DAVIS u. a. 1984, zu inversen Micellen vgl. LUISI 1985.

14. Literatur zum Anhang

ABRA, R. M., C. A. HUNT, K. K. FU, J. H. PETERS (1983): Delivery of therapeutic doses of doxorubicin to the mouse lung using lung-accumulating liposomes proves unsuccessful. Cancer Chemother. Pharmacol. 11, 98–101.

ADINOLFI, L. E., P. F. BONVENTRE, M. V. PAS, D. A. EPPSTEIN (1985): Synergistic effect of glucantine and a liposome-encapsulated muramyl dipeptide analog in therapy of experimental visceral leishmaniasis. Infect. Immunity 48, 409–416.

ADLER, K., J. SCHIEMANN (1985): Characterization of liposomes by scanning electron microscopy and the freeze-fracture technique. Micron Microscopia Acta 16, 109–113.

AHRENS, J., J. R. GRAYBILL, P. C. CRAVEN, R. L. TAYLOR (1984): Treatment of experimental murine candidiasis with liposome-associated amphotericin B. J. Med. Vt. Mycol. 22, 163 to 166.

ALLEN, T. M., L. MURRAY, S. MACKEIGAN, M. SHAH (1984): Chronic liposome administration in mice-effects on reticuloendothelial function and tissue distribution. J. Pharmacol. Exp. Ther. 229, 267–275.

ALVING, C. R. (1983): Antibodies against lipids, lipid bilayers and liposomes: A theory of aging. In: Liposome letters (A. D. BANGHAM, Ed.). Academic Press, London, S. 269–276.

ALVING, C. R. (1984): Natural antibodies against phospholipids and liposomes in humans. Biochem. Soc. Trans. 12, 342–344.

ALVING, C. R., G. M. SCHWARTZ, L. D. HENDRICKS, W. L. CHAPMAN, V. B. WAITS, W. L. HANSON (1984): Liposomes in leishmaniasis — effects of parasite virulence on treatment of experimental leishmaniasis in hamsters. Annal. Trop. Med. Parasitol. 78, 279–286.

AZMIN, M. N., A. T. FLORENCE, R. M. HANDJANI-VILA, J. F. B. STUART, G. VANLERGHE, J. S. WHITTAKER (1985): The effect of non-ionic surfactant vesicle (niosome) entrapment on the absorption and distribution of methotrexate in mice. J. Pharm. Pharmacol. 37, 237–242.

BEATTY, J. D., B. G. BEATTY, F. PARASKEVAS, E. FROESE (1984): Liposomes as immune adjuvants: — T-cell dependence. Surgery 96, 345–351.

CALLOW, R. A., J. J. MCGRATH (1985): Thermodynamic modeling and cryomicroscopy of cell-size, unilamellar, and paucilamellar liposomes. Cryobiol. 22, 251–267.

CAMPBELL, P. I. (1983): Toxicity of some charged lipids used in liposome preparations. Cytobios. 37, 21–26.

CARIDE, V. J., J. TWICKLER, B. L. ZARET (1984): Liposome kinetics in infarcted canine myocardium. J. Cardiovasc. Pharmacol. 6, 996–1005.

CHAPMAN, W. L., W. L. HANSON, C. R. ALVING, L. D. HENDRICKS (1984): Antileishmanial activity of liposome-encapsulated meglumine antimonate in the dog. Amer. J. Vet. Res. 45, 1028 to 1030.

CLAASSEN, E., N. VAN ROOIJEN (1984): The effect of elimination of macrophages on the tissue distribution of liposomes containing (^{3}H) methotrexate. Biochim. Biophys. Acta 802, 428–434.

COZZANI, I., G. JORI, G. BERTOLONI, C. MILANESI, P. CARLINI, T. SIOURO, A. RUSCHI (1985): Efficient photosensitization of malignant human cells in vitro by liposome-bound porphyrins. Chem.-biol. Interact. 53, 131–143.

CROMMELIN, D. J. A., E. M. G. VAN BOMMEL (1984): Stability of liposomes on storage: Freeze dried, frozen or as an aqueous dispersion. Pharmac. Res. 1984, 159–163.

CROWE, L. M., J. H. CROWE, A. RUDOLPH, CH. WOMERSLEY, L. APPEL (1985): Preservation of freeze-dried liposomes by trehalose. Arch. Biochem. Biophys. 242, 240–247.

DAVIS, S. S., L. ILLUM, J. G. MCVIE, E. TOMLINSON Eds. (1984): Microspheres and drug therapy. Pharmaceutical, immunological and medical aspects. Elsevier Science Publishers B. V., Amsterdam, New York, Oxford.

DERKSEN, J. T. P., G. L. SCHERPHOF (1985): An improved method for the covalent coupling of proteins to liposomes. Biochim. Biophys. Acta 814, 151–155.

DÜZGÜNES, N., R. M. STRAUBINGER, P. A. BALDWIN, D. S. FRIEND, D. PAPAHADJOPOULOS (1985): Proton-induced fusion of oleic acid-phosphatidylethanolamine liposomes. Biochemistry 24, 3091–3098.

Eibl, H. J. (1984): Phospholipide als funktionelle Bausteine biologischer Membranen. Angew. Chem. **96**, 247—262.

Elbert, R., T. Folda, H. Ringsdorf (1984): Saturated and polymerizable amphiphiles with fluorocarbon chains. Investigation in monolayers and liposomes. J. Amer. Chem. Soc. **106**, 7687—7692.

Ellens, H., J. Bentz, F. C. Szoka (1985): H^{+}- and Ca^{2+}-induced fusion and destabilization of liposomes. Biochemistry **24**, 3099—3106.

Fidler, I. J., A. J. Schroit (1984): Synergism between lymphokines and muramyl dipeptide encapsulated in liposomes: In situ activation of macrophages and therapy of spontaneous cancer metastases. J. Immunol. **133**, 515—518.

Fidler, I. J., N. O. Brown, I. R. Hart (1985): Species variability for toxicity of free and liposome-encapsulated muramyl peptides administered intravenously. J. Biol. Resp. Modifiers **4**, 298—309.

Firth, G., A. S. Oliver, R. O. Mckeran (1984): Studies on the intracerebral injection of bleomycin free and entrapped within liposomes in the rat. J. Neurol. Neurosurg. Psychiat. **47**, 585 to 589.

Fogler, W. E., J. E. Talmadge, I. J. Fidler (1983): The activation of tumoricidal properties in macrophages of endotoxin responder and non-responder mice by liposome-encapsulated immunomodulators. J. Reticuloendothel. Soc. **33**, 165—174.

Frühling, J., A. Coune, G. Ghanem, J. P. Sculier, A. Verbist, C. Brassinne, C. Laduron, J. Hildebrand (1984): Distribution in man of ^{111}In-labelled liposomes containing a water-insoluble antimitotic agent. Nucl. Med. Commun. **5**, 205—208.

Gabizion, A., A. Meshorer, Z. Fuks, Y. Barenholz (1984): Enhanced antitumor activity and reduced toxicity of liposome encapsulated adriamycin. Proc. Ann. Meet. Am. Assoc. Cancer Res. **25**, 302.

Ganapathi, R., A. Krishan (1984): Effect of cholesterol content of liposomes on the encapsulation, efflux and toxicity of adriamycin. Biochem. Pharmacol. **33**, 698—699.

Ganesan, M. G., N. D. Weiser, G. L. Flynn, N. F. H. Lo (1984): Influence of liposomal drug entrapment on percutaneous absorption. Intern. J. Pharmaceut. **20**, 139—154.

Goldwin, A., M. Harris, A. Rahman (1984): Pharmacologic distribution and biliary excretion of doxorubicin entrapped in cardiolipin liposomes in rats. Proc. Ann. Meet. Am. Assoc. Cancer Res. **25**, 363.

Gould-Fogerite, S., R. J. Mannino (1985): Rotatory diolysis: Its application to the preparation of large liposomes and large proteoliposomes (protein-lipid vesicles) with high encapsulation efficency and efficient reconstitution of membrane proteins. Anal. Biochem. **148**, 15—25.

Gruner, S. M., R. P. Lenk, A. S. Janoff, M. J. Ostro (1985): Novel multilayered vesicles: Comparison of physical characteristics of multilamellar liposomes and stable plurilamellar vesicles. Biochemistry **24**, 2833—2842.

Hanschmann, H., A. Härtl, H. Hoffmann, G. Löber (1984): Reduction of the acute toxicity of the anthracycline antibiotic violamycin BI in mice and rats by liposomal encapsulation. Studia biophysica **104**, 227—232.

Hashimoto, K., J. E. Loader, S. C. Kinsky (1985): Synthesis and characterization of methotrexate — dimyristoylphosphatidylethanolamine derivatives and the glycerophosphorylethanolamine analogs. Biochim. Biophys. Acta **816**, 163—168.

Havlik, I., I. Janku, K. Masek (1984): Disposition kinetics of muramyldipeptide dissolved in saline and after liposome entrapment in rats. IRCS Med. Sci. Biochem. **12**, 580—581.

Hayward, J. A., D. M. Levine, L. Neufeld, S. R. Simon, D. S. Johnston, D. Chapman (1985): Polymerized liposomes as stable oxygen carriers. FEBS Letters **187**, 261—266.

Heat , S, M. L. Chance, R. R. C. New (1984): Quantitative and ultrastructural studies on the uptake of drug loaded liposomes by mononuclear phagocytes infected with *Leishmania donovani.* Mol. Biochem. Parasitol. **12**, 49—60.

Hentschel, M., F. Volke (1986): Stabilization of small unilamellar vesicles by trehalose of low water concentrations. Studia biophys., in Vorber.

Herman, E. H., A. Rahman, V. J. Ferrano, J. A. Vick, P. S. Schein (1983): Prevention of chronic doxorubicin cardiotoxicity in beagles by liposomal encapsulation. Cancer Res. **43**, 5427–5432.

Ho, R. J. Y., L. Huang (1985): Interactions of antigen-sensitized liposomes with immobilized antibody: A homogenous solid-phase immunoliposome assay. J. Immunol. **134**, 4035–4040.

Hojo, H., Y. Hoshino, T. Kurita, Y. Hashimoto (1985): Modulation of retoculoendothelial activity with liposomes. Res. Comm. Chem. Path. Pharmacol. **17**, 373–385.

Hope, M. J., M. B. Bally, G. Webb, P. R. Cullis (1985): Production of large unilamellar vesicles by a rapid extrusion procedure. Characterization of size distribution, trapped volume and ability to maintain a membrane potential. Biochim. Biophys. Acta **812**, 55–65.

Illum, L., P. D. E. Jones (1985): Attachment of monoclonal antibodies to microspheres. Methods Enzymol. **112**, 67–84.

Ishimori, Y., T. Yasuda, T. Tsumita, M. Notsuki, M. Koyama, T. Tadukama (1984): Liposome immune lysis assay (LILA): A simple method to measure anti-protein antibody using protein antigen-bearing liposomes. J. Immunol. Meth. **75**, 351–360.

Kirsh, R., G. Poste (1984): Liposome encapsulation of biological response modifiers: activation of tumoricidal macrophages. In: Liposome technology (G. Gregoriadis, Ed.), Boca Raton, S. 33–53.

Kleinerman, E. S., W. E. Fogler, I. J. Fidler (1985): Intracellular activation of human and rodent macrophages by human lymphokines encapsulated in liposomes. J. Leukocyte Biol. **37**, 571–584.

Koff, W. C., L. J. Fidler, S. D. Showalter, M. K. Chakrabarty (1984): Human monocytes activated by immunomodulators in liposomes lyse herpesvirus-infected but not normal cells. Science **224**, 1007–1009.

Koff, W. C., W. E. Fogler, J. Gutterman, I. J. Fidler (1985): Efficient activation of human blood monocytes to a tumoricidal state by liposomes containing human recombinant gamma interferon. Cancer Immunol. Immunother. **19**, 85–89.

Koff, W. C., S. D. Showalter, B. Hampar, I. J. Fidler (1985): Protection of mice against fatal herpes simplex type 2 infection by lipsomes containing muramyl tripeptide. Science **228**, 495–497.

Kung, V. T., P. E. Maxim, R. W. Veltri, F. J. Martin (1985): Antibody-bearing liposomes improve agglutination of latex particles used in clinical diagnostic assays. Biochim. Biophys. Acta **839**, 105–109.

Ladhoff, A.-M., R. Koelsch, J. Lasch (1984): Incorporation of chemically modified (hydrophobized) ferritin in liposomal membranes: Electron microscopic studies. Biomed. Biochim. Acta **43**, 963–969.

Latif, N., B. K. Bachhawat (1984): The effect of surface charges of liposomes in immunopotentiation. Biosci. Rep. 4, 99–107.

Litchfield, W. J., J. W. Freytag, M. Adamich (1984): Highly sensitive immunoassay based on use of liposomes without complement. Clin. Chem. **30**, 1441–1445.

Lopêz-Berestein, G., R. L. Hopfer, R. Mehta, K. Mehta, E. M. Hersh, R. L. Juliano (1984a): Prophylaxis in candida albicans infection in neutropenic mice with liposome-encapsulated Amphotericin B. Antimicrob. Agents Chemother. **25**, 366–367.

Lopêz-Berestein, G., L. Milas, N. Hunter, K. Mehta, E. M. Hersh, C. G. Kurahara, M. Vanderpas, D. A. Eppstein (1984b): Prophylaxis and treatment of experimental lung metastases in mice after treatment with liposome-encapsulated 6-0-stearoyl-N-acetylmuramyl-L-α-aminobutyryl-D-isoglutamine. Clin. Exp. Metastas. **2**, 127–137.

Lopêz-Berestein, G., L. Kasi, M. G. Rosenblum, T. Haynie, M. Jahns, H. Glenn, R. Mehta, G. M. Mavligit, E. M. Hersh (1984c): Clinical pharmacology of ^{99m}Tc-labelled liposomes in patients with cancer. Cancer Res. **44**, 375–378.

Luisi, P. L. (1985): Enzyme als Gastmoleküle in inversen Micellen. Angew. Chem. **97**, 449 bis 460.

Lukac, S., A. Perovic (1985): Effect of stains and staining procedures on transmission electron microscopic images of surfactant vesicles. J. Coll. Interf. Sci. **103**, 586–589.

Maral, R., C. Bourut, E. Chenu, G. Mathe, R. Bernon, C. Lussan, J. L. Imbach, P. Schein,

P. Bothorel (1985): Comparison of the experimental antitumor activities of three nitrosourea derivatives chlorozotocin, RFCNU and CNCC encapsulated in liposomes with those in the free state. Oncology **42**, 122–128.

Mayhew, E., Y. Rustum, W. J. Vai (1983): Inhibition of liver metastases of M 5076 tumor by liposome-entrapped adriamycin. Cancer Drug Delivery **1**, 43–58.

Mayhew, E., Y. Rustum (1984): Toxicity and therapeutic efficacy of adriamycin administered as an intravenous infusion or entrapped in liposomes in mice. Proc. Annu. Meet. Am. Assoc. Cancer Res. **25**, 367.

Mayhew, E., R. Lazo, W. J. Vail (1984a): Preparation of liposomes entrapping cancer chemotherapeutic agents for experimental in vivo and in vitro studies. In: Liposome Technology (G. Gregoriadis, Ed.). CRC Press Boca Raton, S. 19–31.

Mayhew, E., R. Lazo, W. J. Vail, J. King, A. M. Green (1984b): Characterization of liposomes prepared using a microemulsifier. Biochim. Biophys. Acta **775**, 169–174.

Mehta, K., R. L. Juliano, G. Lopez-Berestein (1984): Simulation of macrophage protease secretion via liposomal delivery of muramyldipeptide derivatives to intracellular sites. Immunology **51**, 517–527.

Niki, E., A. Kawakami, Y. Yamamoto, Y. Kamiya (1985): Oxidation of lipids. VIII. Synergistic inhibition of oxidation of phosphatidylcholine liposome in aqueous dispersion by vitamin E and vitamin C. Bull. Chem. Soc. Jpn. **58**, 1971–1975.

Nishizuka, Y. (1984): The role of protein kinase C in cell surface signal transduction and tumour promotion. Nature **308**, 693–698.

Nuhn, P., P. Schenk, H. Richter, D. Arndt, J. Jandrig, K. Winsel (1985): Untersuchungen an Liposomen aus hydriertem Eilecithin. Pharmazie **40**, 705–709.

Nuzzo, F., F. Sala, O. Biondi, A. Casati, B. Cestaro, L. De Carli (1985): Liposomes induce chromosome aberrations in human cultured cells. Exp. Cell Res. **157**, 397–408.

Oliver, A. S., G. Firth, R. O. Mc Keran (1985): Studies on the intracerebral injection of vincristine free and entrapped within liposomes in the rat. J. Neurol. Sci. **68**, 25–30.

Osanai, T., Y. Nagai (1984): Suppression of experimental allergic encephalomyelitis (EAE) with liposome-encapsulated protease. Neurochem. Res. **9**, 1407–1416.

Ostro, M. J. (1983): Liposomes. Marcel Dekker, New York.

Palmer, T. N., M. A. Caldecourt, R. O. Kingaby (1984): Liposomal drug delivery in chronic ischaemia. Biochem. Soc. Trans. **12**, 344–345.

Panosian, C. B., M. Barza, F. Szoka, D. J. Wyler (1984): Treatment of experimental cutaneous leishmaniasis with liposome-intercalated amphotericin B. Antimicrob. Agents Chemother. **25**, 655–656.

Patel, K. R., J. D. Baldeschwieler (1984): Mouse lewis lung carcinoma and hepatoma ascites treatment by combination of liposome chemotherapy and non-specific immunotherapy. Int. J. Cancer **34**, 717–723.

Patel, H. M., N. S. Tuzel, R. W. Stevenson (1985): Intracellular digestion of saturated and unsaturated phosphilipid lipsomes by mucosal cells. Possible mechanism of transport of liposomally entrapped macromolecules across the isolated vascularly perfused rabbit ileum. Biochim. Biophys. Acta **839**, 40–49.

Peil, A. (1985): Targeting of the reticuloendothelial system by liposomes-therapeutic aims and requirements for their realization. In: Drug Targeting (Buri, P., A. Gumma, Ed.), Elsevier Amsterdam, S. 135–140.

Perez-Soler, R., G. Lopez-Berestein, L. P. Kasi, F. Cabanillas, M. Jahns, H. Glenn, E. M. Hersh, T. Haynie (1985): Distribution of technetium-99m-labeled multilamellar liposomes in patients with Hodgkin's disease. J. Nucl. Med. **26**, 743–749.

Phillips, N. C., M. L. Moras, L. Chedid, P. Lefrancier, J. M. Bernard (1985): Activation of alveolar macrophage tumoricidal activity and eradication of experimental metastases by freeze-dried liposomes containing a new lipophilic muramyl dipeptide derivative. Cancer Res. **45**, 128 to 134.

Pimm, M. V., R. W. Baldwin (1984): Liposomal encapsulation augments delayed hypersensitivity reactions to tuberculin proteins. J. Med. Microbiol. **18**, 429–432.

PLANK, L., C. E. DAHL, B. R. WARE (1985): Effect of sterol incorporation on head group separation in liposomes. Chem. Phys. Lipids **36**, 319—328.

RAHMAN, A., G. WHITE, N. MORE, P. S. SCHEIN (1985): Pharmacological, toxicological, and therapeutic evaluation in mice of doxorubicin entrapped in cardiolipin liposomes. Cancer Res. **45**, 796—803.

RAPHAEL, L., B. H. TOM (1984): Liposome facilitated xenogeneic approach for studying human colon cancer immunity: carrier and adjuvant effect of liposomes. Clin. Exp. Immunol. **55**, 1—13.

REED, S. G., M. BARRAL-NETTO, J. A. INVERSO (1984): Treatment of experimental visceral leishmaniasis with lymphokine encapsulated in liposomes. J. Immunol. **132**, 3116—3119.

ROSEMEYER, H., M. AHLERS, B. SCHMIDT, F. SEELA (1985): Ein Nucleolipid mit dem antiviralen Acylguanosin als Kopfgruppe — Synthese und Liposomenbildung. Angew. Chem. **97**, 500—502.

SARKAR, A. K., M. K. DAS (1984): Preparation of anti-polysaccharide antiserum using liposomes as immunological adjuvant. Immunol. Lett. **8**, 197—200.

SARRACH, D. (1984): On the interaction of cholate with lecithin-liposomes — implication for the oral application of entrapped insulin. Studia biophysica **100**, 95—102.

SASAKI, H., Y. TAKAKURA, M. HASHIDA, T. KIMURA, H. SEZAKI (1984): Antitumor activity of lipophilic prodrugs of mitomycin C entrapped in liposome or o/w emulsion. J. Pharm. Dyn. **7**, 120—130.

SCHÄFER, H., W. SCHMIDT, U. LACHMANN, M. BIENERT (1984): Substance P: Binding to unilamellar and multilamellar liposomes made from mixtures of phosphatidylcholine and phosphatidic acid. Pharmazie **39**, 765—769.

SCHWINKE, P. L., M. G. GANESAN, N. D. WEINER (1984): Effect of entrapped markers on the in situ jejunal uptake from liposomal systems. Pharmaceut. Res. **6**, 256—259.

SENGUPTA, J., P. H. KLESIUS, B. H. TOM (1985): Liposome-facilitated enhancement of in vitro immunity to human colon cancer. Immunol. Investig. **14**, 7—26.

SENIOR, J., J. C. W. CRAWLEY, G. GREGORIADIS (1985): Tissue distribution of liposomes exhibiting long half-lives in the circulation after intravenous injection. Biochim. Biophys. Acta **839**, 1—8.

SHULKIN, P. M., S. E. SELTZER, M. A. DAVIS, D. F. ADAMS (1984): Lyophilized liposomes: A new method for long-term vesicular storage. J. Microencapsulation **1**, 73—80.

SONE, S., S. MUTSUURA, M. OGAWARA, T. UTSUGI, E. TSUBURA (1984): Activation by a new synthetic acyltripeptide and its analogs entrapped in liposomes of rat alveolar macrophages to the tumor cytotoxic state. Cancer Immunol. Immunther. **18**, 169—173.

STEELE, G., T. RAVIKUMAR, D. ROSS, V. KING, R. E. WILSON, T. DODSON (1984): Specific active immunotherapy with butanol-extracted, tumor-associated antigens incorporated into liposomes. Surgery **96**, 352—359.

STORM, G., L. VAN BLOOIS, M. BROUWER, D. J. A. CROMMELIN (1985): The interaction of cytostatic drugs with adsorbents in aqeous media. The potential implications for liposome preparation. Biochim. Biophys. Acta **818**, 343—351.

STRICKER, H., H. MÜLLER (1984): Lagerungsstabilität von Liposomendispersionen aus Sojalecithin. 1. Mitt. Pharm. Ind. 1175—1183.

STRICKER, H., P. G. KIBAT (1985): Lagerungsstabilität von Liposomendispersionen aus Sojalecithin. 2. Mitt. Pharm. Ind. 306—311.

SUR, P., B. HAZRA, D. K. ROY, B. SUR (1984): Enhancement of the activity of bleomycin on ehrlich ascites carcinoma cells by liposomal encapsulation. Indian J. Exp. Biol. **22**, 115—119.

TAMAUCHI, H., T. TADAKUMA, T. YASUDA, T. TSUMITA, K. SAITO (1983): Enhancement of immunogenicity by incorporation of lipid-A into liposomal model membranes and its application to membrane associated antigens. Immunol. **50**, 605—612.

THOMBRE, P. S., S. D. DEODHAR (1984): Inhibition of liver metastases in murine colon adenocarcinoma by liposomes containing human C-reactive protein or crude lymphokine. Cancer Immunol. Immunther. **16**, 145—150.

TREMBLAY, C., M. BARZA, C. FIORE, F. SZOKA (1984): Efficacy of liposome-intercalated amphotericin B in the treatment of systemic candidiasis in mice. Antimicrob. Agents and Chemother **26**, 170—173.

VAN HOESEL, Q. G. C. M., P. A. STEERENBERG, D. J. A. CROMMELIN, A. VAN DIJK, W. VAN OORT,

S. Klein, J. M. C. Doux, D. J. De Wildt, F. C. Hillen (1984): Reduced cardiotoxicity and nephrotoxicity with preservation of antitumor activity of doxorubicin entrapped in stable liposomes in the LOU/M Wsi rat. Cancer Res. **44**, 3698–3705.

Van Rooijen, N., R. van Nieuwmegen (1984): Elimination of phagocytic cells in the spleen after intravenous injection of liposome-encapsulated dichloromethylene diphosphonate. An enzyme-histochemical study. Cell and tissue Res. **238**, 355–358.

Van Rooijen, N., R. van Nieuwmegen, N. Kors, P. Eikelenboom (1984): The development of specific antibody-containing cells in the spleen of rabbits during the secondary immune response against free or liposome-associated albumin antigen. Anatom. Rec. **208**, 579–587.

Wachsmann, D., J. P. Klein, M. Schweller, R. M. Frank (1985): Local and systemic immune response to orally administered liposome-associated soluble S-mutans cell wall antigens. Immunol. **54**, 189–193.

Weereratne, E. A. H., G. Gregoriadis, J. Crow (1983): Toxicity of sphingomyelin-containing liposomes after chronic injection into mice. Brit. J. Exp. Pathol. **64**, 670–676.

Weinstein, J. N., L. D. Leserman (1984): Liposomes as drug carriers in cancer chemotherapy. Pharmac. Ther. **24**, 207–233.

Westerhof, W. (1985): Possibilities of liposomes as dynamic dosage form in dermatology. Med. Hypotheses **16**, 283–288.

Wolff, B., G. Gregoriadis (1984): The use of monoclonal anti-Thy_1 IG_1 for the targeting of liposomes to AKR-A cells in vitro and in vivo. Biochim. Biophys. Acta **802**, 259–273.

Yoss, N. L., O. Popescu, V. I. Pop, D. Porutiu, F. A. Kummerow, G. Benga (1985): Comparison of liposome entrapment parameters by optical and atomic absorption spectrophotometry. Biosci. Rep. **5**, 1–5.

Zemmour, J., J. Portukalian, J. F. Dore (1984): Serological specificity of the liposome lysis test for measurement of anti-gangliosid antibodies. A comparison with hemagglutination inhibition. J. Immunol. Meth. **66**, 331–340.

15. Sachwortverzeichnis

www.ingramcontent.com/pod-product-compliance
Lightning Source LLC
LaVergne TN
LVHW081340011026
849161LV00013BB/2958